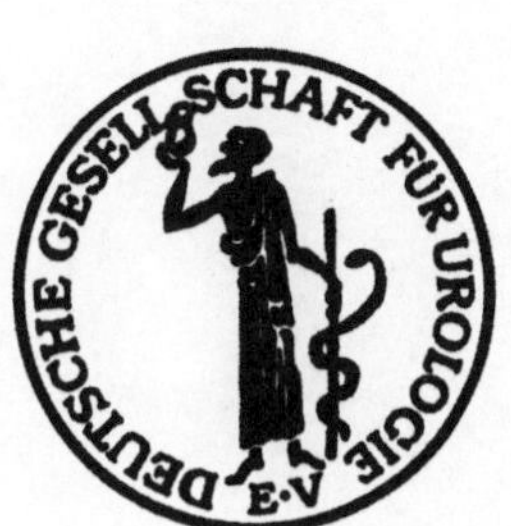

Deutsche Gesellschaft für Urologie 1907-1978

Eröffnungsreden der Präsidenten
1. – 30. Kongreß

Herausgegeben von

Wolfgang Mauermayer
Präsident der Deutschen Gesellschaft für Urologie

Fritz Schultze-Seemann
Archivar der Deutschen Gesellschaft für Urologie

Springer Science+Business Media, LLC 1979

Der Druck dieses Buches wurde mit freundlicher Unterstützung
des TAD Pharmazeutisches Werk GmbH Cuxhaven ermöglicht

ISBN 978-3-662-40957-2   ISBN 978-3-662-41441-5 (eBook)
DOI 10.1007/978-3-662-41441-5

Dieses Buch ist nicht im Buchhandel erhältlich

Satz und Offsetdruck: Beltz Offsetdruck, 6944 Hemsbach
Ursprünglich erschienen bei Deutsche Gesellschaft für Urologie 1979.
Softcover reprint of the hardcover 1st edition 1979

Geleitwort

Die Deutsche Gesellschaft für Urologie begeht in diesem Jahr ihren 31. Kongress. In diesem Jahr feiern wir auch den 100. Jahrestag der ersten Zystoskopie am lebenden Menschen, die am 9. Mai 1879 von Maximilian Nitze in Wien durchgeführt wurde. Diesem großen geschichtlichen Tag verdankt letztlich unser Fach seine wissenschaftliche und berufliche Selbständigkeit.

Die Eröffnungsansprachen der Präsidenten unserer Gesellschaft schildern die Entwicklung unseres Faches in einer so deutlichen und lebensnahen Weise, daß ihre Lektüre für jeden, der sich darüber orientieren möchte, unerläßlich ist.

Die Entwicklung unserer Gesellschaft ist von großen, starken und bedeutenden ärztlichen Persönlichkeiten geprägt worden, denen wir viel verdanken. Wir wollen daher in diesem Band nicht nur ihre Reden, sondern auch ihr Bild und ihren beruflichen Weg aufzeigen.

Die Tradition unserer Gesellschaft mußte in den Jahren zwischen 1933 bis zum Kriegsende aus vorwiegend politischen Gründen unterbrochen werden. Statt dessen hat sich die „Gesellschaft Reichsdeutscher Urologen" konstituiert, die einmal 1936 und einmal 1937 in Eisenach tagte. Der Ort Eisenach ist gewählt worden, weil sich dort das Grab Maximilian Nitzes befindet. Nach reiflicher Überlegung haben wir uns aus medizinhistorischen Gründen entschlossen, auch diese Reden ungekürzt und „ungereinigt" zu veröffentlichen.

Man könnte die dort zum Ausdruck kommende Verneigung vor dem „Führer" als Zeichen von Unterwürfigkeit, Kritiklosigkeit und Liebedienerei deuten, wenn man sie aus dem Wissen unserer Tage retrospektiv mit erhobenem Zeigefinger betrachtet. Man sollte aber bedenken, daß ein Überleben unserer Gesellschaft in einer Diktatur nur so möglich war, da bis 1933 viele führende Urologen jüdischen Glaubens waren.

Die Nachkriegsentwicklung der Deutschen Urologen ist gut überschaubar, die Älteren in unserem Kreis haben sie ja selbst miterlebt.

Die Selbständigkeit unseres Faches in Lehre, Forschung und praktischer Berufsausübung ist in den Nachkriegsjahren vollzogen worden. Arbeitsstätten mit hoher technischer Perfektion sind entstanden. Wir stehen jetzt vor andersartigen Problemen, nämlich einer gewissen Überfüllung unseres Berufes durch eine sehr große Zahl von jungen Kollegen, die jedes Jahr die Ausbildungsstätten als fertige Urologen verlassen.

VI   Wir hoffen sehr, daß dieses Buch Sie zur Lektüre einlädt und daß Sie durch die Worte unserer ehemaligen Präsidenten die Geschichte unserer Gesellschaft miterleben können.

Unser besonderer Dank gilt dabei Herrn Direktor Seidler vom Springer-Verlag, der durch unermüdlichen Einsatz die Herausgabe dieses Werkes ermöglicht hat.

München und Berlin, im Juli 1979	WOLFGANG MAUERMAYER Präsident der Deutschen Gesellschaft für Urologie	FRITZ SCHULTZE-SEEMANN Archivar der Deutschen Gesellschaft für Urologie

Inhaltsverzeichnis

Zeittafel

zur Geschichte der

„Deutschen Gesellschaft für Urologie"

(Dtsch. Ges. Urol.)

Von Karl Heusch

Die glanzvollen Tage des Wiener Jubiläumskongresses der „Deutschen Gesellschaft für Urologie" sind vorüber. In die Vergangenheit sanken 50 Jahre Urologie des deutschsprachigen Kulturraumes, nicht aber in die Vergessenheit. Eine Zeittafel soll uns, und besonders den jüngeren unter uns, Mahnmal jener hervorragenden Meister und urologischen Schulen sein, deren einst schwer erkämpfte Ideen und Ergebnisse heute von allen — Forschern wie Praktikern — als ein so selbstverständliches, bequemes und leichthin verwertbares Erbteil in Besitz genommen werden. In guten wie in bösen Zeiten war und blieb die „Deutsche Gesellschaft für Urologie" Sammelzelt der gleichsinnig Strebenden. Kurz und möglichst vollständig sei hier nun das Werden und Walten unserer wissenschaftlichen Gemeinschaft aufgezeichnet:

Zeit	Ort	Ereignis	Schrifttum
18. XII. 1822	Leipzig	Oken gründet die „Gesellschaft Deutscher Naturforscher und Ärzte", aus der später die „Deutsche Gesellschaft für Urologie" (Dtsch. Ges. Urol.) hervorging	Mayrhofer, B., Kurzes Wörterbuch zur Geschichte der Medizin. Fischer, Jena 1937, S. 151
18. IX. 1848	Berlin	Nitze wird geboren	Ringleb, O., Zschr. urol. Chir. 36, 1 (1936)
1877 bis 1879	Dresden Wien Berlin	Nitze erfindet den Blasenspiegel (= Kystoskop)	Ringleb, O., „Das Kystoskop", bei Klinkhardt, Leipzig 1910, S. 116 bis 127, und Keller, J., Die Erfindung des Blasenspiegels. Verh. Dtsch. Ges. Urol. zu Aachen 1953 (1954), S. 24—52

2

Zeit	Ort	Ereignis	Schrifttum
9. III. 1879	Wien	Nitze demonstriert das neue Gerät vor der K. K. Gesellschaft der Ärzte	Ringleb, O., Das Kystoskop, bei Klinkhardt, Leipzig 1910, S. 123
24. IX. 1896	Frankfurt/M.	68. Naturforscher- und Ärzte-Tagung: Nitze berichtet über transurethrale Operationen mit dem Kystoskop. Hernach planen 10 bis 15 Urologen, darunter Nitze, Oberländer, Frank, Kollmann, Kümmell, erstmalig eine wissenschaftliche Gesellschaft für Urologie	Verh. z. 68. Tg. der Naturf. u. Ärzte 1896 (1897), S.144 und Dtsch. med. Wschr. 5, 1896, S. 194. Oberländer, F. M., Verh. Dtsch. Ges. Urol. 1, 3 (1907)
22. II. 1906	Berlin	Nitze stirbt im 58. Lebensjahr plöztlich an Apoplexie	Ringleb, O., Zschr. urol. Chir. 36, 1 (1932), und Lewin, A., Verh. Dtsch. Ges. Urol. 1928 (1929)
16. IX. 1906	Stuttgart	78. Tagung der Naturforscher und Ärzte 38 Ärzte gründen die „Deutsche Gesellschaft für Urologie" (Dtsch. Ges. Urol.) Die konstituierende Sitzung wurde einberufen von Wossidlo, geleitet vom Alterspräsidenten Oberländer. Erster gewählter Präsident: v. Frisch. Erster Tagungsort: Wien Die „Zeitschrift für Urologie" wird als offizielles Organ der Gesellschaft ins Leben gerufen	Verh. Dtsch. Ges. Urol. von 1906, 1 (1907), S. 1—6
2. bis 5. X. 1907	Wien	I. Kongreß; Präsident: v. Frisch	Verh. Dtsch. Ges. Urol; Sonderband der „Zeitschrift für Urologie" (1907/08)
19. bis 22. IV. 1909	Berlin	II. Kongreß; Präsident: Zuckerkandl	wie oben (1909)
11. bis 13. IX. 1911	Wien	III. Kongreß; Präsident: Zuckerkandl	wie oben (1911/12)
28. IX. bis 1. X. 1913	Berlin	IV. Kongreß; Präsident: Casper	wie oben (1913/14)
1915	Wien	Entfiel der geplante Kongreß (v. Frisch) wegen des 1. Weltkrieges	

3

Zeit	Ort	Ereignis	Schrifttum
29.IX.bis 1.X. 1921	Wien	V. Kongreß; Präsident: Voelcker (Der gewählte Präsident v. Frisch und der Vizepräsident Zuckerkandl waren verstorben. Posner war an der Teilnahme verhindert)	wie oben (1921/22)
1. bis 4. X. 1924	Berlin	VI. Kongreß; Präsident: Posner	wie oben (1924/25)
30.IX.bis 2.X. 1926	Wien	VII. Kongreß; Präsident: Blum	wie oben (1926/27)
26. bis 29. IX. 1928	Berlin	VIII. Kongreß; Präsident: v. Lichtenberg, „50 Jahre Kystoskop" v. Lichtenberg stiftet den „Nitze-Preis"	wie oben (1928/29)
26. bis 28. IX. 1929	München	IX. Kongreß; Präsident: Kielleuthner	wie oben (1929/30)
1931	Wien	(Rubritius) mußte der Kongreß wegen politischer Wirren auf unbestimmte Zeit verschoben werden	(eigene Erinnerung)
1933		Im Reich wird Ringleb behördlich zum „Obmann" für das Fach Urologie bestimmt. — Die alte Dtsch. Ges. Urol. ruht	(eigene Erinnerung)
1935		Zeitbedingte Umwandlung der Dtsch. Ges. Urol. in eine „Gesellschaft Reichsdeutscher Urologen" (Ringleb)	(eigene Erinnerung)
1. bis 3. X. 1936	Eisenach	X. Kongreß; Präsident: Ringleb Gedenkfeier am Grabe Nitzes	Kein Sonderband! Verh. verteilen sich auf Bd. 30 (1936) und Bd. 31 (1937) der Zschr. Urol.
7. bis 9. X. 1937	Eisenach	XI. Kongreß; Präsident: Pflaumer Eine von der Argentinischen Gesellschaft für Urologie gestiftete Bronzetafel wird am Grabe Nitzes feierlich enthüllt	Kein Sonderband! Verh. verteilen sich auf Bd. 31 (1937) und Bd. 32 (1938) der Zschr. Urol.

4

Zeit	Ort	Ereignis	Schrifttum
1938	Eisenach	Boeminghaus war zum Präsidenten bestimmt Der vorbereitete Kongreß mußte wegen drohender Kriegsgefahr kurzfristig abgesagt werden (Sudetenkrise)	Zschr. Urol. 32, Einlegeblatt vor S. 433 und Einlegeblatt vor S. 721
1939	Wien	Rubritius war zum Präsidenten bestimmt Nach Terminverschiebung mußte der Kongreß wiederum, diesmal wegen Kriegsausbruchs, kurzfristig abgesagt werden	Zschr. Urol. 33, S. 192. Einlegeblatt vor S. 193 und Einlegeblatt vor S. 625
15. bis 17. IX. 1948	Düsseldorf	XII. Kongreß; Präsident: Boeminghaus Erneuerung der Dtsch. Ges. Urol. durch Boeminghaus und Tzschirntsch	Verh. Dtsch. Ges. Urol. Sonderband der Zschr. Urol. (1948/49)
29. IX. bis 1. X. 1949	München	XIII. Kongreß; Präsident: May	wie oben (1949/50)
19. bis 21. IX. 1951	Düsseldorf	XIV. Kongreß; Präsident: Boeminghaus	wie oben (1951/52)
21. bis 25. IX. 1953	Aachen	XV. Kongreß; Präsident: Heusch Gründung des „Berufsverbandes der Deutschen Fachärzte für Urologie"	wie oben (1953/54)
2. bis 6. IX. 1955	Hamburg	XVI. Kongreß; Präsident: Bischoff Erstmalige Verleihung des „Maximilian-Nitze-Preises" Satzungsgerechte Auflösung der alten Dtsch. Ges. Urol. in einer von dem Alterspräsidenten Kielleuthner geleiteten Sondersitzung	wie oben (1955/57)
2. bis 7. IX. 1957	Wien	XVII. Kongreß; Präsident: Deuticke Jubiläumskongreß „50 Jahre Dtsch. Ges. Urol." Stolze (Halle) wird zum Präsidenten für den 1959 in Berlin geplanten XVIII. Kongreß gewählt	wie oben (1957/58) z. Z. im Druck

Ergänzung der Zeittafel bis 1978

Zeit	Ort	Ereignis	Schrifttum
7. bis 12. IV. 1959	Berlin	XVIII. Kongreß: Präsident: M. Stolze. Seit 1928 Kongreß der Dtsch. Ges. für Urologie in Berlin. C. E. Alken, Homburg a. d. Saar, wird zum Präsidenten für den 1961 in Köln geplanten XIX. Kongreß gewählt.	Verh. Dtsch. Ges. Urologie. Sonderband 1961
4. bis 6. IX. 1961	Köln	XIX. Kongreß: Präsident: C. E. Alken. R. Übelhör, Wien, wird zum Präsidenten für das Jahr 1963 gewählt.	Verhandlungsbericht der Dtsch. Ges. für Urologie. Springer-Verlag 1962
16. bis 19. IX. 1963	Wien	XX. Kongreß: Präsident: R. Übelhör. H. Dettmar, Düsseldorf, wird zum Präsidenten für das Jahr 1965 gewählt.	wie oben (1965)
6. bis 9. IX. 1965	Düsseldorf	XXI. Kongreß: Präsident: H. Dettmar W. Brosig wird zum Präsidenten für das Jahr 1968 gewählt.	wie oben (1966)
23. bis 26. X. 1968	Berlin	XXII. Kongreß: Präsident: W. Brosig. W. Staehler, Tübingen, wird zum Präsidenten für das Jahr 1979 gewählt.	wie oben (1969)
27. bis 31. X. 1970	Baden-Baden	XXIII. Kongreß: Präsident: W. Staehler. H. K. Büscher wird zum Präsidenten für das Jahr 1972 gewählt.	wie oben (1971)
13. bis 16. IX. 1972	Hannover	XXIV. Kongreß: Präsident: H. K. Büscher. W. Lutzeyer, Aachen, wird für das Jahr 1973 zum Präsidenten gewählt.	wie oben (1973)
17. bis 20. X. 1973	Aachen	XXV. Kongreß: Präsident: W. Lutzeyer. E. Schmiedt, München, wird für das Jahr 1974 zum Präsidenten gewählt.	wie oben (1974)

Zeit	Ort	Ereignis	Schrifttum
24. bis 26. X. 1974	München	XXVI. Kongreß: Präsident: E. Schmiedt. D. Zoedler, Düsseldorf, wird für das Jahr 1975 zum Präsidenten gewählt.	wie oben (1975)
1. bis 4. X. 1975	Düsseldorf	XXVII. Kongreß: Präsident: D. Zoedler. H. Marberger, Innsbruck, wird für das Jahr 1976 zum Präsidenten gewählt.	wie oben (1976)
27. IX. bis 1. X. 1976	Innsbruck	XXVIII. Kongreß: Präsident: H. Marberger. F. Arnholdt, Stuttgart, wird für das Jahr 1977 zum Präsidenten gewählt.	wie oben (1977)
21. bis 24. IX. 1977	Stuttgart	XXIX. Kongreß: Präsident: F. Arnholdt. P. Mellin, Essen, wird für das Jahr 1978 zum Präsidenten gewählt.	wie oben (1978)
20. bis 23. IX. 1978	Essen	XXX. Kongreß: Präsident: P. Mellin. M. Mauermayer, München, wird für das Jahr 1979 zum Präsidenten gewählt. 1980 wurde Berlin als Kongreßort geplant und als Präsident R. Nagel gewählt.	wie oben (1979)

Verhandlungen

der

deutschen Gesellschaft für Urologie.

———

I. Kongrefs

in

Wien

2.—5. Oktober 1907.

———

Berlin
Oscar Coblentz

1908

Leipzig
Georg Thieme

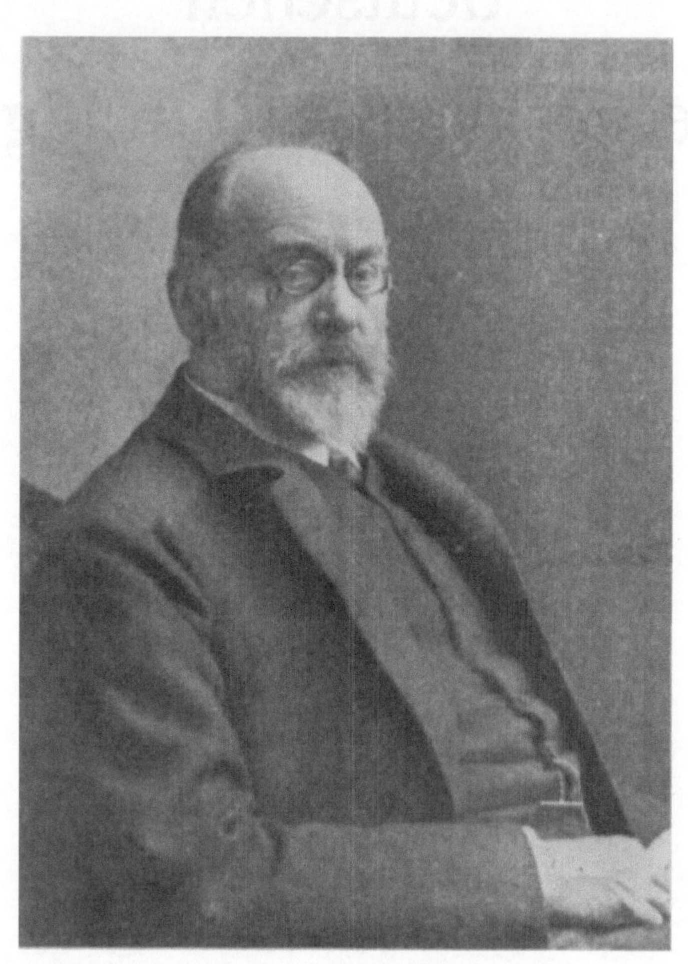

I. Kongreß
der deutschen Gesellschaft für Urologie
2.–5. Oktober 1907 in Wien

Vorsitzender: Professor Dr. Anton Ritter von Frisch

Geboren am 16. Februar 1849 Wien, gestorben am 24. Mai 1917.

Studium der Medizin in Wien, Promotion 1871. Demonstrator beim Anatomen Hyrtl, dann Assistent des berühmten Chirurgen Billroth, unter dessen Einfluß er sich zunächst der jungen bakteriologischen Disziplin zuwandte. Sie verdankt v. Frisch die Einführung der Hornhautimpfung, den Nachweis der Identität der sogen. Hadernkrankheit mit Milzbrand und die Entdeckung des Rhinosklerombazillus. Daneben Ausbildung als praktischer Chirurg. Habilitation 1882. Tit. Prof. 1889. Seit 1882 Leitung einer chirurgischen Abteilung an der allgemeinen Poliklinik in Wien. Als der Leiter der urologischen Abteilung dieser Poliklinik, Ultzmann, 1889 starb, wurde die Abteilung v. Frisch übertragen. Es war ein wichtiger Wendepunkt in seinem Leben. Unter seiner Leitung fand die Cystoskopie bald ausgedehnte Anwendung; der chirurgischen Richtung der Urologie wurde besondere Aufmerksamkeit gewidmet.

Außerdem zahlreiche Arbeiten auf dem Gebiet der Urologie, wie über Tuberkulose des Urogenitalsystems, Erysipel und Soor der Harnblase und innere Urethrotomie, Prostatahypertrophie sowie Publikation über 400 Blasensteinoperationen und 300 operierte Blasentumoren.

1899 erschien seine Arbeit: »Krankheiten der Prostata« im Nothnagelschen Handbuch der Pathologie.

1904–1905 gab er zusammen mit Otto Zuckerkandl das »Handbuch der Urologie« in 3 Bänden heraus.

Durch v. Frisch's Empfehlung wurde die Urologie von der Medizinischen Fakultät der Wiener Universität als selbständiges Fach anerkannt und die Venia docendi für Urologie erteilt.

Dank seiner Bemühungen wurde eine klinisch-urologische Abteilung im Wiener Allgemeinen Krankenhaus eingerichtet, wohl die erste im Deutschen Sprachraum.

v. Frisch wurde 1909 zum Ehrenmitglied der Deutschen Gesellschaft für Urologie ernannt. Er war außerdem Ehrenmitglied der amerikanischen, italienischen und russischen urologischen Gesellschaft. Für 1915 war er wiederum zum ersten Vorsitzenden des 5. deutschen Urologen-Kongresses gewählt worden, der durch den I. Weltkrieg ausfiel.

VII.

I. Sitzungstag

2. Oktober 1907, 10 Uhr vormittag.

Feierliche Eröffnungssitzung in dem Sitzungssaale der k. k. Gesellschaft der Ärzte in Wien.

Kais. u. Kgl. Hoheit Erzherzog Rainer:

Geehrte Herren! Ich freue mich, heute in der Mitte von Männern zu verweilen, welche ich als Pioniere auf einem Grenzgebiete zwischen den grofsen Disziplinen der Chirurgie und der internen Medizin begrüfse.

Die von Ihnen im vorigen Jahre in Stuttgart gegründete Deutsche Gesellschaft für Urologie bildet den Ausgangspunkt für die intensive Pflege einer Wissenschaft, welche durch den gegenwärtigen Kongrefs gewifs eine wirksame Förderung zu erwarten hat. Indem ich Ihren Verhandlungen im Interesse der Kranken den besten Erfolg wünsche, erkläre ich den ersten Kongrefs der Deutschen Gesellschaft für Urologie für eröffnet.

Minister des Innern Exzellenz Dr. Frh. v. Bienerth:

Euere K. und K. Hoheit! Hochverehrte Herren! Der beachtenswerten und für uns wirklich sehr erfreulichen Tatsache, dafs die Deutsche Gesellschaft für Urologie gerade den Wiener Boden zur Abhaltung ihrer ersten Tagung auserwählt hat, jene Gesellschaft, die im Kreise der medizinischen wissenschaftlichen Vereinigungen, wenn ich nicht irre, eine der jüngsten, wenn nicht sogar die jüngste Schwester ist, dieser Tatsache glaube ich eine gewisse programmatische Bedeutung beimessen zu können. Ist doch gerade in Wien das Grenzgebiet zwischen Chirurgie und interner Medizin, welches das Grenzfeld Ihrer wissenschaftlichen Forschungstätigkeit bildet, schon frühzeitig mit Erfolg bearbeitet und bebaut worden, sind doch von seiten der Wiener Schule eine Fülle von Anregungen für die Diagnostik und Therapie in der Urologie ausgegangen, die der fortschreitenden technischen Verfeinerung in dieser Disziplin den richtigen Weg gewiesen haben.

Verhältnismäfsig spät ist die Urologie in den Kreis der medizinischen Spezialwissenschaften eingetreten, raschen Schrittes hat sie aber, getragen von dem zielbewufsten Streben und von der energischen Tätigkeit ihrer Vertreter, die volle Gleichberechtigung in Forschung und Praxis erworben und sie hat am Krankenbette und im Laboratorium Erfolge aufzuweisen, die den höchsten Errungenschaften der modernen Medizin als vollwertig gleichgestellt werden dürfen.

Es ist vielleicht als ein günstiges Zusammentreffen, ja eher noch als ein besonderer Glücksfall zu bezeichnen, dafs das Heilbedürfnis, welches sich aus der stetigen Steigerung in dem Auftreten von urologischen und Stoffwechselerkrankungen ergeben hat, die Heilkunde in voller klinischer und wissenschaftlicher Rüstung bereit zur tatkräftigen Abwehr gefunden hat. Wissenschaft und Gesundheitspflege sind daher, meine Herren, in gleichem Mafse an dem Erfolge und Verlaufe Ihrer Beratungen interessiert. Von seiten der Unterrichtsverwaltung wie von seiten der Sanitätsverwaltung entbiete ich Ihnen daher gleichherzlichen Willkomm und spreche den Wunsch aus, dafs Ihren Beratungen ein recht gedeihlicher Erfolg beschieden sein möge.

Vizebürgermeister Dr. Neumayr:

Euere K. und K. Hoheit! Hochansehnliche Festversammlung! In der heute beginnenden Tagung des ersten Kongresses der Deutschen Gesellschaft für Urologie, insbesondere in dem Umstande, dafs die Reichshaupt- und Residenzstadt unseres Vaterlandes auch diesmal als Kongrefsort bestimmt wurde, erblickt die Wiener Bevölkerung abermals die freundliche und ehrenvolle Anerkennung dafür, dafs unsere Vaterstadt mit ihrer mehr als 500jährigen medizinischen Hochschule ein trefflich geeigneter Boden ist für die Pflege und Förderung wissenschaftlicher Bestrebungen auf dem Gebiete der Heilkunde.

Dankbar heifse ich daher die verehrten Kongrefsmitglieder im Namen der Reichshaupt- und Residenzstadt Wien und im Namen ihres Bürgermeisters, der sein heutiges Ausbleiben zu entschuldigen bittet, willkommen in der sicheren Erwartung, dafs ihren Bestrebungen reicher Segen zuteil werde zur Ehre der medizinischen Wissenschaft und zum Wohle der leidenden Menschheit.

Professor Desnos-Paris: 13

Messieurs.

Mon premier devoir bien agréable à remplir est d'apporter ici, du nom de mon pays, l'hommage des vœux les plus respectueux que je forme pour la gloire et la prospérité de sa Majesté l'Empereur François Joseph et celle de son illustre représentant parmi nous Monseigneur l'archiduc Rainer.

Qu'il me soit permis en même temps d'adresser aux présidents de ce congrès, Monsieur le Professeur von Frisch et Monsieur le Professeur Posner, ainsi qu'aux membres de l'Association allemande d'Urologie l'expression de toute ma gratitude pour le grand honneur qu'ils m'ont fait en m'invitant à m'asseoir à leurs cotés. Nulle part on ne saurait trouver réunis un plus grand nombre de célèbres personalités et d'éminents représentants de la science allemande.

Pour ma part, si je me trouve à cette place que je dois à votre bienveillance, j'ai conscience que je n'en suis pas digne, mais que vous avez voulu honorer en moi l'Association française d'Urologie que j'ai mission de représenter auprès de vous.

L'entreprise que vous avez conçue devait être couronnée du succès éclatant dont vous voyez le début aujourd'hui. Il était indispensable, que l'association allemande d'Urologie fut fondée, car elle répond à une nécessité, celle qu'ont les savants qui se sont consacrés à l'étude d'un groupe de questions déterminées, d'échanger leurs vues, de se montrer le but à atteindre, de concentrer leurs efforts et d'agir en commun, n'ayant qu'une pensée, la poursuite du progrès et le soulagement de l'humanité. Les rivalités ne sauraient exister dans cet ordre d'idées, pas plus celles des personnes que celles des groupements, chacun se montrant heureux de découvertes faites de quelque part qu'elles viennent, car c'est un pas de plus vers la conquête de la vérité.

Aussi est-ce avec la plus grande satisfaction que la nouvelle cration d'une Association allemande d'Urologie a été accueillie dans tous les pays qui ont une culture scientifique. L'Association française d'Urologie a été particulièrement heureux et je viens à honneur d'apporter à sa jeune sœur l'Association allemande d'Urologie les vœux les meilleurs et les souhaits les plus sincères, qu'elle fait pour son succès, sa fécondité, sa longue existence et sa prospérité.

14   Hofrat Professor Dr. Chrobak:

Euere K. und K. Hoheit! Hochansehnliche Versammlung! Gestatten Sie mir, daſs ich Sie, bevor Sie in Ihre Arbeiten eintreten, hier auf das freundlichste und herzlichste begrüſse. Es erwächst mir diese Pflicht daraus, daſs Sie zur Wiege Ihres Kongresses unser Haus, das Haus der k. k. Gesellschaft der Ärzte gewählt haben, in dessen Büstenschmuck Sie einen alten Meister Ihres Faches erkennen mögen, Leopold von Dittel. Es mag wohl wunderlich erscheinen, daſs ich ein Geburtshelfer Sie begrüſse. Das erklärt sich aber daraus, daſs ich die Ehre habe, der Vorstand der Gesellschaft zu sein, und demgemäſs die Pflichten eines Hausherrn erfülle. Dann aber handelt es sich ja wirklich auch um eine Geburt, um die Geburt eines neuen Lebewesens, die urologische Gesellschaft. Soweit ich aber zu prognostizieren vermag, werden Sie meines Beistandes nicht bedürfen. Der Prozeſs wird sich leicht und schmerzlos vollziehen. Dann aber noch ein Grund: Ich möchte für das Fach, welches ich vertrete, doch auch einen Platz an der Sonne haben. Es ist so ein althergebrachter Glaube, daſs die Urologie nur mit Männern zu tun hat. Dem muſs man entgegentreten. Auch das weibliche Geschlecht hat ein Anrecht auf die Bestrebungen dieses Faches und ich kann ja wohl sagen, daſs in den letzten Jahren die Gynäkologie nicht erfolglos in dieser Richtung sich schon bewährt hat.

Hochverehrte Versammlung! Vor mehr als 70 Jahren wurde diese Gesellschaft gegründet, lange bevor uns Rokitansky die Leuchte der Naturbeobachtung entzündet hat. In den ersten Jahren, in den verschiedensten Phasen der Entwicklung hat sich die Gesellschaft bemüht, zusammenfassend zu sein und das ging eine Reihe von Jahren hindurch. In den letzten Jahren aber änderte sich die Lage. Die Fülle der neu beobachteten Tatsachen, der Drang nach einer systematischen Forschung und die Ergründung der immer komplizierter werdenden Lebenserscheinungen haben dazu geführt, daſs die Wissenschaft sich spaltete, daſs eine Reihe von Fächern entstand, kurz, daſs damals die verschiedenen Spezialitäten sich erhoben. Nur diese geteilte Forschung hat es uns ermöglicht, solche Resultate zu erzielen, wie wir sie heute erzielt haben. Ich möchte aber hier nicht vergessen, auch der medizinischen Technik zu gedenken. Die medizinische Technik ist uns oft vorausgeeilt dadurch, daſs sie uns vollkommen die Methode der Forschung und Untersuchung lehrte. Diese Spaltung und Zerteilung hatte natürlich die

Gefahr der Zersplitterung und des Verlustes des Zusammenhanges mit dem Ganzen. Tatsächlich ist es ja auch so, und in manchen Fächern sieht man, dafs die Routine in der Praxis der Wissenschaft vorausgeht. Wir haben es immer als Aufgabe der grofsen und alten Gesellschaften betrachtet, dafür zu sorgen, dafs ein solcher Verlust des Zusammenhanges nicht entsteht. Wir haben den alten Gesellschaften immer die Pflicht zugeschrieben, die Einzelforschungen dem Ganzen anzufügen. Die Grenzen der Gesellschaft sind heute noch nicht fest abgesteckt; ich glaube übrigens, dafs man das überhaupt nicht kann; denn es gibt in allen spezialistischen Gebieten meines Erachtens nicht leicht eines, welches einen so innigen Zusammenhang mit der Biologie, mit dem Krankheitsprozesse der verschiedenen Organe hat und wir müssen daraus wohl entnehmen, dafs nur jene auf diesem Gebiete ein Gedeihen finden werden, denen eine weitgehende medizinische und naturwissenschaftliche Bildung das Vermögen gibt, den Zusammenhang zu erkennen und festzuhalten. In diesem Sinne, hochverehrte Versammlung, wünsche ich Ihrer Gesellschaft herzlichst das beste Gedeihen.

Vorsitzender Professor v. Frisch:

Euere K. und K. Hoheit! Hochansehnliche Versammlung! Ehe ich auf mein Thema eingehe, erachte ich es für meine Pflicht, noch einmal Seiner Kaiserlichen und Königlichen Hoheit den ehrfurchtsvollsten Dank der Versammlung für Höchstsein Erscheinen auszusprechen. Ferner ist es meine Pflicht, Seiner Exzellenz dem Herrn Minister des Innern Dr. Freiherrn v. Bienerth, dem Herrn Sektionsschef Cwiklinski, dem Präsidenten der Kaiserlichen Akademie der Wissenschaften Hofrat Dr. Süfs, dem Vizepräsidenten des obersten Sanitätsrates Hofrat Ludwig, dem Herrn Statthaltereipräsidenten Dr. Tils, Herrn Ministerialrat Dr. Illing, Herrn Hofrat Roretz, Herrn Statthaltereirat Netolicki und endlich allen, die aus fremden Ländern zu unserem Kongrefs hierhergeeilt sind, den herzlichsten Dank für ihr Erscheinen auszusprechen.

Meine Herren! Die grofsen Fortschritte, welche die jüngste Zeit in der Ausbildung der urologischen Diagnostik gebracht hat, bilden die Grundlage für den Ausbau unserer Spezialdisziplin auch in klinischer und therapeutischer Beziehung. Das Gebiet der Urologie ist zu einem selbständigen, in sich abgeschlossenen Ganzen herangewachsen, welches, wenn auch in engen Beziehungen zu den Hauptfächern der Heilwissenschaft, der Medizin und Chirurgie, doch

16   die Existenzberechtigung einer auf breiter Basis aufgebauten Spezial-
wissenschaft errungen hat. Es bietet ein gewisses Interesse, den
Anfängen dieser Wissenschaft in früheren Zeiten nachzuspüren und
die Wurzeln zu verfolgen, aus denen der heute so mächtige Baum
entsprossen ist.

Ein gleichmäfsiges, stetiges Fortschreiten unserer Kenntnisse
auf naturwissenschaftlicher Grundlage und im organischen Kau al-
nexus zeigen freilich erst die letzten Jahrzehnte, in früheren Zeiten
traten neue Errungenschaften meist sprungweise auf. Nach langen
Perioden vollständig sterilen Daseins traten von Zeit zu Zeit neue
befruchtende Ideen auf. Dies ist teils das Verdienst einzelner hervorragender und origineller Köpfe, teils ist es einer glücklichen Vereinigung äufserer Umstände zu verdanken, welche lange Zeit in
allmählichem Werden begriffene Probleme unvermutet zur Lösung
brachten. Eine Darstellung der Entwicklung unserer ganzen Wissenschaft zu geben, liegt mir ferne; ich mufs mich namentlich enthalten, die Fortschritte der internen und chirurgischen urologischen
Therapie zu behandeln, da mich dieses zu weit führen würde. Ich
will mich speziell auf die Schilderung einiger markanter Punkte
in der Heranbildung unserer Diagnostik beschränken, deren Vollkommenheit und Exaktheit ja stets die Basis abgibt für die Fortschritte in unserem praktischen Handeln.

Bei den medizinischen Schriftstellern des Altertums finden sich
verhältnismäfsig zahlreiche Daten über Erkrankungen der Harnorgane; einzelne der interessanteren Bemerkungen aus ältester Zeit
mögen hier angeführt werden.

Hippokrates beschreibt verschiedene krankhafte Affektionen
des Harnapparates in vortrefflicher Weise und legt auf eine exakte
Untersuchung des Harnes in bezug auf Geruch, Farbe und Niederschläge (Bodensatz) grofses Gewicht. Er unterscheidet verschiedene
Arten von Sedimenten nach Farbe, Aussehen, Menge und Konsistenz.
Die in dem Standgefäfse auftretenden Verdichtungen und Wolken be-
nennt er, ja nachdem sie an der Oberfläche, in der Mitte oder am
Grunde des Gefäfses erscheinen, als $\nu\varepsilon\varphi\acute{\varepsilon}\lambda\eta$ (nubecula) oben, $\grave{\varepsilon}\nu\alpha\iota\acute{\omega}\varrho\eta\mu\alpha$
(suspensum) in der Mitte und $\acute{\upsilon}\pi\acute{o}\sigma\tau\alpha\sigma\iota\varsigma$ (sedimentum) unten. Er
schildert gleichmäfsige und klumpige Sedimente, kleienartige,
lamellenförmige und schorfartige. Von den abnorm gefärbten Harnen
erklärt er den schwarzen, dicken, übelriechenden für den gefähr-
lichsten. Er weifs übrigens genau, dafs die Quelle für die abnormen
Beimengungen des Urins in verschiedenen Teilen des Harnsystemes

gelegen sein kann, und erklärt ausdrücklich: „Man lasse sich nicht durch den Fall täuschen, dafs die Blase selbst erkrankt ist und dem Urin solche Eigenschaften verleiht, weil dies kein allgemeines Symptom für den ganzen Körper, sondern nur ein spezielles für die Blase ist." Die Erscheinung, dafs auf dem Urin Blasen stehen, läfst auf eine Erkrankung der Nieren und auf eine lange Dauer des Leidens schliefsen. Schaumiger Urin in Verbindung mit Bewufstlosigkeit und Schwäche der Augen deuten auf nahe bevorstehende Konvulsionen (eine gute Beobachtung urämischer Symptome bei chronischer Nephritis). Blutiger Urin spricht für Zerreifsung der Nierennerven, Nierenentzündung, Geschwüre der Blase und Erkrankungen der Teile um die Blase. „Blutharnen bedeutet nichts Schlimmes, wenn es selten und ohne Fieber und Schmerzen auftritt; wenn es aber oft auftritt und von jenen Zufällen sich etwas hinzugesellt, so ist es gefährlich." Eiter im Urin kommt vor bei Blasenschmerzen mit Fieber (akute Cystitis), Blasengeschwüren und Knötchen in der Harnröhre (Strikturen?); bei Nierenkrankheiten (Pyelonephritis) zeigen sich Fleischteilchen im Urin, bei Blasenkrätze (chronischem Blasenkatarrh u. a.) tritt ein kleienartiger Niederschlag auf. Manchmal kann aus der Beschaffenheit der Zunge auf den Urin geschlossen werden. Sandiger Urin zeigt ein Steinleiden an, auf sandigen Urin und das Abgehen von kleinen Steinchen deutet das Jucken in den „unteren Teilen" (Glans penis). Hippokrates kennt die Nierenkolik genau; er diagnostiziert sie aus den nach der Inguinalgegend und den Hoden ausstrahlenden Schmerzen, aus dem Wechseln von Harndrang und Harnverhaltung und aus der sandartigen Beschaffenheit des Harnsedimentes. Überdies beschreibt er den akuten und chronischen Blasenkatarrh, Schwellungen der Harnröhre mit Eiterentleerungen, periurethrale und prostatische Abszesse, Dysurie, Strangurie, Ischurie und Blasensteine. Zum Nachweise derselben dient ihm die Palpation vom Rektum aus. Wiewohl Hippokrates unter seinen chirurgischen Instrumenten des Katheters (δ $\alpha\dot{\upsilon}\delta\dot{\iota}\sigma\kappa o\varsigma$) Erwähnung tut, scheint er denselben zum Nachweise von Blasensteinen nicht verwendet zu haben. Dafs aber diese Methode im Altertume nicht unbekannt war, erweist die Stelle bei Caelius Aurelianus, in der es heifst: „confirmabitur apprehensio lapidis generati adhibita melotride."

Interessant ist, dafs schon Erasistratos (um 300 v. Chr.) den S-förmig gebogenen Katheter (unsere heute sogenannte Béniquékrümmung) angegeben hat. Unter den in Pompeji ausgegrabenen

18   Bronzekathetern findet sich nebst einem geraden Instrumente, einem
Kinderkatheter und einem weiblichen Katheter auch einer mit dieser
doppelten Krümmung. Bei Heliodorus (1. Jahrh. n. Chr.) wird gelegentlich der Diagnose und Behandlung der Strikturen des Ein-
legens einer Metallröhre oder Federpose, welche mit trockenem Papy-
rus umwickelt war, Erwähnung getan.[1]

Celsus gibt eine sehr genaue Beschreibung des Katheterismus,
Einspritzungen in die Blase werden bei Cassius Felix (5. Jahrh.)
erwähnt: „In viris vero si in capite naturae morsum cum dolore
senserint, per auliscum oticum aeneum lenem et non osseum, ne
frangatur, aut certe argenteum fabricatum et vesicae porcinae alle-
gatum non nimis interius sed in caput naturae injicies cervinam
medullam susino oleo resolutum, aut butyrum recens aut adipem
anserinum vel gallinaceum" (Kap. 46). In ganz ähnlicher Weise
beschreibt diese Prozedur Paul von Aegina (7. Jahrh.): „Da wir
häufig, wenn die Blase geschwürig ist, dieselbe ausspülen müssen,
machen wir, wenn Ohrenspritzen imstande sind, die Injektion zu
bewirken, von denselben Gebrauch; wenn dies aber nicht möglich
ist, so befestigen wir an dem Katheter eine Rindsblase und machen
eine Einspritzung."

Rhuphos von Ephesus erwähnt zuerst die bimanuelle Untersuchung. Nachdem der Patient die Rückenlage eingenommen hat,
läfst man ihn die Beine soviel als möglich zurückbeugen, führt den
Finger der linken Hand möglichst weit in den Mastdarm ein und
untersucht hierauf mit demselben die Blasenwand, während ein
anderer den Unterleib abwärts drückt, bis man den harten Körper
(Stein) findet. Rhuphos, der ein Werk über Blasen- und Nierenleiden geschrieben und darin über Hämaturie, Blasenlähmung und
Blasensteine seine Beobachtungen mitteilt, gibt auch an, dafs
man zuweilen bei der rektalen Untersuchung statt der harten
Körper weiche Geschwülste (Prostatahypertrophie und Abszesse)
finden könne. Erst im Mittelalter bei den Salernitanern (Roger-
Rolando, 12. Jahrh.) wird die Unterscheidung zwischen Stein und

---

[1] Die Strikturen der Harnröhre wurden für Fleischwucherungen gehalten
und zu ihrer Diagnose wurde das Einlegen von Bougies und Pflanzenstengeln
lenützte. Andreas Laguna verwendete zu diesem Zwecke zuerst eine Wachs-
bougie (1551); Alfonso Ferro (1553) (de carunculo) gebrauchte Stengel von
Malven, Petersilie und Fenchel. Die richtige Anschauung über das Wesen der
Strikturen ergab sich erst seit dem 17. Jahrhundert durch pathologisch-ana-
tomische Untersuchungen (Brunner, Méry, Morgagni, Hunter).

Prostatahypertrophie entschiedener hervorgehoben: „Si aliquid durum et grave invenies, constat quia lapis est in vesica, si molle et carnosum est, quid invenis, carnositas est, quae urinam impedit." Es findet sich also schon hier der Hinweis auf die Prostatahypertrophie als Ursache der Harnverhaltung, eine Erkenntnis, die gewöhnlich erst einer viel späteren Zeit zugeschrieben wird. Nebst den Beschreibungen der Hämaturie, der Blasenentzündung und der Steinleiden finden sich bei Rhuphos auch Angaben über Niereneiterung, welche er aus dem großen Eitergehalte des Harnes und dem intermittierenden Fieber diagnostiziert.

Galen nennt den Harn ein Absonderungsprodukt, welches bei der Blutbildung in der Leber entsteht, von den Nieren ausgeschieden und durch die Blase entleert wird. Er soll, um die Ausscheidung des Urins durch die Nieren darzutun, die Unterbindung der Ureteren vorgenommen haben. Galen kennt die Strangurie und die Harnverhaltung; als Ursache letzterer führt er Entzündung, Krebs, Verschwärung, Blutgerinnsel, Lähmung der Blase und Steinleiden an. Der zeitweilige Vorfall des Steines vor das Orificium internum als Veranlassung einer temporären Harnretention ist ihm nicht entgangen. Er unterscheidet angewachsene und bewegliche Steine und übt, wie Rhuphos, die bimanuelle Untersuchung. Die Nierenkolik schildert er in ähnlicher Weise wie Hippokrates. Zur Differentialdiagnose zwischen Nieren- und Darmkolik dienen ihm Abführmittel. Er weiß auch, daß Nierensteine und gichtische Ablagerungen miteinander in Zusammenhang stehen, und berücksichtigt bei der Schilderung der Gicht besonders die Beschaffenheit des Harnes. Er erwähnt ferner das häufige Vorkommen von Blasensteinen bei Knaben. Die Wassersucht bringt er auch mit chronischen Nierenleiden in Konnex und erklärt, daß Nierenleiden oft außerordentlich langwierig seien und das ganze Leben hindurch andauern können.

Bei Aëtius, Paul von Aegina und Alexander von Tralles finden sich Schilderungen von Blasen- und Nierenleiden meist nach Galenischem Vorbilde. Letzterer sucht der Differentialdiagnose zwischen Blasen- und Nierenleiden näherzutreten und sagt: Strangurie deute gewöhnlich auf einen Krankheitssitz in der Blase. Enthält der Harn dabei Eiter, so sind Geschwüre in der Blase vorhanden, wenn sich aber in der Gegend der Blase weder Schmerz, noch Geschwulst, noch Spannung zeigt, so hat das Leiden seinen Sitz in den Harnleitern oder Nieren. Er konstatiert bei eiterigen Nieren-

20

entzündungen Fieber, die charakteristischen Schmerzen und Frost-
anfälle, beim Liegen auf der gesunden Seite empfinde der Kranke
ein Gefühl von Schwere, und jede Bewegung steigere den Schmerz.
Auch die Beschaffenheit des Urins sucht Alexander Trallianus
für die Differentialdiagnose zwischen Erkrankungen der Blase und
der Nieren heranzuziehen. Sehr genau schildert er die Nierenkolik
bei Calculosis renalis.

Während die Autoren des klassischen Altertums zwar auf die
Urinuntersuchung Wert legten, aber ohne in Einseitigkeit zu ver-
fallen und die übrigen Symptome zu vernachlässigen, wurde in den
späteren Jahrhunderten das Examen des Urins als die eigentliche
Basis der ärztlichen Kunst betrachtet. Der mittelalterliche Arzt war
geradezu Urologe, nur die Pulsuntersuchung spielte neben der Harnuntersuchung noch eine (oft untergeordnete) Rolle. In dieser Zeit
entstanden zahlreiche Werke über Uroskopie. Schon Magnus aus
Antiochia (4. Jahrh.) oder Magnos von Emesus (6. Jahrh.)
verfaßte ein solches Werk, welches jedoch verloren gegangen ist.
Hingegen ist ein Traktat von Theophilos (7. Jahrh.) erhalten,
welches auf Hippokratischen und Galenschen Lehren aufgebaut ist.
Theophilos stützt sich auf die Theorie Galens, wonach der Harn
aus dem Blute der unteren Hohlvene sezerniert werde. Er nahm
an, daß feine haarförmige Kanäle zwischen Pfort- und Hohlader vorhanden seien, in denen sich die wässerigen Stoffe von der Pfortader
zur Hohlader ergießen, von wo aus sie dann in die Nieren abgesetzt
werden. Er glaubt daher aus dem Harne auf den Zustand der Blut-
bereitung schließen zu können.

Johannes Aktuarius, dessen Schrift (sieben Bücher („$\pi\varepsilon\varrho\grave{\iota}$
$o\check{v}\varrho\omega v$") aus dem 14. Jahrhundert stammt und wohl die bedeutendste
der griechischen Literatur ist, faßte nicht nur die Leistungen der
Vorgänger (Hippokrates, Galen, Magnos und Theophilos) zusammen, sondern unterwarf sie einer scharfen Kritik und vermehrte
die Kenntnisse durch viele eigene Beobachtungen. Die Harnbereitung faßt er im Sinne des Theophilos auf, die Veränderungen,
welche der Harn durch die Affektionen der einzelnen Organe er-
leide, erklären sich aus der Sympathie. Er unterscheidet 14 Farben
des Urins, beobachtet den Bodensatz, das Enaiorem und die Nubekula
und zieht aus den gemachten Erfahrungen Schlüsse im Sinne der
Humoralpathologie. Zur Untersuchung verwendete er ein Harn-
gefäß aus weißem Glase und teilte dasselbe in elf Grade. Der
Bodensatz nimmt die vier untersten Grade ein, das Enaiorem den

sechsten, siebenten und achten, die Wolke den zehnten und elften 21
Grad. Der fünfte und neunte bildet den Zwischenraum zwischen
Bodensatz und Enaiorem, beziehungsweie zwischen diesem und der
Wolke. Johannes Aktuarius gibt bei jedem der 14 Arten des
Urins die pathologische Bedeutung an. Un er anderem kennt er den
wasserhellen Urin bei krampfhaften Leiden.

Die arabische Literatur stützte sich gröfstenteils nur auf die
antike, entwickelte aber die Uroskopie zu unglaublicher Subtilität.
Wir finden deshalb bei den Arabern verhältnismäfsig wenig Neues
oder Originelles. Rhazes handelt über Nieren- und Blasensteine,
unterscheidet Darm- und Nierenkolik, Isaac ben Soleiman schrieb
ein im Mittelalter viel benütztes Buch über Harnschau, bei Abul
Kasim finden wir Angaben von Einspritzungen in die Blase.

Die Schule von Salerno zeitigte mehrere Schriften über den
Harn, z. B. die „Regulae urinarum" des jüngeren Johannes Pla-
tearius, „de urinis" des Archimatthaeus (11. Jahrh.), das Kom-
pendium des Magister Urso (12. Jahrh.), worin Farbe und Dichte
des Harnes zur Diagnose verwendet würde. Am berühmtesten waren
aber die „Regulae urinarum" des Magister Maurus (12. Jahrh.).
Dieser unterscheidet 19 Farben des Urins.[1]) Daneben wurde Menge
und Konsistenz beobachtet. Alle Zeichen werden auf Wärme oder
Kälte, Trockenheit oder Feuchtigkeit des Organismus bezogen.

Gröfsten Ansehens bis zum 16. Jahrhundert erfreute sich die
Schrift „Liber de urinis" des Pierre Gilles de Corbeil, ein Lehrgedicht in 352 Hexametern. Corbeil verpflanzte im 12. Jahrhundert
die Ansichten der Schule von Salerno nach Paris. Ganz im Galeni-
schen Sinne werden hier die Niederschläge und Farben des Urins
(12 bis 20)[2]) berücksichtigt.

Das Lehrgedicht des Aegidius Corboliensis hat viele Nach-
ahmungen und prosaische oder poetische Auszüge angeregt, unter
anderen das „Compendium urinarum" des Gualtherius Agulinus.

Die Schrift des Johannes Aktuarios stellt die Uroskopie
auf der Höhe ihrer Entwicklung dar, verdrängte aber erst spät das

---

[1]) Albus, lacteus, glaucus, karopos (von der Farbe der Kamelhaare), subpallidus (dünn, fleischbrühartig), subcitrinus, citrinus, subrufus, rufus (goldgelb),
subrubens, rubens (blutrot), subrubicundus, rubicundus (braunrot, safrangelb),
inopos (wie trüber abgestandener Wein), kianos (grau), viris, lividus, niger.

[2]) Niger, lividus, albus, glaucus, lacteus, charopos, pallidus, subpallidus,
subcitrinus, subrubicundus, citrinus, rufus, rubens, rubens, rubicundus, inopos,
cyaneus, viridis, mit verschieden Unterarten.

22 Buch Isaacs ben Soleiman. Welche Bedeutung der Harnschau im Mittelalter zukam, kann man aus zahlreichen Werken der bildenden Künste ersehen, in denen der Arzt stets mit dem Uringlase in der Hand abgebildet wird. Schon in den Darstellungen der ärztlichen Schutzpatrone, der Heiligen Kosmas und Damian, findet sich das Uringlas als Hauptzeichen der ärztlichen Kunst. Ja, das Harngefäſs ist in das Wappen der ärztlichen Zunft als integrierender Bestandteil aufgenommen. Auch in der Literatur jener Zeit spielt die Harnschau eine gewisse Rolle, welche bis weit ins 17. Jahrhundert hineinreicht. Shakespeare setzt „Harnmonarch" gleichbedeutend mit Arzt (Lustige Weiber II, 3), und Macbeth apostrophiert kurz vor der Katastrophe (V, 3) seinen Arzt in folgender Weise:

> Ja, Doktor, könntest Du finden
> Durch Harnbeschau unseres Landes Krankheit
> Und es zum alten Heil zurückpurgieren,
> Da klatscht' ich Beifall Dir! . . .
> Weiſst Du Rhabarber, Senna oder sonst Purganzen,
> Diese Engländer hinwegzuscheuern?

Wenn sich auch die Deutung der aus dem Beschauen des Harnes gezogenen Schlüsse selbst bei den berufenen Ärzten jener Zeit in abenteuerliche und phantastische Wege verirrte, so konnte man, solange die Ärzte im guten Glauben vorgingen, die mangelhaften Resultate dem niedrigen wissenschaftlichen Niveau der medizinischen Kenntnisse dieser Zeit zugute halten. Die „bona fides" war jedoch bei den Ärzten durchaus nicht immer vorhanden. Man stellte die Diagnose und verordnete Medikamente, ohne den Kranken je gesehen zu haben, ja selbst auf den mündlichen Bericht eines Boten über die Beschaffenheit des Harnes wurde ordiniert. Bernard von Gordon (13. Jahrh.) gesteht die mit der Harnschau zusammenhängenden Miſsbräuche ruhig ein und gibt seinen Kollegen Ratschläge, wie sie sich dem Publikum gegenüber zu benehmen haben, damit ihr betrügerisches Vorgehen nicht an den Tag komme. Bald aber artete die Kunst der Uroskopie in einen tollen Schwindel aus. Zum Teile kam der Anstoſs für diesen Verfall von seiten der Araber, deren mystische und zum Aberglauben hinstrebende Medizin schon im 13. Jahrhundert das ganze Abendland beeinfluſste, zum Teile trug die Schuld der Umstand, daſs sich Laien der Sache bemächtigten. Abenteurer und Scharlatane aller Art eröffneten als Uroskopen ihre Buden, hängten als Schild das typische bauchige Uringlas aus und trieben mit der Leichtgläubigkeit des Publikums ein ebenso schwindelhaftes als einträgliches Gewerbe. Die Uroskopie

war zur Uromantie geworden. Noch im 17. Jahrhundert schrieb 23
Robertus Fludd, der Zeitgenosse Bacons und Harveys, zwei
Traktate über Uromantie, in welchen mit Hilfe der Planeten unter
Heranziehung der astologischen Forschungen jener Zeit nach Besichtigung oder auch blofs nach Beschreibung des Harnes diagnostiziert
und ordiniert wird.

Einzelne Stimmen erhoben sich schon früh gegen die Uroskopie,
wie z. B. Petrarca im 13. Jahrhundert, Domprediger Johann
Geiler in Strafsburg im 15. Jahrhundert. Im 16. Jahrhundert
machte sich diese Bewegung allgemeiner bemerkbar. Bischof Dudith von Horekowitz, von Ärzten der römische Arzt Clementius Clementinus, Christoph Clauser aus Zürich, Franz Emmerich in Wien, Bruno Seidel in Erfurt, der kurpfälzische Leibarzt Johann Lange, Siegmund Kohlreuther u. a. zählten zu
den Gegnern der Uroskopie. Am entschiedensten aber bekämpft
Petrus Forestus aus Leiden in dem in Form eines Dialogs abgefafsten Schriftchen: „De incerto fallaci urinarum judicio, quo uromantes utuntur" die Uromantie und lüftet den Schleier von den unsauberen Machinationen dieser Leute. Enricius Cordo (16. Jahrh.)
apellierte an den Magistrat der Stadt Bremen, das Publikum sei aufzuklären, dafs aus der alleinigen Besichtigung des Urins nicht jede
Krankheit zu erkennen sei. Allein: „mundus vult decipi", die Uroskopie und Uromantie war nicht so leicht zu Fall zu bringen. Der
Nimbus, welcher einen Arzt umgab, der aus der blofsen Besichtigung
des Harnes seine Diagnose stellte, war ein so gewaltiger, dafs Ärzte,
welche noch anderer Hilfsmittel für das Krankenexamen bedurften,
gering geschätzt wurden. Kohlreuther (Ende des 16. Jahrh.),
welcher offen erklärte, aus dem Harne allein könne man die Krankheiten nicht diagnostizieren, und die Boten, welche mit den Harnfläschchen kamen, wieder wegschickte, wurde für keinen rechtschaffenen Arzt erklärt, ja er soll einmal wegen einer solchen Ablehnung verklagt worden sein. Einige Ärzte suchten das Ansehen
der alten Uroskopie wiederherzustellen, wie Johannes Vassaeus[1]),
und in mehrfachen Werken des 16. und 17. Jahrhunderts findet man
detaillierte Regeln über die Kunst des Harnbeschauens. So blieb
denn die Uroskopie bis ins 18. Jahrhundert bei einem grofsen Teile
der Ärzte immer noch in einem gewissen Ansehen, wenn auch
die krassen Mifsbräuche, die mit derselben getrieben wurden, nach

---

[1]) Er schildert 24 verschiedene Harnfarben und 17 Arten von Kontentis.

24 und nach verschwanden. Eine Förderung unserer Kenntnisse von den Krankheiten der Harnorgane haben wir aber der Uroskopie des Mittelalters nicht zu verdanken; im grofsen und ganzen blieb man immer noch auf dem Standpunkte Galens.

Seit dem 16. Jahrhundert, dem Zeitalter der Wiedergeburt und des mächtigsten Aufschwunges des geistigen Lebens, bereitete sich allmählich die Loslösung der Medizin aus dem Banne der Galenschen Lehre vor, welche über ein Jahrtausend die gesamte Medizin beherrscht hatte. Durch die Entwicklung der wissenschaftlichen Anatomie (Vesal), der Physiologie, deren bedeutendste Errungenschaft die Entdeckung des Blutkreislaufes durch Harvey war (1628), die Begründung der mikroskopischen Anatomie durch Malpighi und Leeuwenhoek, durch die mit Enthusiasmus und ungewöhnlicher Schlagfertigkeit verfochtenen Lehren des Paracelsus, welche die Basis bilden für die Lehre von der Bedeutung der Chemie in der Medizin, begann eine Periode freier Forschung, deren Errungenschaften bis zum heutigen Tage nicht verloren gegangen sind. Insbesondere dem lebhaften Geiste des mit Unrecht viel geschmähten Paracelsus ist es zu danken, dafs Leben und Bewegung in die in starrem Dogmatismus verharrende Medizin kam. „Wenn auch in den Lehren des Paracelsus strenge Wissenschaftlichkeit sich nirgends findet, wenn namentlich seine chemischen Theorien kaum mehr sind als dunkle Ahnungen von der Bedeutung, die eine Verwertung der Chemie in der Medizin gewinnen könnte, so hat er doch in die stagnierenden medizinischen Anschauurgen seiner Zeit Gärung gebracht, der auf ihn folgenden Medizin des 17. Jahrhunderts den Stempel aufgedrückt" (Leube).

Paracelsus' Schüler und Nachfolger verfolgten die chemische Richtung weiter. Die erste Wirkung der Paracelsischen Ideen war aber die Entwicklung einer spagyrischen Medizin, auf unserem Gebiete phantastische Harnuntersuchungen durch Destillationsverfahren, wie sie namentlich bei Leopold Thurneissen zum Thurm hervortritt. Doch wurden unter dem Einflusse des Aufschwunges der Physik im 16. und 17. Jahrhundert auch physikalische Methoden zur Harnuntersuchung herangezogen. (Van Helmont) Bischof Nikolaus Cusanus, Leopold Thurneissen bestimmten das relative Gewicht des Harnes, und S. H. Methe bildete ein Instrument zur Bestimmung des spezifischen Gewichtes ab, Hydrometrum genannt, welches ganz ähnlich dem jetzt gebräuchlichen Urometer gebaut

war. Petrus Borellus nahm die ersten mikroskopischen Untersuchungen des Harnes vor.

Von weittragendster Bedeutung aber waren die Versuche Bellinis, welcher die eigentliche chemische Richtung inaugurierte, denn
jetzt erst finden wir die ersten Anfänge einer wissenschaftlichen
Analyse. Bellini (1643 bis 1704) definiert den Urin als eine Exkre-
mentflüssigkeit, vom Blute in den Nieren ausgeschieden, welche
durch die Harnleiter in die Blase gelangt und von dort durch die
Urethra ausgeschieden wird. Es ist notwendig, den Urin während
einer Krankheit mit dem normalen Urin desselben Individuums zu
vergleichen. Er erwärmt den Urin, beobachtet dabei Veränderungen
der Farbe, Konsistenz und Durchsichtigkeit und stellt nach teil-
weisem Eindampfen durch Zugießen von Wasser eine dem ursprüng-
lichen Urin analoge Flüssigkeit wieder her. Der Urin besteht demnach aus drei Elementen: Wasser, Salz und Tartarus. Die Konsistenz des Urins hängt ab von dem Verhältnis zwischen flüssigen
und festen Stoffen. Er betont auch die Bedeutung des spezifischen
Gewichtes, welche zuerst von van Helmont geahnt, aber nicht
genau präzisiert worden war.

Boerhave, der Bellinis Werk über den Urin in fünfter Auflage herausgegeben hat (De urinis, quantum ad artem medicam per-
tinet. Lugd. Batav. 1730), setzt Bellinis chemische Versuche fort,
um sich über die Beschaffenheit des Urins zu informieren, und findet
darin eine große Befriedigung: „artium amoenissima et verae phy-
sicae fondatrix chemia“. Für die Bestimmung des spezifischen Gewichtes taucht er eine Barometerröhre in den Harn eines Gesunden,
gießt so viel Quecksilber hinein, daß ein bestimmter Teil des Rohres
untertaucht, dann setzt er dieselbe Röhre in Urin von Kranken und
wägt die Menge des Quecksilbers, welche er zusetzen oder weg-
nehmen muß, damit das Rohr bei der gleichen Marke in der Flüssigkeit steht. Aus der Differenz der verschiedenen Gewichte zieht
er dann seine Schlüsse. Boerhave verlangt, daß man den Urin
nicht nur riechen, sondern auch kosten solle: „odorem lotii non ab-
horreas, neque tenerior gustum lingua respuat, si certior adhuc esse
cupis“, ein Verlangen, welches wir schon bei den alten Ärzten oft
vermerkt finden.

Die vielfache Beschäftigung mit der Chemie des Harnes führte
nun noch im 18. Jahrhundert und in den ersten Dezennien des
19. Jahrhunderts zur Entdeckung verschiedener normaler und pathologischer Harnbestandteile, von denen ich nur den Harnstoff (1773

26 schon von Rouelle dem Jüngeren, wenn auch nicht rein, 1799 durch Cruikshank und bald darauf von Fourcroy und Vauquelin gefunden, 1828 dann von Wöhler synthetisch dargestellt, ein Experiment von weittragendster Bedeutung, die Harnsäure (1770 durch Scheele gefunden), die Milchsäure (durch Berzelius 1807) und das Kreatinin (durch J. Liebig 1847) erwähnen will. Die Entdeckung des Eiweißes wird gewöhnlich Cottugno zugeschrieben (1770). Leube machte darauf aufmerksam, daß zweifellos schon Fr. Dekkers 1694 das Eiweiß als Bestandteil des pathologischen Urins bekannt war. In den „Exercitiis practicis", Leyden 1694 gibt Dekkers an, daß der Urin von gewissen Kranken sich beim Kochen trübe und bei Zusatz von Essigsäure einen flockigen Niederschlag zu Boden fallen lasse. Es folgte dann bald auch die Entdeckung anderer abnormer Stoffe, wie des Traubenzuckers (Dobson), der Galle (Fourcroy und Vauquelin), des Blutfarbstoffes (Pavy, als Hämoglobin) usw. Die ersten chemischen Analysen des menschlichen Harnes, welche diesen Namen verdienen, stammen von Fourcroy, Vauquelin und Berzelius.

Besondere Schicksale hatte die Entdeckung des Zuckers im Harn, der verhältnismäßig spät erkannt wurde, trotzdem seit älterer Zeit das Kosten des Urins den Ärzten warm empfohlen wurde, und es lohnt sich wohl, hierbei ein wenig zu verweilen.

Das Krankheitsbild des Diabetes war schon im Altertum bekannt, ohne Kenntnis des süßen Geschmackes des Urins, bei Celsus, Aretaeus, Soranus, Galen. Der Name Diabetes rührt von $\delta\iota\alpha\beta\alpha\acute{\iota}\nu\omega$ (durchwandern) her. Nach Galen ist der Diabetes eine Erkrankung der Nieren, zufolge deren das Getränk den Körper einfach durchfließt. Diese Anschauung blieb info'ge des kolossalen Autoritätsglaubens, welchen die galenische Lehre genoß, fast 1500 Jahre in Geltung, so daß noch 1750 der bedeutende englische Praktiker Mead über seine Theorie des Diabetes, nach welcher dieser auf eine Erkrankung der Leber zurückzuführen sei, nicht einmal eine Diskussion zustande bringen konnte. In der indischen Medizin findet sich bei Susruta eine Bemerkung über die Süßigkeit des Diabetesharnes (Ikanmehè „Zuckerharn", „Honigharn"). Der um 1800 in Ceylon tätige englische Arzt Christie meldet, daß in dem indischen Werke Yoga-Ratnâkara (11. oder 12. Jahrh.) der diabetische Harn unter dem Namen madu-mehè, gleich „süßer Harn", erwähnt wird. Auch in den Werken des Caraka, des ältesten medizinischen Schriftstellers Indiens (1. Jahrh. n. Chr.), und in der Bowerhand-

schrift (450 n. Chr., einer anscheinend von eingewanderten buddhisti- 27
schen Hindus auf Birkenbast niedergeschriebenen und in Form der
süd- und westindischen Palmblattmanuskripte zugeschnittenen, in
einem chinesischen Heiligtum in Chinesisch-Kaschgarien gefundenen
Handschrift) wird der „süfse Harn" angeführt. Wieso die mit der
indischen Medizin so wohlvertrauten arabischen Autoren über die
Zuckerangaben der Bowerhandschrift so vollständig schweigen, ist
bis heute unaufgeklärt (Lippmann).

Paracelsus (1493 bis 1541) hält den Diabetes für den Ausdruck eines schweren Allgemeinleidens. „Das Wesen des Diabetes,"
sagt er, „besteht in einer Säfteverderbnis, insoferne ein Salz im
Blute gebildet wird, das dann in die Nieren übergeht, dadurch
starkes Urinieren hervorruft und auch aus dem Urin als Kristall
ausgeschieden werden kann. In einem Mafs Urin sind vier Unzen
von diesem Salz enthalten." Er erwähnt aber gar nichts vom süfsen
Geschmacke des Harnes. Hiermit schien die Galensche Lehre von
der Nierenkrankheit umgestofsen, und wiewohl Willis zirka 100
Jahre später den süfsen Geschmack des Diabetesharnes feststellte
(De medicamentorum operationibus, Lib. IV, Cap. 3): „der Harn
sei von wunderbarer Süfsigkeit, gleichsam wie von Honig oder Zucker
durchtränkt", fand diese Tatsache keinen allgemeinen Glauben. Zeitgenossen und Nachfolger bekämpften nicht nur die von ihm aufge-
stellte iatrochemische Theorie, sondern bestritten sogar die Tatsache,
„da es undenkbar sei, dafs andernfalls die antike und arabische
Schule über sie geschwiegen hätte" (Lippmann). Erst 1774 kon-
statierte Matthäus Dobson, dafs der Harn aller Diabetiker süfs-
schmeckend sei, und er stellte auf experimentellem Wege fest, dafs
der diabetische Harn die Eigenschaften der Wein- und Essiggärung
zeige, dafs das Blutserum ebenfalls einen süfsen Geschmack habe
und dafs beim Eindampfen des Harnes ein weifser Rückstand bleibe,
dessen Geschmack dem des braunen Zuckers gleich sei. Beim Eindampfen normalen Harnes bleibe ein brauner Rückstand, dem die
Süfsigkeit abgehe. Aus dem süfsen Geschmacke des Blutes der
Diabetiker folgert er, dafs der Zucker schon im Blute angehäuft sei.

Allgemeine Anerkennung fand die Lehre vom Zucker aber erst
um zirka 1800 infolge der Arbeiten anderer englischer Ärzte, wie
Franz Homes, der Diabetesharn durch Hefepilze zum Gären
brachte, Cowleys und Rollos. Johann Peter Frank (1745 bis
1821), der berühmte Wiener Kliniker, ein durch eine glänzende
Beobachtungsgabe und geistvollen Ideengang ausgezeichneter For-

28

scher, stellte zuerst den Zucker auf chemischem Wege rein und kristallinisch dar. Seine Arbeit über Diabetes (De curandis hominum morbis) ist „originell an innerem und äußerem Gehalt, an Gedankenfülle und Stil ein Meisterwerk" (Salomon). Er hat auch zuerst der Impotenz bei Diabetes Erwähnung getan. 1838 wurde von Bouchardat und Peligot die Identität von Harn- und Traubenzucker festgestellt. John Rollo (um 1790) hat, unterstützt durch den Chemiker Cruikshank, zuerst die ausschließliche Fleischkost als Therapie des Diabetes vorgeschlagen, und der oben erwähnte englische Arzt Christie in Ceylon berichtet 1804 über elf Diabetespatienten, welche er nach Rollo mit vollem Erfolge behandelt hat. Er erwähnt auch, daß die Singhalesen hauptsächlich stark zuckerhaltige Nahrungsmittel genießen, welchen Umstand er für die Ursache des Diabetes hält.

Daß auf dem Gebiete der Nierenpathologie die chemische Richtung in der Medizin neue Aufschlüsse bringen mußte und auf diesem bis dahin dunklen Gebiete neue Fortschritte anbahnte, war naheliegend.

Die Kenntnisse über Nierenleiden waren in der älteren Medizin sehr mangelhafte und blieben es bis zum 19. Jahrhundert. Die antike Medizin kannte nur Verwundungen und Eiterungen der Niere, sowie Nierensteine. Abnahme der Harnmenge brachte man schon in Zusammenhang mit der Wassersucht. Aëtius (Byzantiner des 6. Jahrh.) und Avicenna gaben an, daß im Laufe von „Verhärtung der Nieren" Wassersucht auftritt. Auch Wilhelm von Saliceto (13. Jahrh.) erklärt Wassersucht als Folge von Durities renum.

Die bewegliche Niere findet sich zuerst im 16. Jahrhundert erwähnt (Franziskus von Pedimontium). Riolan (1682) beschreibt ihren Symptomenkomplex: Druck auf die Schenkelnerven, Magenstörungen, Behinderung der Zirkulation in der Niere usw. Baillie (1825) machte zuerst auf die charakteristische Gestalt und Größe der dislozierten Niere aufmerksam, was durch einen Obduktionsbefund Aberles (1826) bestätigt wurde. Auch die Hydronephrose wurde schon im 16. Jahrhundert beschrieben (Felix Plato und Fernet); der Name ist späteren Datums und rührt von Rayer her. Aus dem 17. Jahrhundert stammt die Schilderung eines Falles von intermittierender Hydronephrose (Tulpius).

Bonet sprach 1679 die erste Vermutung aus über den Zusammenhang zwischen Nierenentzündung und Hindernissen der Harnentleerung; bestimmt wurde dieser Kausalnexus aber erst von Petit erkannt, der erklärt, daſs jedes Hindernis für den Austritt des Urins durch die Urethra wie ein Pfropf für die gesamten Harnwege zu betrachten sei und allmähliche Erweiterung derselben bewirke.

Durch die pathologisch-anatomischen Untersuchungen des 18. Jahrhunderts mehrten sich die Beobachtungen, welche die Kausalität zwischen Aszites und Veränderungen an den Nieren sicherstellten. Infolge der Entdeckungen Dekkers und Cotugnos von einer durch Hitze gerinnbaren Substanz im Harne teilte Cruikshank die Wassersucht ein in solche mit und ohne Eiweiſs im Harne. Brande (1807) und Scudamore (1823), beide Engländer, lieferten den Nachweis, daſs der eiweiſshaltige Harn auffallend wenig Harnstoff enthält. Im Jahre 1823 gab Alison von Edinburgh an, in mehreren Fällen von Wassersucht harte, höckerige Nieren gefunden zu haben.

Erst die Arbeiten Brights aber brachten eine entscheidende Wandlung in der Nierenpathologie. In seiner ersten Abhandlung (1827) spricht er sich dahin aus, daſs die Wassersucht meist in einer Erkrankung der Nieren ihren Grund habe, die sich durch Albuminurie erkennen lasse. In seinen späteren Arbeiten aus den Dreiſsiger- und Vierzigerjahren kommt die Erkenntnis der Nierenkrankheiten durch die rasche Entwicklung der mikroskopischen und chemischen Untersuchungsmethoden, durch die Bereicherung unseres Wissens über den feineren Bau der Nieren und ihre Funktionen in physiologischer und pathologischer Richtung zu einer umfassenden und gründlichen Ausbildung. Die erste groſse Monographie über sämtliche Nierenkrankheiten rührt von P. F. O. Rayer her (Traité des maladies des reins, Paris 1839 bis 1841). Seine Nachfolger waren G. Johnson (On the diseases of the kidney, London 1852), Jul. Vogel (Krankheiten der harnableitenden Organe, in Virchows Handbuch der speziellen Pathologie, 1856 bis 1865), Rosenstein (Pathologie und Therapie der Nierenkrankheiten, Berlin 1863). Durch die Arbeiten von Rayer, Frerichs, Traube, Johnson, Rosenstein, Senator u. a. wird die Differenzierung der Nierenkrankheiten nach dem mikroskopischen Befunde (Blutkörperchen, Epithelien, Zylinder usw.) weiter ausgebildet.

Die auffallende Tatsache, daſs der Harn bei manchen Erkrankungen des Harnsystems entweder schon in einem zersetzten und übelriechenden Zustande entleert wird oder beim Stehen rasch eine Veränderung eingeht, wobei sich ein ammoniakalisch stechender Geruch entwickelt, war frühzeitig bekannt und führte Boerhave 1721

30   zu der Annahme, daſs der Harn eine exkretorische Substanz enthalte, die leicht in Fäulnis übergeht. Seit der Entdeckung des Harnstoffes durch Rouelle den Jüngeren, Cruikshank und Fourcroy und Vauquelin erkannte man bald, daſs der ammoniakalische, stechende Geruch des zersetzten Harnes auf eine Zersetzung des Harnstoffes zurückzuführen sei. Fourcroy und Vauquelin führten den Nachweis, daſs die Harngärung eine Zersetzung des Harnstoffes in kohlensaures Ammoniak sei. Als Ursache dieser Harngärung wurde der Zutritt von Luft, insbesondere von Sauerstoff, oder im Harne enthaltene albuminoide Substanzen oder auch ein totes Ferment, welches durch die Zersetzung der eiweiſshaltigen Substanz an der Luft entstehen sollte, betrachtet. So standen die Dinge um die Mitte des 19. Jahrhunderts, als durch das Erscheinen von Pasteurs epochemachender Arbeit über die sogenannte Generatio aequivoca (Mémoire sur les générations dites spontanées) 1859 und 1860 ein helles Licht sich über das dunkle Gebiet der Gärungen verbreitete. Pasteur zeigte, daſs erhitzter Harn auch bei Zutritt von Luft, wenn letztere erhitzt oder filtriert war, wochenlang unzersetzt bleiben konnte, wurde aber ein bestäubtes Asbeststückchen in den sterilen Harn geworfen, so erfolgte Trübung und Zersetzung des Harnes unter Entwicklung eines Bodensatzes, welcher Bakterien, phosphorsaure Ammoniakmagnesia und harnsaure Alkalien enthielt. Pasteur erklärte als Veranlasser der Harnzersetzung eine Mikrobe, seine Torule ammoniacale, welche von seinem Schüler van Tieghem rein gezüchtet wurde und bei Überpflanzungen in unzersetzten Harn dort neuerdings die Gärung anregte. Wenige Jahre später (1864) wurde Pasteurs Theorie von dem lebenden Ferment durch die bekannte Beobachtung Traubes eine glänzende Stütze verliehen. Ein Mann, der an Harnverhaltung litt und dessen Urin stets klar und sauer war, zeigte wenige Tage nach dem ersten Katheterisieren einen trüben, ammoniakalisch riechenden und eiterigen Urin. Ich kann auf die vielfachen Kontroversen, welche Pasteurs Entdeckung hervorrief, und auf den Streit, der mehrere Jahre hindurch von den Gegnern und von den Verteidigern der Theorie des organisierten Fermentes mit ebensoviel Scharfsinn als Ausdauer geführt wurde, hier nicht näher eingehen, ich will nur hervorheben, daſs Pasteur den Anstoſs gegeben hat zu einer wesentlichen Bereicherung unserer Kenntnisse über die Infektionen im Bereiche des Harnsystems. Namentlich als durch Robert Koch die Methoden der Bakterienuntersuchung eine feste Basis gewonnen hatten, wurde durch zahl-

reiche experimentelle Arbeiten die Lehre von der bakteriellen Invasion in Blase und Nierenbecken in exakter Weise klargelegt. Die Arbeiten von Leube und Graser, Albarran und Hallé, Rovsing, Krogius, Schnitzler, Melchior, Schmidt und Aschoff u. v. a. liegen so in unserer Zeit, dafs ich ihre Resultate bei den Anwesenden als bekannt voraussetzen darf. Nicht unerwähnt lassen kann ich die Verdienste Klebs', der durch seine Untersuchungen die Entstehung der Pyelonephritis durch Bakterieneinwanderung und den hämatogenen Ursprung verschiedener Nierenkrankheiten dargetan hat. Auf der Entdeckung Pasteurs und der Beobachtung Traubes ruht die moderne Antisepsis in der Urologie.

Es erübrigt mir noch, jener technischen Leistungen zu gedenken, welche vom Anfange des 19. Jahrhunderts bis auf unsere Tage aus dem Bestreben hervorgingen, verborgene Teile des Harntraktes auch dem Gesichtssinne zugänglich zu machen.

Die ersten Versuche, die Harnröhre direkt zu besichtigen, stammen aus dem Beginne des 19. Jahrhunderts. Ein Arzt aus Frankfurt a. M., Bozzini, konstruierte einen Apparat zur Untersuchung von „Kanälen und Höhlen des menschlichen animalischen Körpers", welchen er Lichtleiter nannte. Der Apparat fand wenig praktische Beachtung. 1826 verfertigte Ségalas sein Speculum uréthrocystique, welches auf anderen Prinzipien basiert war. 1827 folgte der Amerikaner John Fisher mit einem sehr komplizierten Apparate, dann Avery (1840). Alle diese Vorrichtungen, ebenso wie die einfacheren, nur für die Beobachtung der vorderen Harnröhre bestimmten von Malherbe, Espezel und anderen gerieten bald in Vergessenheit wegen ihres kleinen Gesichtsfeldes und der mangelhaften Resultate.

Desormeaux legte im Jahre 1853 der Pariser Akademie ein neues Endoskop vor, welches ein gründlicheres Studium der Krankheiten der Harnröhre ermöglichte, und wurde hierfür mit dem Argenteuilpreise ausgezeichnet. Modifikationen des Desormeauxschen Instrumentes wurden in England von Cruise, in Deutschland von Fürstenheim angegeben und dadurch der Methode eine weitere Verbreitung gesichert. Aus den vielfachen späteren Modifikationen, welche dieses Instrument noch erlebte, geht wohl mit Sicherheit hervor, dafs die Resultate, welche mit dieser recht komplizierten Vorrichtung zu erreichen waren, keine besonders günstigen gewesen sein müssen. Es folgten dann einfachere Apparate, bei denen Lichtquelle, Reflektor und endoskopische Röhre nicht fest miteinander

32 verbunden waren wie bei Desormeaux' Instrument und welche dadurch an Handlichkeit gewannen, wie das von Haken (1862, Dilatatorium mit Reflektor), von Crouriard, Reder, B. Fränkel u. a. In Wien hat sich Grünfeld um die einfache Methode der Endoskopie (Einführung eines am Okularende trichterförmig erweiterten Tubus in die Harnröhre und Benutzung eines Reflektors zur Beleuchtung) grofse Verdienste erworben. Alle Versuche jedoch, durch diese verschiedenen endoskopischen Instrumente unter Anwendung des reflektierten Lichtes Teile der Innenfläche der Blase oder ihres Inhaltes zur Anschauung zu bringen, müssen als höchst unvollkommen und ungenügend bezeichnet werden. Wie unerspriefslich war das mühsame Kombinieren der einzelnen kleinen, nur der Weite des Lumens der endoskopischen Röhre entsprechenden Bildchen, wenn man sich nur von der Beschaffenheit einer wenige Quadratzentimeter grofsen Fläche der Blasenschleimhaut überzeugen wollte, und wie unverläfslich die Resultate!

Im Jahre 1879 trat auf diesem Gebiete durch Nitzes geniale Erfindung ein plötzlicher Umschwung ein, der nicht nur für die Entwicklung der urologischen Diagnostik, sondern auch für die Ausbildung der ganzen klinischen Urologie von weittragendster Bedeutung war. Nitze demonstrierte am 9. Mai 1879 an dieser Stelle sein Cystoskop und wenn auch seine Versuche, einen brauchbaren Blasenspiegel zu konstruieren, schon mehrere Jahre früher in Dresden begonnen hatten, so stehe ich doch nicht an, Wien als die Geburtsstätte des Cystoskopes zu bezeichnen, nachdem hier unter Mitwirkung Leiters die ersten lebensfähigen Kinder zur Welt kamen.

Das Prinzip, auf welchem Nitzes Cystoskop beruht, ist allgemein bekannt: Einführung der Lichtquelle in die Blase und Kombination des Instrumentes mit einem optischen Apparate, welcher es ermöglicht, je nach der Entfernung des Prismas vom Objekte entweder ein Gesamtbild von gröfseren Abschnitten der Blase zu gewinnen oder die Details der Oberfläche mit gröfster Deutlichkeit und Genauigkeit zu sehen. An Nitzes Erfindung knüpfte sich ein ungeahnter Aufschwung der modernen Urologie; nicht nur dafs alle pathologischen Veränderungen in der Blase in einer bis dahin ungeahnten Präzision zur Erkennung gelangten, auch der klinische Verlauf der Blasenkrankheiten in ihren verschiedenen Phasen konnte mit aller Sicherheit festgestellt werden. Dabei soll natürlich der grofsen Verdienste nicht vergessen werden, welche sich Thompson

in London, Guyon in Paris und v. Dittel und Ultzmann in Wien   33
durch ihre vortrefflichen klinischen Arbeiten auf dem Gebiete der
Blasenkrankheiten erworben haben.

Was wir mit diesem Instrumente lernen konnten, blieb aber
nicht auf die Blase beschränkt. Bald gelang es, noch weiter über
die Blase hinaus vorzudringen und in der Erkennung der Erkrankungen der Harnleiter, der Nierenbecken und der Nieren verdanken
wir Nitzes Cystoskop die wertvollsten Errungenschaften. Der
einfachen Besichtigung des Blasenkavums folgte bald der Katheterismus der Ureteren. Die ersten unvollkommenen Versuche, dieses
Problem zu lösen (ohne Benutzung des Gesichtssinnes), stammen
von Simon und Pawlik. Sie gewannen niemals eine praktische Bedeutung, da die Technik dieser Methoden ein schwieriges Kunststück
war, welches auch deren Erfindern nicht immer gelang. Grünfeld entrierte zwar schon im Jahre 1876 mit Hilfe seiner endoskopischen Instrumente die Harnleitermündung, er befaſste sich aber
weiter nicht mit der weiteren Verfolgung und Vervollkommnung
dieses so wichtigen Eingriffes. Brenner konstruierte das erste Harn-
leitercystoskop (demonstriert auf dem Chirurgenkongreſs 1887 in
Berlin), dann folgten Poirier und Boisseau du Rochet, wirklich
brauchbar wurde aber die Methode erst, als man dem austretenden
Ureterkatheter eine dem Verlaufe des Harnleiters entsprechende
Krümmung geben konnte. Die ersten unvol kommenen Versuche in
dieser Richtung machte Brown, der das Brennersche Cystoskop
zu diesem Zwecke modifizierte. Erst Nitze aber fand die endgültige
Lösung durch sein Uretercystoskop, welches dann von anderen noch
wesentlich verbessert wurde (Casper, Albarran u. a.).

Die Ausführung des Harnleiterkatheterismus wurde für das
ganze Gebiet der Nierenerkrankungen, insbesondere aber für die einseitigen Prozesse, das Gebiet der Nierenchirurgie, von gröſster Trag-
weite. Die gesonderte Ableitung des Harnes von beiden Nieren
führte zur sicheren Erkennung der erkrankten Seite, und hieraus
resultierte eine ganz beträchtliche Verbesserung der Erfolge chirurgischer Eingriffe.

Im Anschlusse an den Harnleiterkatheterismus entwickelte sich
dann die sogenannte funktionelle Nierendiagnostik: die Einführung
neuer Methoden, durch welche die Funktionstüchtigkeit einer Niere
in bestimmterer Weise erkannt werden soll, als es durch die che-
misch-mikroskopische Untersuchung möglich ist. Hierher gehören
die Methylenblauprobe (Kutner, Achard), die Bestimmung der

24stündigen Harnstoffmenge (Wölfler), die Feststellung des urotoxischen Koeffizienten (Bouchard), die Bestimmung der molekularen Konzentration des Urins und des Blutes durch Kryoskopie (v. Koranyi), die Phloridzinprobe (Casper und Richter), die Indigo-Karminprobe (Völcker und Joseph), der Verdünnungsversuch (Illyes und Kövesi), endlich die Bestimmung der elektrischen Leitfähigkeit (Koeppe, Schäfer, Löwenhardt). Durch alle diese Methoden war man bestrebt, die Arbeitsleistung jeder Niere in exakter Weise festzustellen. Gerade auf diesem Gebiete aber gibt es noch manche strittige Punkte, und die funktionelle Nierendiagnostik wird noch weiterer Bearbeitung bedürfen.

Auch eine der gröfsten physikalischen Entdeckungen unserer Zeit (die Röntgenstrahlen) wurde für die urologische Diagnostik dienstbar gemacht. Wenn auch für Steine und Fremdkörper in der Blase das Verfahren weniger herangezogen wird, nachdem hier dem Cystoskop die souveräne Rolle zufällt, hat die Radiologie für gewisse Nierenprozesse eine grofse Bedeutung gewonnen. Die Nierensteine geben auf der photographischen Platte im Röntgenlichte je nach ihrer Zusammensetzung einen mehr oder weniger deutlichen Schatten, und so gelingt es nicht selten, Nierensteinchen von der Gröfse einer Erbse und selbst darunter mit voller Deutlichkeit zu erkennen.[1] Auch Steine im Ureter, sowie Mifsbildungen und Lageanomalien des Harnleiters können nach Sondierung der Harnleiter durch einen Bleidraht mit Hilfe der Röntgendurchleuchtung erkannt werden (Kolischer, Tuffier).

So ist denn im Laufe der Zeiten an Stelle der einfachen Harnbeschau eine Reihe von komplizierten wissenschaftlichen Methoden getreten, auf deren Basis die grofsen Errungenschaften ruhen, denen unser Fach heute die allgemeine Anerkennung als selbständiger, wohlumgrenzter Spezialzweig der Medizin verdankt. In den mühevollen und schwierigen Arbeiten, die zum Ausbau unseres Spezialfaches notwendig waren, vereinigten sich Chirurgen, Internisten, Bakteriologen und Chemiker, und wir älteren Urologen haben so, selbsttätig eingreifend, miterlebt, wie Stein um Stein mühsam und doch zielbewufst zusammengetragen werden mufste, bis das heutige wohlgefügte Gebäude der Urologie entstanden war.

Vorwiegend hat sich freilich unser Fach nach der chirurgischen

---

[1] Bei dieser Gelegenheit will ich einfügen, dafs Riolan der erste war, welcher darauf aufmerksam machte, daß die Nierensteinbildung meist im Nierenbecken und im Ureter und nicht in der Niere erfolgt.

Seite hin entwickelt, und nicht mit Unrecht wird es heute als eine wesentlich chirurgische Disziplin bezeichnet. Ich erwähne vor allem die Aseptik beim Katheterismus, welche jetzt zu den unerläfslichen Postulaten in der Urologie gehört. Schon Pasteur und Traube haben die Sterilisierung der Katheter durch Auskochen zur Verhütung von Blaseninfektionen vorgeschlagen. Seit durch eine Reihe vortrefflicher Arbeiten klar geworden ist, dafs jede Blasenentzündung infektiösen Charakter hat, mufs dem Urologen schon bei den einfachsten endourethralen und endovesikalen Eingriffen die moderne chirurgische Schulung in der Antisepsis in Fleisch und Blut übergegangen sein.

Ich möchte nur noch die Wandlungen anführen, welche der operative Teil unseres Faches speziell auf dem Gebiete der Nierenchirurgie erfahren hat. Ich brauche nur die Älteren von Ihnen daran zu erinnern, mit welchem Stolze die erste glückliche Nierenexstirpation durch Simon begrüfst wurde, und heute sind wir stolz, wenn wir einem Kranken eine Niere in nur halbwegs brauchbarem Zustande erhalten können. An Stelle der radikalen Operationsmethoden sind jetzt individuell angepafste, streng konservative Operationsverfahren getreten. Ich erwähne nuur kuurz die Nephropexie, die Nephrotomie, die Operationen an den Harnleitern und die Nierenresektion.

Unsere Wissenschaft bemüht sich, und, wie die Erfahrungen der letzten Jahre lehren, mit grofsem Erfolge, den Grenzgebieten der Urologie, namentlich der inneren Medizin, Arbeitsfeld abzuringen. Es gelang ihr dies zum Wohle der Menschheit, wie die grofsen Erfolge beweisen, welche die chirurgische Behandlung der medizinischen Nierenkrankheiten aufzuweisen hat, wie die Behandlung der Nierensteinkrankheit, der Nierentuberkulose, die eine Hauptdomäne der chirurgischen Urologie geworden ist, endlich der chronischen Nephritis.

Bevor wir nun, meine Herren, an unsere eigentliche wissenschaftliche Arbeit gehen, lassen Sie mich der Genugtuung Ausdruck geben, dafs sich so hervorragende Männer aus den Nachbargebieten unseres Faches, der internen Medizin und der Chirurgie, mit uns Urologen zu gemeinschaftlicher Arbeit vereinigt haben. Mögen durch persönlichen Gedankenaustausch, der der Ausgleichung von Meinungsverschiedenheiten auf dem Wege der literarischen Kontroverse weitaus vorzuziehen ist, unsere wissenschaftlichen Ziele die weitestgehende Förderung erfahren.

Hiermit erkläre ich die feierliche Eröffnungssitzung des I. Kongresses der deutschen Gesellschaft für Urologie als geschlossen.

Verhandlungen

der

deutschen Gesellschaft für Urologie.

II. Kongreſs

in

Berlin

19.—22. April 1909.

Berlin
Oscar Coblentz

1909

Leipzig
Georg Thieme

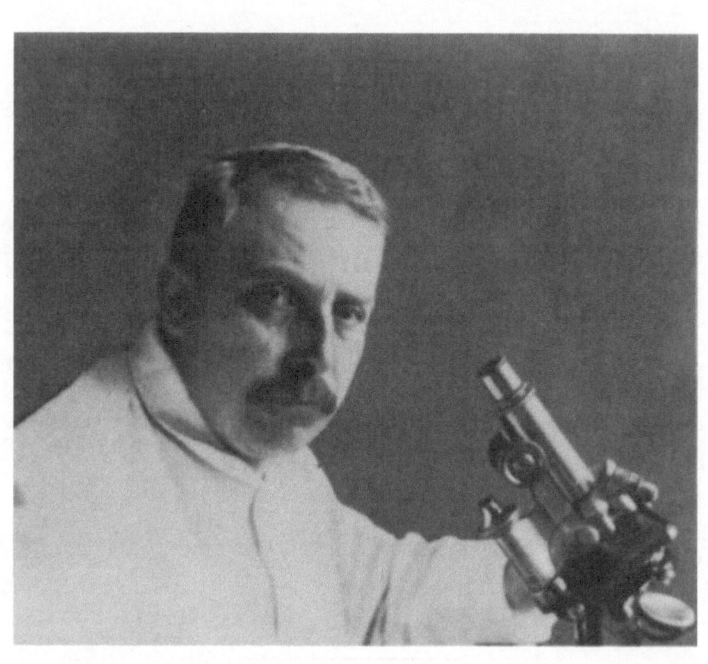

II. Kongreß
der deutschen Gesellschaft für Urologie
19.–22. April 1909 in Berlin

Vorsitzender: Professor Dr. Otto Zuckerkandl

Geboren am 28. Dezember 1861 in Raab/Ungarn, gestorben am 1. Juli 1921 in Wien.
Studium in Wien. Promotion 1884.
1883–1886 Demonstrator an der Anatomischen Lehrkanzel Langer.
1886–1889 Operationszögling bei Albert, dann Assistent von Dittel's in Wien.
1892 Habilitation.
1904 a.o. Professor.
1912 Extraordinarius für Chirurgie.
1902 übernahm Zuckerkandl die Leitung der chirurgischen und urologischen Abteilung des Spitals der Israelitischen Kultusgemeinde (Rothschild-Spital) in Wien.

Zu seinen bedeutendsten Leistungen auf dem urologischen Fachgebiet, dem er sich hauptsächlich zuwandte, gehören Arbeiten über Prostatahypertrophie, Blasenmuskulatur-Hypertrophie, Histologie der Cystitis (mit O. Stoerk) und der Blasengeschwülste.

Für die chirurgische Behandlung der Prostata-Abscesse und der Tumoren erschloß er neue Wege: Der Zuckerkandl'sche prärectale Bogenschnitt bedeutete einen großen technischen Fortschritt zur Freilegung der Prostata und hinteren Blasenwand als Vorbereitung zur perinealen Prostatektomie.

Werke: »Atlas und Grundriß der chirurgischen Operationslehre« München 1897. »Die nervösen Erkrankungen der Blase« (zusammen mit v. Frankl-Hochwart) Wien 1898. »Die lokalen Erkrankungen der Harnblase« Wien 1899. »Handbuch der Urologie« in 3 Bänden 1904–1906 (zusammen mit A. v. Frisch). »Studien zur Anatomie und Klinik der Prostatahypertrophie« (mit Julius Tandler) Berlin 1922.
Zuckerkandl war auch Mitarbeiter an der Urologischen Operationslehre Voelkers-Wossidlo's sowie am Albert-Hochenegg'schen Lehrbuch der speziellen Chirurgie, an der Bruns-

40   Garrè-Küttner'schen Chirurgie und am Handbuch der gesamten Therapie der Tuberkulose.

Mit O. Kraus übersetzte er Guyon's dreibändiges Werk
»Maladies des voies Urinaies« ins Deutsche.

Mit Viktor Blum war an die Herausgabe eines Lehrbuches
der Urologie gedacht, dessen Ausführung sein plötzlicher
Tod verhinderte.

Zuckerkandl war Mitbegründer der »Zeitschrift für Urologie«, der »Folia urologica«, und der »Zeitschrift für urologische Chirurgie«. Auf seine Initiative hin wurde die Wiener
Urologische Gesellschaft am 12. 11. 1919 gegründet, deren
I. Jahresbericht noch von Zuckerkandl redigiert wurde.

Sch.-S.

IV.

1. Tag.

Montag, den 19. April 1909.

Vormittags 9 Uhr.

Eröffnungsreden.

Vorsitzender: Herr Zuckerkandl, Wien:

Meine Herren! Es obliegt mir das ehrenvolle Amt, die diesjährige Tagung unserer Gesellschaft zu eröffnen und zu leiten. Leider fehlt Prof. Posner an diesem Platze, und wir werden seine grofse Arbeitskraft auf diesem Kongresse, den er mit so viel Liebe vorbereitet hat, leider vermissen müssen.

Eine Reihe von Herren sind in offizieller Vertretung erschienen. Diesen gebührt zunächst unser Dank für das Interesse, welches sie dadurch unsern Bestrebungen gegenüber an den Tag legen. Es ist mir eine Ehre, den anwesenden Vertreter der städtischen Behörden Herrn Bürgermeister Dr. Reicke begrüfsen zu können. Ferner begrüfse ich den in Vertretung des Generalstabsarztes der Armee und der Kaiser-Wilhelm-Akademie erschienenen Herrn Gen.-Arzt Prof. Dr. Kern. Ferner erlaube ich mir zur begrüfsen den in Vertretung des Generalstabsarztes der Marine erschienenen Herrn Oberstabsarzt der Marine Dr. Metzke. Von wissenschaftlichen und ärztlichen Korporationen gestatte ich mir zu begrüfsen M. Desnos als Vertreter der Association française d'Urologie; ferner Herrn Geheimen Medizinalrat Prof. Dr. Landau, als Vertreter der Berliner Medizinischen Gesellschaft; ferner als Vertreter der Berliner Dermatologischen Gesellschaft Herrn Dr. Pinkus und endlich als Vertreter des Vereins der Charitéärzte Herrn Stabsarzt Dr. Saar; mit grofser Freude begrüfse ich die Anwesenheit unseres Ehrenmitgliedes Herrn Prof. Israel. Mit grofser Freude begrüfse ich die Herren und danke Ihnen herzlichst für ihr Erscheinen.

Nicht minder herzlich sind uns die Teilnehmer des Kongresses willkommen, an welchem nicht nur Ärzte aus Deutschland und Österreich, sondern auch namhafte Vertreter unseres Faches aus fast allen Staaten Europas vertreten sind.

42 So kurze Zeit unsere Gesellschaft auch erst besteht, so haben wir doch einige Verluste von Mitgliedern durch Tod zu beklagen. Am 28. Februar des verflossenen Jahres verstarb an einer Influenza-Pneumonie im 70. Lebensjahre Reginald Harrison in London. Seine medizinische Ausbildung genofs er in St. Bartholomäushospital in London. Im Jahre 1866 kam er nach Liverpool, wo er 1872 die Professur für praktische Chirurgie übernahm. 1889 ans St. Peterhospital nach London berufen, wurde er 1891 Professor of surgery an der Royal Akademie of surgery. Von seinen Hauptwerken seien erwähnt: „Surgical disorders of the urinary organs", „Injuries and diseases of the bladder and prostate." Clinical lectures to St. Peters Hospital on stone and some. urinary disorders", endlich „Some forms of albuminuria and their treatment by surgical means", in welch letzter Arbeit er das Wort vom Glaucoma renis geprägt hat. Harrison war eine genial veranlagte Natur, voll von Begeisterung für sein Fach. Die Urologie hat durch seinen Tod einen schweren Verlust erlitten.

Von unsern Mitgliedern verstarb seit dem letzten Kongresse Dr. Meyer aus Dresden, Dr. Militzer aus Erfurt.

Ich bitte die Herren, zum Zeichen der Teilnahme sich von ihren Sitzen zu erheben. (Geschieht.)

Meine Herren! Der Kongrefs, den wir abzuhalten uns anschicken, ist der erste dieses Faches im Deutschen Reiche. Es ist ja erst wenige Jahre her, dafs die Urologie zu einer selbstständigen, wissenschaftlich breit basierten Disziplin geworden ist. Der Prozefs der Abtrennung von anderen Wissensgebieten ist allenthalben ganz spontan vor sich gegangen. Wie eine reiche Frucht vom Baume fällt, so hat das Fach durch seine Entwicklung allein die Selbstständigkeit gewonnen. Es soll nicht in diesem Augenblicke unerwähnt bleiben, welch hervorragender Anteil der Berliner Schule dabei zukommt. Auf ihren Arbeiten fufst die ganze moderne Entwicklung des Faches, und an seiner Ausgestaltung finden wir sie hervorragend beteiligt. Auch für die Konsequenz, für den eisernen Fleifs, mit welchem die Berliner die einmal als richtig anerkannte Lehre verteidigt und bis zur allgemeinen Anerkennung verfochten haben, gebührt ihnen unser voller Dank.

Gleich Deutschland besitzen zurzeit Frankreich, Belgien, Italien, Amerika urologische Vereinigungen und Fachorgane.

Wenngleich wir mit vielen Disziplinen Berührungspunkte haben, so ist die moderne Urologie vorwiegend chirurgisch geworden. Von

der Chirurgie ist einst die Urologie ausgegangen, zu ihr kehrt sie 43
gereift und entwickelt zurück. Ich betrachte es als ein Zeichen
von guter Vorbedeutung, dafs wir in einem Hause tagen, welches
den Namen eines der seinerzeit gefeiertesten Chirurgen trägt.

So möge denn die diesjährige Tagung unter glücklichen Au-
spizien ihren Verlauf nehmen. Ich erkläre den zweiten Kongrefs
der Deutschen Gesellschaft für Urologie für eröffnet.

Verhandlungen

der

deutschen
Gesellschaft für Urologie.

III. Kongreſs

in

Wien

11.—13. September 1911.

Berlin
Oscar Coblentz

1912

Leipzig
Georg Thieme

III. Kongreß
der deutschen Gesellschaft für Urologie
11.–13. September 1911 in Wien

Vorsitzender: Professor Dr. Otto Zuckerkandl

Lebenslauf siehe Seite 39.

IV.

1. Tag.   Eröffnungssitzung:

Montag, den 11. September 1911,

9 Uhr 45 Min. vormittags.

Vorsitzender Prof. Dr. Otto Zuckerkandl:

Meine Herren! Durch Ihre Wahl auf diesen ehrenvollen Posten gestellt, erkläre ich hiermit den III. Kongreß der Deutschen Gesellschaft für Urologie für eröffnet.

Zunächst spreche ich denjenigen Herren den Dank aus, die hier in Vertretung von Behörden oder wissenschaftlichen Vereinigungen erschienen. Es ist uns eine Ehre, Se. Exzellenz Herrn Sektionschef Dr. Cwiklinsky begrüßen zu dürfen, der hier das hohe Ministerium für Kultus und Unterricht vertritt. (Beifall.)

Zur besonderen Ehre gereicht uns auch die Anwesenheit des Bürgermeisters der Reichshaupt- und Residenzstadt Wien, Herrn Dr. Neumayer. (Beifall.)

Ich begrüße ferner Herrn Ministerialrat Dr. v. Haberler als Vertreter des Sanitätsdepartements des Ministeriums des Innern, Herrn Hofrat Ludwig als Vertreter des obersten Sanitätsrates, Herrn Regierungsrat Dr. Winter vom Sanitätsdepartement der niederösterreichischen Statthalterei, Herrn Regierungsrat Dr. Merta als Vertreter der Polizeiärzte, Herrn Generalstabsarzt Dr. Thurnwald als Vertreter des landwehrärztlichen Offizierkorps, die Herren Oberstabsärzte Dr. Hladik und Dr. Drastich, die hier das Militärsanitätskomitee und die Applikationsschule vertreten, Herrn Stabsarzt Dr. Pollak als Vertreter der 14. Abteilung des Reichskriegsministeriums, Herrn Prof. Schlesinger, der die Gesellschaft für innere Medizin vertritt, endlich Herrn Dr. Frey, der im Namen der Wiener Ärztekammer erschienen ist.

Der Dekan der medizinischen Fakultät Herr Prof. Hochstätter wünscht in einem Telegramme dem Kongresse einen gedeihlichen Verlauf, desgleichen der Präsident der k. k. Gesellschaft der Ärzte Hofrat S. Exner, Prof. Küster, Primarius Hinterstoisser, Hofrat Frh. v. Eiselsberg, Prof. Kollmann u. v. a.

50   Meine Herren! In der kurzen Spanne von zwei Jahren seit dem letzten Kongresse hat unsere junge Vereinigung schwere Verluste durch Todesfälle erlitten; besonders schwer empfinden wir den Verlust derjenigen, die, jäh aus ihrer Arbeit gerissen, ihr Werk unvollendet zurücklassen mußten.

Am 8. März dieses Jahres ist in seinem 41. Lebensjahre der Sekretär unserer Gesellschaft, Herr Dr. Georg Kapsammer, freiwillig aus dem Leben geschieden. Er war einer der Mitbegründer der Gesellschaft und hat die Agenden derselben mit großer Sorgfalt und unendlichem Fleiße versehen. Dr. Kapsammer war in den Jahren 1898—1900 Assistent am Universitätsinstitute für experimentelle Pathologie. Ein Jahr lang arbeitete er bei Guyon in Paris, Fenwick in London und Nitze in Berlin. Nach seiner Rückkehr wurde er Assistent bei Prof. v. Frisch.

Kapsammer hat eine große Reihe wissenschaftlicher Arbeiten veröffentlicht: Experimentelles über Kallusbildung, gemeinsam mit Prof. Pal, Über die Bahnen der motorischen Innervation der Blase und des Rektums, Über Ischiadicusdurchschneidung usw. Als Urologe war er einer der eifrigsten Verfechter des Ureterenkatheterismus und widmete sich dem Studium der Nierenfunktion und ihres Nachweises. Er hat seine und seines Lehrers Frisch Erfahrungen über dieses Gebiet in einem monumentalen Werke, betitelt „Nierendiagnostik und Nierenchirurgie", niedergelegt. Kapsammer fand frühzeitig Anerkennung; er wurde auf internationalen Kongressen mit Referaten betraut und vertrat Österreich im Ausschuß der internationalen Gesellschaft für Urologie. 1908 wurde K. zum Vorstande der urologischen Abteilung in dem von der Gemeinde erbauten Jubiläumsspitale ernannt. Ehe er mit dieser Stellung zu einem großen, selbständigen Wirkungskreise gekommen war, hat ihn der Tod jäh aus unseren Reihen gerissen!

Am 24. November 1910 starb im Alter von 58 Jahren Hans Goldschmid, Sanitätsrat, eines plötzlichen Todes. Der Tod traf ihn inmitten rastloser Tätigkeit. Aus früherer Periode stammen seine Untersuchungen über die rückläufige Ureterwelle (mit Lewin), über Prostatahypertrophie (mit Motz). Das Hauptwerk seines Lebens war die Ausbildung einer originellen Methode der Harnröhrenbesichtigung, der Irrigationsurethroskopie, die er später auch zur Besichtigung der Blase vervollständigte. Ein außerordentlich subtiles, genial konzipiertes Instrumentarium war noch in Entwicklung begriffen, als er starb. Die Idee, die Methode auch therapeutisch zu verwerten, konnte G. nur zum Teil verwirklicht sehen. Seine Absicht, uns auf diesem Kongresse seine Methode zu entwickeln, sollte unerfüllt bleiben. Goldschmid war von vornehmer Denkungsart, ein gewissenhafter Forscher, ein ausgeglichener, ehrenhafter Charakter.

Unser korrespondierendes Mitglied Prof. C. Beck ist am 8. Juni dieses Jahres in New York im 55. Lebensjahre gestorben. In Heidelberg promoviert, war er seit 30 Jahren in Amerika ansässig. Dort ward er zu einem der angesehensten Chirurgen und medizinischen Schriftsteller der Vereinigten Staaten. Er hat als einer der ersten in Amerika die Röntgenstrahlen angewendet und ihre Lehre wissenschaftlich gefördert. Von seinen vielen Arbeiten hebe ich die über Hypospadieoperation besonders hervor. Er hing mit großer Liebe an seinem deutschen Vaterlande und hat die wissenschaftliche Verbrüderung Amerikas mit Deutschland zu seiner Lebensaufgabe gemacht.

Unser korrespondierendes Mitglied Ferd. C. Valentine starb am 13. Dezember 1909 vor dem erreichten 60. Lebensjahre. In St. Louis promoviert, widmete er sich ursprünglich der Okulistik, erst später dem Studium und der Verhütung venerischer Erkrankungen. Sein 1900 in New York veröffentlichtes Werk „The irrigation treatment of Gonorrhoea" ist von hervorragender Bedeutung· Die Verhütung venerischer Infektion hat ihn vielfach beschäftigt, und sein Werk „The boys venereal peril" hat durch die „American Medical Association" große Verbreitung gefunden. Valentine hat Nitze-Oberländers Urethroskop durch Anwendung kleinster Glühlämpchen verbessert. Er war Gründer der „American Urological Association", ihr erster Sekretär, späterer Präsident.

Im verflossenen Monate starb im 40. Lebensjahre Dr. Robert Lenk an Typhus. Er war in Wien an der I Chir. Universitätsklinik Assistent, studierte bei Casper und Israel in Berlin und ward Assistent bei Prof. v. Frisch. In den letzten Jahren war er an Prof. Hochenegss Klinik mit der Leitung des urologischen Ambulatoriums betraut. Aus seinen Arbeiten erwähne ich die über Apoplexie des Nierenlagers, wie eine neue Methode der Nephropexie.

Einen ebenso hoffnungsvollen Mann verloren wir vor kaum zwei Wochen: Dr. Tittinger, der auf diesem Kongresse einen Bericht erstatten sollte, ist im Alter von 31 Jahren an den Folgen einer Infektion gestorben.

52

Wir gedenken der Toten, die mit uns gemeinsamen Zielen zugestrebt, in Trauer. Ihr Andenken wollen wir in Ehren halten. Ich bitte, zum Zeichen Ihrer Anteilnahme sich von den Plätzen zu erheben. (Die Versammlung erhebt sich.)

Nun aber wollen wir an die Arbeit gehen, wir haben eine Fülle von Material zu erledigen. Ich hege den Wunsch und die Hoffnung, es möge die diesjährige Tagung zu einer Förderung unseres Wissens führen.

Verhandlungen

der

deutschen
Gesellschaft für Urologie.

IV. Kongreſs

in

Berlin

28. September bis 1. Oktober 1913.

1. Tag.

Berlin
Oscar Coblentz

1914

Leipzig
Georg Thieme

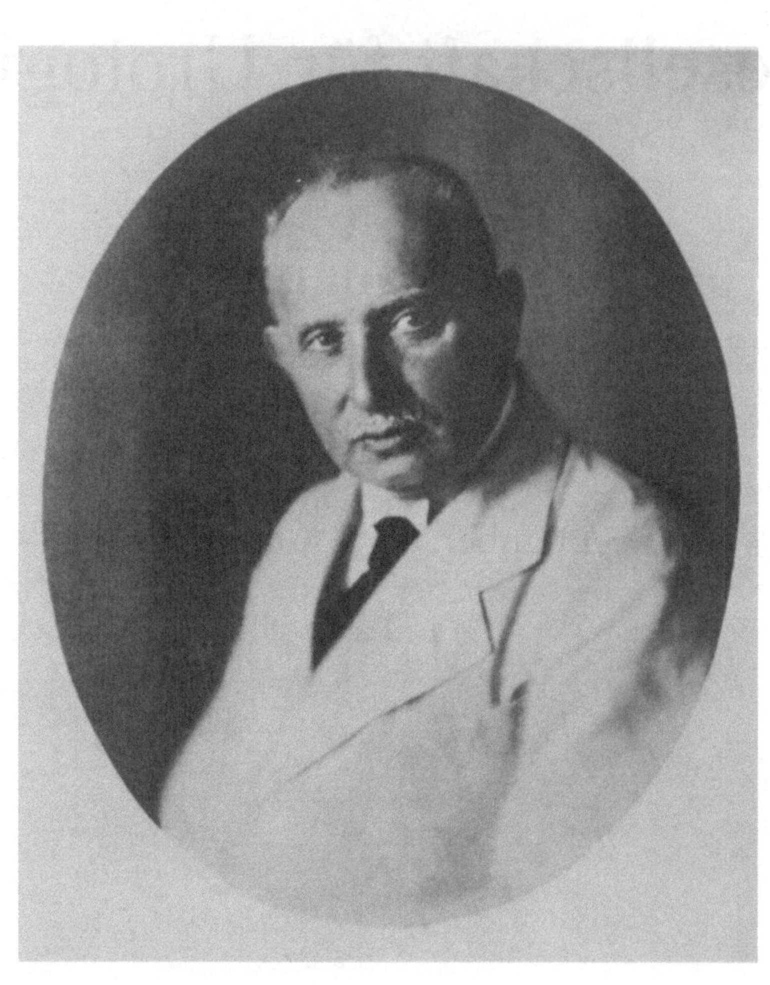

IV. Kongreß
der deutschen Gesellschaft für Urologie
28. September–1. Oktober 1913 in Berlin

Vorsitzender: Professor Dr. Leopold Casper

Geboren am 31. Mai 1859 in Berlin.
Gestorben am 16.3. 1959 in New York.
Medizinstudium in Berlin.
1883 Promotion bei Leopold Landau in Berlin.
1883/1884 »Urologische Wanderjahre« nach London, Wien und Paris.
1892 Habilitation in Berlin.
1904 Tit. Professor.
1917 Geheimer Sanitätsrat.
1923 a.o. Professor.
Ab 1895 Herausgabe »Urologische Monatsberichte« (zusammen mit Lohnstein), die ab 1907 in der »Zeitschrift für Urologie« aufgingen, deren Schriftleitung er mitübernahm.
1906 Mitbegründer der Deutschen Gesellschaft für Urologie.
Am 16. 1. 1912: Mitbegründer der Berliner Urologischen Gesellschaft.
28. 1. 1913: Nach Posner 1. Vorsitzender der Berliner Urologischen Gesellschaft.
1933 Niederlegung der Schriftleitung der »Zeitschrift für Urologie« aus rassischen Gründen.
14. 9. 1933 Lehrbefugnis entzogen.
Emigration zunächst nach Zürich, dann Nizza, später nach USA. An seinem 82. Geburtstag am 31. 5. 1941 Ankunft in New York.
Werke: »Impotentia et sterilitas virilis«, München 1890. »Handbuch der Cystoskopie«, Leipzig 1898. »Lehrbuch der Urologie mit Einschluß der männlichen Sexualerkrankungen«, Berlin und Wien 1903. »Funktionelle Nierendiagnostik« (zusammen mit Richter). »Die Behandlung der Cystitis, Pyelitis und der Nierensteinerkrankungen«, Leipzig 1928. »Lehrbuch der urologischen Diagnostik«, Leipzig 1930 (zusammen mit E. Picard).

Sch.-S.

Die Urologie als Wissenschaft und Lehrfach.

Von

Prof. Dr. **L. Casper.**

Meine Herren! Welche Stellung sich die Urologie in der Wissenschaft erworben und ob sie demzufolge ein Anrecht hat, als Lehrfach den bereits bestehenden Disziplinen angereiht zu werden, diese Fragen, glaubte ich, seien ganz besonders geeignet, in der hochansehnlichen Gesellschaft, die sich hier versammelt hat, erörtert zu werden.

Was den ersten Teil betrifft, die Entwicklung der Urologie **zur Wissenschaft,** so dürfen wir uns kurz fassen, weil dieses Thema in den letzten Jahren von verschiedenen Seiten, besonders bei Eröffnung des ersten Deutschen Urologenkongresses von unserm Ehrenmitglied Herrn von Frisch, behandelt worden ist. Ich begnüge mich deshalb, in großen Etappen nur die Marksteine der Entwicklung und des Fortschrittes hervorzuheben.

Wir übergehen das klassische Zeitalter, bis zu dem die Wurzeln der Urologie reichen, wir übergehen die romantische Periode des Mittelalters, in dem die von Scharlatanen geübte Uromantie herrschte und in dem herumziehende Steinschneider Tausende von Menschen, mitunter gekrönte Häupter, am Stein operierten.

Die ersten beiden Namen, mit denen die wissenschaftliche Urologie anhebt, fallen in den Anfang des vorigen Jahrhunderts. Der Engländer R. Bright legte 1823 als erster die Richtlinien von der Lehre der Nierenentzündungen fest, und der Franzose Civiale verwirklichte im gleichen Jahre zum ersten Male die Idee der Blasensteinzertrümmerung. Die Lithotripsie wurde später vom Amerikaner Bigelow (1875) zur segensreichen Litholapaxie ausgestaltet. Durch sein epochemachendes Werk über die Nieren-

58 pathologie muß der Engländer Rayer mit unter denen genannt werden, denen die Urologie wertvolle Belehrung und Anregung verdankt.

In den 50er Jahren des vorigen Jahrhunderts sind es die Franzosen Leroy d'Étiolles und Maissonneuve, die die Lehre von den Strikturen der Harnröhre und ihre Therapie wesentlich förderten. Die Maissonneuvesche interne Urethrotomie ist noch heute eine für viele Fälle geeignete und erfolgreiche Operation.

Das Gebiet der Prostata förderten zu jener Zeit der Franzose Mercier, die Engländer Sir Everard Home und Sir Benjamin Brodie. Der Katheter mit der Mercierschen Krümmung ist noch immer unübertroffen. Der fälschlicherweise dritter Prostatalappen genannte Auswuchs der Prostata trägt noch jetzt nach Virchows Vorschlag den Namen Homescher Lappen. Der Brodiesche Katheter mit der großen kreisförmigen Krümmung ist noch unersetzt für den Katheterismus bei schwierigen Fällen von Prostatahypertrophie.

Nicht vergessen sei in der Urologie der Name Pasteurs, dem als Vorläufer Rob. Kochs die wahre Ursache der Harnzersetzung aufzufinden gelang.

Unvergängliches für die Urologie haben geleistet Sir Henry Thompson, Ultzmann, Dittel und Guyon, deren Schüler ich mich nennen zu dürfen das Glück habe. Klassisch ist das Werk Thompsons über die Prostataerkrankungen, klassisch das Dittels über die Strikturen der Harnröhre; wie die Chemie dem Studium der Erkrankung der Harnwege zugute kommt, hat uns Ultzmann gelehrt, und Guyon kann als ein Meister der klinischen Beobachtung und Darstellung von Krankheitsbildern genannt werden.

Trendelenburg verdanken wir die Beckenhochlagerung bei der Sectio alta, Zuckerkandl den prärektalen Schnitt als Zugang zur Prostata, Bardenheuer macht als erster eine Totalexstirpation der Blase, und Gustav Simon wurde durch seine erste Nephrektomie der Begründer der Nierenchirurgie. Ihm folgten Tuffier, der die Nephrotomie schuf, indem er zeigte, daß man das Nierenparenchym einschneiden darf, Le Dentu, der die Naht der Niere kennen lehrte, und Israel, der den Ureter extraperitoneal freizulegen zeigte und damit den vordem gefährlichen Ureteroperationen die gefährlichste Seite nahm. Die von McGill ausgeführte und empfohlene suprapubische Prostatotomie gestaltete

Freyer zu einer der segensvollsten Operationen, zu der suprapubischen Prostatektomie, die zahlreichen alten Leuten das Leben rettet und ihre Qualen mindert.

Alle diese wohlverdienten Lehrer und Mehrer des urologischen Reiches werden aber überstrahlt durch M. Nitze, der durch seine Erfindung des Cystoskops (1879) zu den größten Wohltätern der Menschheit gezählt zu werden verdient.

Hatte die Urologie, wie wir aus der eben gehörten Skizze ersehen, auch schon vordem durch die glänzende Ausarbeitung klinischer Krankheitsbilder und durch das vornehmlich den Chirurgen zu dankende Ersinnen von Operationsmethoden erkleckliche Fortschritte aufzuweisen, so wurde doch erst durch die Cystoskopie die wissenschaftliche Diagnose auf eine sichere Basis gestellt.

Ich kann es mir versagen, vor diesem Forum die wissenschaftlichen Errungenschaften in der Diagnostik und Therapie der Blasen- und Prostataerkrankungen, die wir der Cystoskopie verdanken, darzulegen. Darüber gibt es heute nur eine Stimme. Was der Augenspiegel für die Augenkrankheiten und indirekt für die gesamte Medizin, das ist das Cystoskop für die Erkrankungen der Harnwerkzeuge, die zu den lebenswichtigen Organen des Körpers gehören, geworden.

Denn nur durch das Cystoskop wurde die Schaffung des Ureterenkatheterismus ermöglicht, der eine neue Ära in der Diagnostik und Therapie der Nierenkrankheiten schuf. Er befähigt uns, in präziser Weise zu erkennen, ob die Blase oder die Nieren und in letzterem Falle, ob beide Nieren, oder welche von beiden, Sitz der Erkrankung sind.

Gewiß war der eine oder andere mit besonders leuchtendem Verstand Begabte schon vordem ein guter Diagnostiker, der oft das Richtige traf, aber die Möglichkeit der sicheren Diagnostik in der Nierenpathologie zum Allgemeingut gemacht zu haben, das war dem Ureterenkatheterismus vorbehalten.

Mit seiner Hilfe wurde die funktionelle Nierendiagnostik ersonnen, die uns nicht nur über die Gesundheit und Krankheit der Nieren, sondern darüber hinaus über das in manchen Fällen wichtigere, über die Arbeitsleistung und Arbeitsfähigkeit jeder von beiden Nieren belehrt.

Bei dieser Gelegenheit möchte ich nicht unterlassen, zweier hervorragender Forscher zu gedenken, deren Arbeiten der Urologie zugute gekommen sind. Das ist die Einführung der Gefrierpunkts-

60 methode in die praktische Medizin von Korányi und die Verwertung der Röntgenstrahlen.

Die gebotene Übersicht erhebt keinen Anspruch auf Vollständigkeit, sie sollte uns nur die hauptsächlichen wissenschaftlichen Errungenschaften zeigen, welche auf dem Gebiete der Urologie erreicht wurden. Noch deutlicher tritt das zutage, wenn wir uns einige der praktischen Folgen vor Augen führen, die auf das Konto der Urologie zu buchen sind.

Die Blasensteine, durch das Cystoskop früher entdeckt, als es vordem möglich war, können fast immer durch die Litholapaxie beseitigt werden, ein Verfahren, das vor der Schnittoperation die größere Ungefährlichkeit und die kürzere Heilungsdauer voraus hat. Während die Schnittoperation $5\,^0/_0$ Todesfälle und darüber aufweist, starben von meinen 340 durch Litholapaxie operierten Blasensteinkranken nur 2, also kaum mehr als $^1/_2\,^0/_0$.

Die intravesikale Beseitigung von gutartigen Blasengeschwülsten spricht eine noch deutlichere Sprache. Die Mortalität nach der Sectio alta ist ungefähr die gleiche wie die bei Blasensteinen. Bei meinen 250 endovesikal behandelten Tumorfällen habe ich nicht einen Todesfall zu beklagen.

Wie viel besser geht es nicht den armen alten Prostatikern, seitdem sich ihrer die moderne Urologie angenommen hat! Fast ihrer aller Leben wurde verkürzt, sei es durch Urosepsis oder aufsteigende Pyelonephritis und Druckatrophie der Niere. Der aseptische Katheterismus und die Prostatektomie haben Wandel geschaffen; durch den ersteren gelingt es in sehr vielen Fällen, die Kranken bis zum hohen Alter in einem beschwerdelosen Zustand zu erhalten, andere befreit die Prostatektomie von den oft schier unerträglichen Beschwerden.

Und welchen Triumph vollends feiert die Urologie in der Bekämpfung der Nierenerkrankungen! Durch die Röntgenographie und den Ureterenkatheterismus erkennen wie die Nierensteine so früh, daß wir mit ihrer Entfernung nicht so lange warten, bis die Nieren vereitert oder geschrumpft sind. Die Nierensteinoperation ist dank der präzisen Diagnostik und der Ausbildung der Pyelotomie eine ungefährliche Operation geworden.

Nierentumoren wurden früher vielfach erst diagnostiziert, wenn man sie fühlen konnte. Dann war es mit der Operation meist zu spät, daher eine ganz exzessive Sterblichkeit bei dieser Krankheit. Jetzt diagnostizieren wir sie glücklicherweise oft früh genug, um durch die Operation dauernde Heilung herbeiführen zu können.

Welcher Segen ist den tuberkulösen Kranken aus der urologischen Forschung erwachsen! Vor dem Ureterenkatheterismus betrug die Sterblichkeit bei den besten Operateuren $20\,^0/_0$ und darüber. Von den Todesfällen waren auch bei den sorgfältigsten Untersuchern $33\,^0/_0$ darauf zurückzuführen, daß Ungewißheit über den Zustand der zweiten Niere herrschte. Welch einen Lichtblick gewährt demgegenüber die heutige Statistik! Zuckerkandl und ich selbst haben bei unseren letzten 50 Nierentuberkulosen die Sterblichkeit auf $2\,^0/_0$ herabgedrückt. Die Resultate anderer Forscher stehen dem nicht nach.

Doch der Beispiele sind es genug. Sie genügen uns, um mit unerschütterlicher Deutlichkeit zu beweisen, daß die Urologie ein wissenschaftliches Fach geworden ist, dessen Ausbau der leidenden Menschheit weitreichenden Segen gebracht hat. Und ist das wissenschaftliche Forschen in der Medizin nicht Selbstzweck, sondern Mittel zum Zweck, Mittel zur Heilung und Behebung der Leiden der Menschheit, so darf man von der Urologie demnach sagen, daß sie eine Wissenschaft geworden ist, die dieses Postulat erfüllt.

Ist nun aber die Urologie als ein Zweig der Medizin von weittragender Bedeutung anerkannt — und ich kenne niemanden, der das bezweifelte —, so erwächst denen, welchen das Wohl ihrer Mitmenschen anvertraut ist, die unabweisliche Pflicht, sich mit den Errungenschaften dieser Disziplin vertraut zu machen. Denn nur dadurch kann die leidende Menschheit ihrer Segnungen teilhaftig werden.

Auf welche Weise aber kann das geschehen? Welche Mittel und Wege hat der Lernbeflissene, um sich mit den Lehren der Urologie vertraut zu machen? Und damit komme ich zum zweiten Teil meines Themas: **„Die Urologie als Lehrfach."**

Entsprechend der Bedeutung und Ausbreitung des Faches stelle ich drei Forderungen auf, von denen ich hoffen zu dürfen glaube, daß sie allgemeiner Zustimmung sicher sind.

1. Von der Urologie muß der allgemeine Praktiker so viel wissen und können, daß er imstande ist, im Notfalle seinen Pflegebefohlenen Hilfe zu bringen.

2. Es muß Ärzte geben, die das Fach voll und ganz beherrschen, die in allen, auch den feinsten Untersuchungs-

62 und Behandlungsmethoden sattelfest sind, so daß sie auch schwierigen Fällen gerecht zu werden vermögen.

3. Es muß Einrichtungen geben, die den Ausbau und die Weiterentwicklung des Faches gewährleisten.

Lassen Sie uns prüfen, wie es sich mit der Erfüllung dieser drei Forderungen in Wirklichkeit verhält.

1. Ich brauche den ersten Punkt, die Notwendigkeit der Ausbildung des Studenten in den für die Praxis wichtigsten technischen Dingen kaum mit Beispielen zu belegen. Was gibt es Wichtigeres als die Beherrschung des Katheterismus! Welch unberechenbarer Schaden und wieviel Unglück ist nicht durch ungeschickten Katheterismus angerichtet worden! Müßte nicht jeder Arzt die Katheter zu handhaben verstehen? Und sollte nicht ein jeder Praktiker imstande sein, die übervolle Blase zu punktieren, um den Kranken aus unsäglichen Leiden zu erlösen?

Wo nun kann der Studierende diese allerwichtigsten Kenntnisse aus der Urologie sich erwerben? Er ist einmal angewiesen auf die großen allgemeinen chirurgischen Kliniken. Deren Aufgaben sind aber so groß und so weit, daß sie den gestellten Forderungen kaum gerecht werden können, dazu fehlt es an Zeit und auch an Gelegenheit. Denn diese Dinge lassen sich nur durch praktische Übung erlernen. Nun helfen sich einige große staatliche Kliniken damit, daß sie sich einen Urologen dienstbar machen, der die benannten Aufgaben in der Unterweisung der Studenten erfüllt. Auf diese Weise kann das Gewünschte geboten werden, aber diese Lernmöglichkeit trifft doch nur für einige große Universitäten zu, an den kleineren fehlt sie.

Da sollen nun die Dozenten helfend eingreifen. In den größeren Universitäten sind hier und da Dozenten der Urologie vorhanden, die an ihrem privaten Material den Unterricht erteilen. Damit wird etwas erreicht. Es ist mir eine gewisse Genugtuung, in jedem Semester einigen älteren Studenten, die der notwendigsten fundamentalsten Kenntnisse in dieser Disziplin entraten, wenigstens soviel beibringen zu können, daß man sie ohne Furcht in das ärztliche Leben hinausschicken kann.

Allein ist denn das genügend? Da kein selbständiges Lehrfach der Urologie besteht, so wird notwendigerweise in dem Studierenden die Vorstellung erweckt, daß dieses Fach nebensächlich gegenüber denjenigen ist, die eine offizielle Vertretung an der Universität haben. Damit wird der Minderbewertung dieser Disziplin indirekt Vorschub

geleistet. Es erscheint mir ganz notwendig, daß auch äußerlich 63
durch Schaffung eines eigenen Lehrstuhls für Urologie
die Wichtigkeit derselben zum Ausdruck gebracht wird.

Nun antworten auf diese Forderung die maßgebenden Stellen
mit einem gewissen Anschein von Recht: Unsere Studenten sind
schon jetzt so überlastet, daß wir ihnen nicht noch mehr zu leisten
zumuten können. Es gibt nur zwei Möglichkeiten: entweder das
Studium verlängern oder die Anforderungen an unsere Studenten
eher ermäßigen als höher schrauben.

Es trifft das aber nicht den Kern der Sache. Wir sind einig
darin, daß eine Verlängerung des Studiums nicht stattfinden
darf. Das hätte so viele soziale Nachteile, daß man diese Frage
nicht erwägen soll. Aber was man verlangen muß, ist, daß innerhalb der gesetzlich geregelten Zeit der Student dasjenige muß erlernen
können, was ihm im praktischen ärztlichen Leben im Interesse seiner
Schutzbefohlenen unerläßlich ist.

Ist daher eine Beschränkung in der Auswahl des Lehr- und
Lernstoffes notwendig, so käme man dazu, das Wichtigste in den
Vordergrund zu rücken und weniger Wichtiges zurückzustellen.

Wir wollen dahingestellt sein lassen, ob nicht der Katheterismus für den praktischen Arzt wichtiger ist als das Augenspiegeln
und Kehlkopfspiegeln. Wir wollen Vergleiche dieser Art unterlassen, um keine uferlose Diskussion zu eröffnen, aber es erscheint
uns als eine unabweisbare Pflicht, auch äußerlich kenntlich zu
machen, daß die Urologie ein nicht minder wichtiges Fach ist als
beispielsweise die genannten.

Wir verlangen keinen Zwang der Studenten, Vorlesungen
über Urologie zu hören, wir verlangen kein besonderes Examen,
die wenigen dringend erforderlichen Dinge kann der chirurgische
Examinator mit prüfen; aber darf der Studierende demzufolge selbst
wählen und entscheiden, in welchem der Sonderfächer er sich die
notwendigsten Kenntnisse aneignen will, so darf ihm nicht dadurch,
daß man das Fach offiziell ganz unvertreten läßt, die Minderwertigkeit desselben gegenüber anderen suggeriert werden. Besteht für
ein Nebenfach ein Extraordinariat und Lehrauftrag oder wird gar
in einem solchen geprüft, so ist es begreiflich, daß der Student
dieses für wichtiger hält als die Urologie. Dann besteht keine freie
Wahl mehr. Die Urologie wird zum Stiefkind der Wissenschaft degradiert.

2. Zwischen den Kenntnissen, die der Praktiker braucht, und

64 der vollen Beherrschung des Faches ist noch ein großer Schritt. Wer nur einigermaßen den Fortschritten dieser Disziplin gefolgt ist, wer nur eine ungefähre Vorstellung von der Feinheit und Schwierigkeit der urologischen Untersuchungs- und Behandlungsmethoden gewonnen hat, der wird mir beistimmen, wenn ich sage: um dem genügen zu können, dazu gehört eine ganz spezielle Ausbildung. Steht es unumstößlich fest, um ein Beispiel anzuführen, daß die Sterblichkeit der Blasensteinzertrümmerung und der endovesikalen Geschwulstbeseitigung viel geringer ist als die der Schnittoperationen, so müßte Vorsorge getroffen werden, daß die an diesen Affektionen Erkrankten allerorten durch die eben angedeutete, mindergefährliche Behandlung von ihren Leiden befreit werden können. Das findet eine besondere Anwendung auf die minderbegüterten Klassen, die vornehmlich die staatlichen und städtischen Krankenanstalten aufsuchen.

Wird von niemandem mehr bestritten, daß durch die Cystoskopie und den Ureterenkatheterismus eine präzisere und sicherere Diagnose und damit indirekt auch eine rationellere Therapie ermöglicht ist, muß dann nicht von demjenigen, dem das Wohl so vieler Kranken anvertraut ist, verlangt werden, daß er in diesen Methoden sattelfest sei?

Sehen wir einmal von den Universitätsstädten ab, so gibt es Tausende von Krankenhäusern in kleineren und größeren Städten, an deren Chef man diese Forderung stellen müßte. Ist es nicht seine Aufgabe, seinen Kranken all das Gute zuteil werden zu lassen, was die Wissenschaft geschaffen hat?

Man kann nicht verlangen, daß er Spezialist in jedem Fache, also auch nicht in der Urologie sei, aber entweder muß er die anerkannten Untersuchungs- und Behandlungsmethoden beherrschen, oder er muß einen Assistenten haben, der dies vermag, oder er muß einen Konsiliarius für sein Krankenhaus zitieren können, der das im gegebenen Falle Beste für seine ihm anvertrauten Patienten empfiehlt und eventuell auch ausführt.

Nun ist es kein idealer Zustand, daß man sich von außen Hilfe suchen muß, daß ein Arzt die Untersuchung vornimmt, der den bisherigen Verlauf der Krankheit nicht aus eigener Anschauung kennt, den weiteren Verlauf nicht verfolgen kann und auch für die Ausführung der Manipulationen nicht verantwortlich ist.

Aber es gibt, so wie die Dinge jetzt liegen, keinen anderen

Ausweg. Denn werden die für die Diagnose notwendigen lokalen 65
Untersuchungen, oder die therapeutischen, technisch schwierigen
Maßnahmen von dem Leiter oder Assistenten der Klinik selbst vor-
genommen, so ist es nur selbstverständlich, daß sie in bezug auf
Feinheit und Schonung hinter dem zurückbleiben, was den Kranken
von einem in dem Fach besonders geschulten Arzt geboten wird.

Das ist etwa kein Tadel für die Leiter jener Krankenanstalten
und ihre Substitute. Denn um in dem Fache der Urologie
sich so auszubilden, wie es not tut, fehlt es ihnen an Gelegenheit. Wo sollen sie sich denn die intimen Kenntnisse erwerben? An den allgemeinen Kliniken und Abteilungen ist das
unmöglich. Dazu sind deren Aufgaben zu viele. Der Direktor kann
wohl hier und da über die Methode sprechen, ihre Erfolge zeigen,
die Kontraindikation der Anwendung hervorheben, so daß die Hörer
wissen und verstehen, worauf es bei den Dingen ankommt. Aber
genügt denn das? Hier heißt es selbst arbeiten und üben. Was
sagt doch Goethe:

> „Wissen ist Macht“
> Wie falsch gedacht!
> Wissen ist wenig,
> Können ist König!

Wer kann aber in der Urologie etwas, der nicht selbst geschafft
und gearbeitet hätte! Ja die Technik in der Urologie ist so subtil,
daß selbst der, der etwas kann, es bald verlernen wird, wenn er
nicht dauernd in der praktischen Übung verharrt. Deshalb
reichen weder die allgemeinen Kliniken noch das private Material
einiger Dozenten aus, um die erforderliche Ausbildung in der Urologie zu bewerkstelligen. In den ersteren fehlt es an Zeit und Gelegenheit, und das private Material der Dozenten läßt sich
naturgemäß nicht genügend zum Unterricht ausnutzen. In jedem
Jahre müssen wir eine große Zahl von Ärzten, die sich in dem
Fache ausbilden wollen, abweisen. Deshalb müssen Stellen geschaffen
werden, an denen dieses dringende Bedürfnis befriedigt werden kann.

Dieser Unterricht und dieses praktische Arbeiten kommt selbstverständlich nur für reifere Studenten der letzten Semester oder für
junge Ärzte nach Beendigung des allgemeinen Studiums in Frage.
Für andere sollten solche Kurse gar nicht gestattet werden, aber
für jene müssen sie da sein. Ohne eigene Mitarbeit, ohne
selbständiges Angreifen kann niemand ein Urologe werden.

66   3. Zu dem kommt ein weiteres Moment. „Wer rastet, rostet." Soll die Urologie nicht rosten, so darf sie nicht rasten. Sie muß fortentwickelt und zur weiteren Entwicklung und Entfaltung gebracht werden. Wo sind die Möglichkeiten dafür gegeben? Wiederum nur in den allgemeinen Kliniken und bei den paar privaten Dozenten. Es soll nicht geleugnet werden, daß so manche befruchtende urologische Arbeit aus den allgemeinen chirurgischen und auch internen Kliniken hervorgegangen ist, aber schon beginnt es damit zu stocken. Die Ursache ist der Mangel an Nachwuchs. Die großen Meister des Faches, Nitze und Albarran, sind tot. Wo bleiben die Jünger? Ihre Zahl wird immer geringer, nicht weil die Disziplin als Sonderfach ungeeignet ist, sondern weil Stätten fehlen, einen Nachwuchs heranzubilden. Darin besteht eine große Gefahr.

Mit Freuden wurde es von allen Hochgesinnten begrüßt, daß neuerdings auf den verschiedensten Gebieten Forschungsinstitute ins Leben gerufen werden. Für einzelne Teile der Chemie und Physik, für einzelne Fächer der Medizin sieht man solche Stätten entstehen neben der offiziellen Vertretung, die sie bereits an den Universitäten besitzen. Ist es nicht an der Zeit, der Urologie angesichts der unbestrittenen Wichtigkeit des Gegenstandes wenigstens eine solche Stätte, eine Zentralstelle zu schaffen, an der die Lernbeflissenen unterwiesen werden, an der sie praktisch arbeiten können und durch die die Bedingungen gegeben sind, das Fach weiter zu vertiefen und für den notwendigen Nachwuchs zu sorgen?

Ich meine, diese Dinge liegen so klar, daß man mit Recht fragen muß: wie kommt es denn, daß man bisher versäumt hat, dieses Postulat zu erfüllen? Da erhalten wir zunächst die Antwort: auch andere Staaten haben das unterlassen. Wenn es notwendig wäre, so hätten diese es doch getan. — Das trifft aber heute nur noch teilweise zu. Die Anfänge für die Errichtung von eigenen Lehrstätten in der Urologie sind vorhanden. Ich will nur einige Daten anführen.

In Frankreich gibt es urologische Kliniken in Paris, Bordeaux und Lille; Belgien errichtet eine staatliche Klinik in Liège; Rumänien hat deren zwei in Bukarest und Jassy, in Österreich-Ungarn haben die städtischen Behörden in Triest und Wien in Budapest spezielle urologische Abteilungen geschaffen, in Griechenland hat die Kammer einen Lehrstuhl mit urologischer Klinik votiert, die Schweiz hat in Genf auf Veranlassung von Girard eine Unter-abteilung für die Urologie geschaffen. In Rußland wird die Uro-logie als Sonderfach getrieben in dem Stadtkrankenhaus zu Riga, zu Warschau, im Hôpital Obouchoff und im Hôpital militaire Nikolaievsky zu Petersburg, in England im St. Peters Hospital und Gys Hospital zu London, in Argentinien gibt es in Buenos Aires eine staatliche und drei städtische urologische Kliniken.

Wenn diese Beispiele und all die Gründe, die ich angeführt habe, bisher nicht vermocht haben, alle diejenigen Instanzen zu über-zeugen, die einen maßgebenden Einfluß in diesen Fragen auf die Behörden ausüben, so braucht man sich darüber nicht zu wundern.

Immer weiter und weiter wird das Gebiet der Chirurgie ein-geengt. Die Ophthalmologie, Otologie und Gynäkologie haben sich seit langem von der Chirurgie losgelöst, die Orthopädie hat sich teilweise getrennt, schon sehen wir, daß die Nerven-chirurgie die Domäne einiger weniger Forscher, die sich dem Fach ganz besonders zugewandt haben, zu werden droht.

Nun kommt auch noch die Nieren- und Blasenchirurgie, deren sie zum Teil verlustig gehen sollen. Da ist es verständlich, daß manche Kliniker mit schwerem Herzen sich Gebiete entrissen werden sehen, in denen sie mit Liebe und Erfolg tätig gewesen sind. Dennoch aber haben sich eine Reihe von Klinikern auf meinen Standpunkt gestellt. Ich habe keine allgemeine Enquete veranstalten können, sondern nur einige, mir näher bekannte Kliniker der verschiedenen Fächer um ihr Urteil gebeten.

Es würde zu weit führen, diese hier zu verlesen. Ich will nur mitteilen, daß sich Erb, Czerny, Rotter, Payr, Neisser, Licht-heim, Zangenmeister, Küster, Anschütz in dem Sinne aus-gesprochen haben, daß sie für die Errichtung eines beson-deren urologischen Lehrstuhls eintreten.

Und welches sind denn nun die Gründe, welche diejenigen, die es ablehnen, urologische Lehrstühle zu schaffen, geltend machen? Es ist dasjenige Argument, das jedesmal angeführt wurde und an-geführt wird, wenn sich ein Sonderfach in der Medizin abzweigen will, das Argument von der Zersplitterung. In tausend Tonarten, in Dur und Moll, schallt es immer wieder zurück: die wissen-schaftliche Medizin ist ein Ganzes, sie darf nicht zer-splittert werden, sonst lösen sich die Äste vom Stamm: dann wird dieser entblößt und kahl dastehen und nicht mehr den wohl-tuenden Schatten spenden können.

68 Es ist an der Zeit, daß wir diesem Argument etwas näher ins Angesicht leuchten. Es ist zuzugeben, daß ein Kern von Wahrheit in ihm steckt. Die Medizin ist ein Ganzes. Es gilt nicht, das kranke Organ, losgelöst von den anderen, sondern es gilt, die Krankheit im Menschen zu behandeln. Wer das nicht tut, wer nicht die Lehre der gesamten Medizin in sich aufgenommen hat und auf sich einwirken läßt, wer nur auf das Organ seiner Spezialität losgeht, der kommt in Gefahr, zu einem Handwerker herabzusinken.

Aus dem gleichen Grunde muß auch die Durchbildung des Urologen auf einer allgemeinen Grundlage beruhen Der Student darf sich nicht auf der Universität zum Urologen ausbilden, ja der Bildungsgang darf nicht einmal der sein, daß er unmittelbar nach dem Staatsexamen mit dem Spezialstudium beginnt. Das Fach erfordert eine völlige Ausbildung in der inneren Medizin und Chirurgie, in deren Untersuchungsmitteln, therapeutischen Methoden und Operationen. Nur wer bereits ein guter innerer Mediziner und Chirurg, kurz ein gut durchgebildeter Arzt ist, wird auch ein guter Urologe werden. Es muß unbedingt gefordert werden, daß der speziellen Beschäftigung in der Urologie eine praktische Betätigung, am besten eine Assistentenzeit in einer inneren und chirurgischen Klinik vorangeht. Wenn es heute eine Reihe von Urologen gibt, die diesen Bildungsgang nicht durchgemacht haben und die in ihrem Fach dennoch Tüchtiges leisten, so bilden diese Selfmade-men die Ausnahme von der Regel und bestätigen sie deshalb.

Trifft nun aber diese Voraussetzung zu, geht der Spezialisierung das Eindringen und Vertiefen in die Lehren der allgemeinen Medizin voraus, dann wird aus der Absplitterung kein Nachteil, sondern nur Vorteil erwachsen. Spricht nicht die Geschichte der Medizin in dieser Beziehung Bände? Wie armselig wäre heute die Medizin, hätten sich nicht die Ophthalmologie, die Dermatologie, die Gynäkologie, die Bakteriologie und Serologie abgesplittert. Wir haben es alle miterlebt, welche Segnungen der gesamten Menschheit aus diesem vertieften und ins Einzelne gehenden Studium erwachsen sind. Und sind nicht die herrlichen Splitter, welche diese spezialisierte Forschung geschaffen, der gesamten Medizin zugute gekommen? Hören Sie, was der Olympier sagt:

„Willst du dich am Ganzen erquicken, so mußt du das 69
Ganze im Kleinsten erblicken." Nicht das Splittern soll man
verhindern, sondern man verhüte, daß die Splitter Splitter bleiben.
Der allgemein durchgebildete Arzt und Forscher wird verstehen,
sie zu einem strahlenden Diadem zusammenzufassen, dessen leuch-
tende Kraft in alle Teile zum Segen der Gesamtheit eindringt.

Deshalb, meine Herren, lassen Sie uns in dem als gerecht er-
kannten Kampfe für die Selbständigkeit der Urologie nicht
erlahmen! Die Widerstände, die sich entgegenstellen, können uns
nicht entmutigen, sie können uns nur anspornen, wie uns wiederum
die Geschichte der Medizin lehrt. Fast alle Sondergebiete in
der Medizin haben sich ihre Stellung erkämpfen müssen,
freiwillig ist ihnen nichts in den Schoß gefallen. Um von anderem
zu schweigen, welchen Damm von Schwierigkeiten hat man nicht
gegen einen Graefe, einen der größten Wohltäter der Menschheit,
aufgetürmt!

*Nichts ringt sich empor, nichts wird groß, wenn es nicht in der
freien Atmosphäre der widersprechenden Erörterung lebt. Nichts wird
mehr geschüttelt als der Baum durch den Wind. Aber beim Durch-
schütteln der Äste erkennen die Wurzeln die Kraft ihrer Bodenständigkeit.*

Die Urologie hat Wurzeln geschlagen. Sorgen wir an unserm
Anteil dafür, daß ihre Bodenständigkeit durch fördernde Arbeit,
durch ernstes Schaffen immer mehr an Kraft gewinne!

Verhandlungen

der

deutschen Gesellschaft für Urologie

~

V. Kongreß in Wien

29. September bis 1. Oktober 1921

~

Mit 30 Abbildungen

1922

Verlag von Georg Thieme in Leipzig

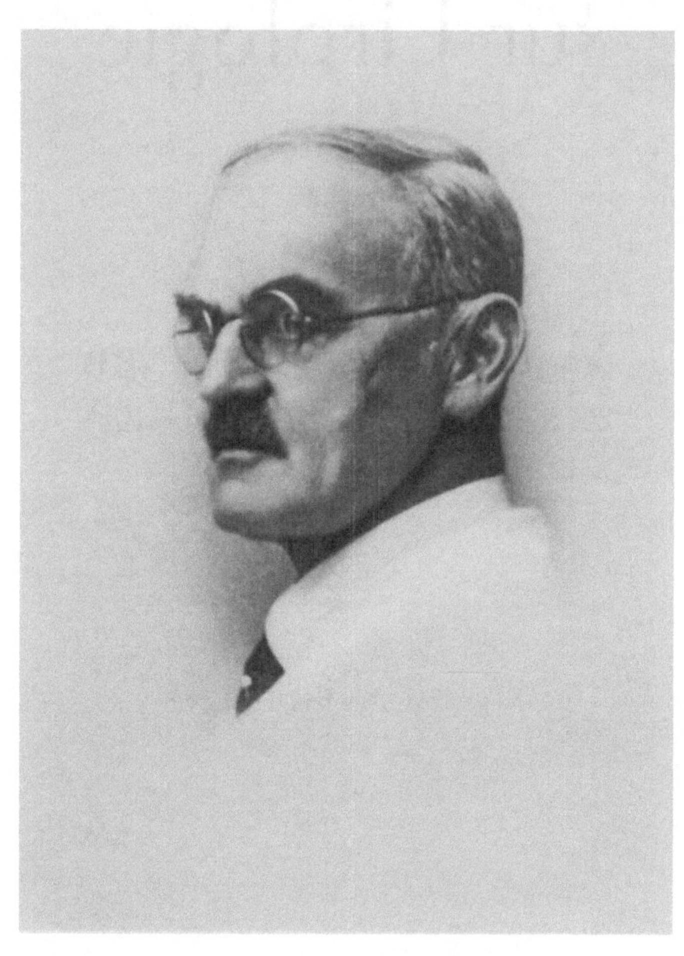

V. Kongreß
der deutschen Gesellschaft für Urologie
29. September–1. Oktober 1921 in Wien

Vorsitzender: Professor Dr. Friedrich Voelcker

Geboren am 22. Juni 1872 in Speyer.
Gestorben am 19. März 1955 in Mainz.
Ab 1890 Medizinstudium in München und Berlin.
1895 Promotion in München.
Chirurgische Ausbildung in der Kreiskrankenanstalt Frankenthal.
Seit 1898 Chirurgische Universitätsklinik Heidelberg (Czerny).
Ab 1906 bei Narath.
1902 Habilitation für Chirurgie in Heidelberg.
1906 a.o. Professor.
1910–1914 Leiter der chirurgischen Universitäts-Poliklinik Heidelberg.
1914–1917 leitet er ein Reservelazarett in Heidelberg.
1918 eine Kriegslazarett-Abteilung in Frankreich.
1919 Ordinarius für Chirurgie in Halle/Saale (Universität Halle-Wittenberg) bis 1936.
Dort Zusammenarbeit mit dem Nephrologen Franz Volhard und dem Urologen Otto Kneise.

Voelcker machte sich besonders um die Entwicklung der chirurgischen Urologie verdient. Er ist Mitbegründer der Uro-Chirurgie. Er entwickelt die ischiorectale Prostatektomie (1911). Dabei Ausbau der Zugangswege zum Rektum, zur Blase, zur Prostata und zu den Samenblasen, sowie den untersten Ureterabschnitten. Verfahren der Extraperitonealisierung der Blase.
1903 Einführung der Chromocystoskopie mit E. Joseph.
1905 Einführung der Cystographie mit A. v. Lichtenberg.
1906 Einführung der Pyelographie mit A. v. Lichtenberg.

Werke:»Diagnose der chirurgischen Nierenerkrankungen unter Verwertung der Chromocystoskopie«, Wiesbaden 1906.»Chirurgie der Samenblasen«, (Neue Deutsche Chirurgie, Band 2, Stuttgart 1912). »Chirurgische Erkrankungen und Verletzungen der Harnorgane«, Leipzig 1925. Mitherausgabe und Beiträge im »Handbuch der Urologie«.

74   Mit Wossidlo zusammen Herausgabe der »Urologischen Operationslehre« 1921.
1913 Mitbegründer der »Zeitschrift für Urologische Chirurgie«.
1926 Ehrenmitglied der Deutschen und der Spanischen Gesellschaft für Urologie, sowie der Wiener Urologischen Gesellschaft.

Sch.-S.

Verhandlungen
der
deutschen Gesellschaft für Urologie.

V. Kongreß in Wien
29. September bis 1. Oktober 1921.

IV.

1. Tag.

Vormittags ½10 Uhr.

Vorsitzender Prof. Voelcker.

Hochverehrter Herr Präsident! Hochansehnliche Festversammlung! Verehrte Herren Kollegen!

Ich habe die Ehre, die V. Tagung der Deutschen Gesellschaft für Urologie hiermit zu eröffnen.

Zunächst begrüße ich den Herrn Bundespräsidenten, das Staatsoberhaupt der österreich. Republik Herrn Dr. Hainisch, der unsere Versammlung durch sein persönliches Erscheinen beehrt hat. (Lebhafter Beifall und Händeklatschen.)

Ferner begrüße ich Herrn Hofrat Eiselsberg, den Vorstand der Gesellschaft der Ärzte in Wien, dem ich für die Überlassung dieses schönen Sitzungssaales danke. Ferner begrüße ich den Herrn Vizekanzler Breisky, den Leiter des Amtes für Volksgesundheit Herrn Sektionschef Dr. Helly, den Minister für soziale Fürsorge Herrn Dr. Pauer, den Vertreter der Stadt Wien Herrn Prof. Tandler, Se. Mag. den Rektor der Wiener Universität Hofrat Prof. Dr. Riehl, Se. Spekt. den Dekan der medizinischen Falkutät der Wiener Universität Herrn Hofrat Prof. Durig, den Vorsitzenden der Wiener Ärztekammer Ob.-Med.-Rat Dr. Thenen und den Vertreter der Berliner urologischen Gesellschaft Herrn Geh. Rat Prof. Casper.

Hochverehrte Anwesende!

In dem Augenblicke, in dem ich vor Sie hintrete, erfüllt mich zunächst ein Gefühl der Trauer! Der Mann, den wir zum Präsidenten dieses Kongresses gewählt hatten (die Versammlung erhebt sich), Otto Zuckerkandl, ist vor kurzer Zeit, nachdem alle Vorarbeiten zu diesem Kongreß vollendet waren, leider gestorben!

Er war wie kein anderer nach jeder Richtung dazu berufen, diesen Kongreß zu leiten und die junge Wissenschaft der Urologie zu fördern. Zuckerkandl hat bereits vor vielen Jahren auf breitester Basis, streng medizinisch die chirurgische und wissenschaftliche Ausbildung der Urologie vorbereitet. Er hat die chirurgische Urologie zur Hauptaufgabe seines Lebens gemacht und ist zum geistigen Führer für uns alle geworden.

76

Aus seinen zahlreichen Schriften haben wir reiche Anregung und Belehrung geschöpft. In dem sicheren Gefühle, welches ungewöhnliche Begabung verleiht, hat er es immer verstanden, die Wege zu finden, die zu neuer Erkenntnis führen. Sein großes organisatorisches Talent, seine glänzende Rednergabe, sein liebenswürdiges Wesen, das über jedem Neid und Anfechtung erhaben war, hätten diesem Kongreß ganz besonderen Glanz verliehen. Als Mensch und Arzt betrauern wir ihn alle. Einen Ebenbürtigen konnte man nicht an seine Seite stellen. — Wir werden sein Andenken in Ehren halten und wollen geloben, dem Vorbilde, das er uns gegeben hat, nachzueifern. Wenn er auch selbst nicht den Vorsitz führen kann, so möge sein Geist uns voranleuchten! —

Schon vor Zuckerkandl hatten wir den Verlust des Hofrates Prof. v. Frisch zu beklagen. Er war ebenfalls eine Führernatur unserer Wissenschaft. Er war der Vorsitzende unseres ersten Kongresses 1907 und war auch zum Präsidenten dieses Kongresses gewählt, aber ein unerbittliches Schicksal hat ihn uns genommen. Seine überragende Bedeutung ist Ihnen allen zu bekannt, ebenso die vornehme Art seines wissenschaftlichen und persönlichen Lebens.

Ferner haben wir den Verlust des Dr. Oberländer zu beklagen, der sich zwar nur mit einem Teil der Urologie beschäftigte, aber auf diesem besonderen Gebiete sehr Bedeutendes geleistet hat. Er ist einer der Begründer unserer Gesellschaft, ein hochverdientes Mitglied von rastloser Arbeitskraft, von allen, die ihn näher kannten, verehrt.

Es ist unmöglich, von dieser Stelle alle Verstorbenen mit den gebührenden Worten zu ehren; ich muß mich darauf beschränken, Ihnen kurz die Namen zu verlesen:

Allina-Wien	Mankiewicz-Berlin
Dommers-Dresden	Meyer-Charlottenburg
v. Frankl Hochwart-Wien	Meyer-Wildungen
Guyon-Paris	Roth-Berlin
Hartmann-Danzig	Schwenk-Berlin
Jacoby-Berlin	Stein-Stuttgart
Kroemer-Greifswald	Sywek-Wien
Krotoszyner-San Franzisko	Trautwein-Berlin
Lohnstein-Berlin	Wertheim-Wien
Manasse-Berlin	Wossidlo-Berlin

Ich bedauere nochmals, daß ich mir versagen muß, eines jeden hier zu gedenken, ich werde Sorge tragen, daß ausführliche Nachrufe in dem Verhandlungsberichte zum ewigen Andenken niedergelegt werden.

Ich bitte die Anwesenden, sich zur Ehre unserer Toten von den Sitzen zu erheben.

Verehrte Anwesende! Durch den Krieg war die Tätigkeit unserer Gesellschaft für viele Jahre unterbrochen. Zum ersten Male versammeln wir uns wieder unter vollständig geänderten Verhältnissen. Schwer lastet die Hand der Sieger auf unserem deutschen und österreichischen Vaterlande. Unsere vorher blühenden Staatswesen sind der Verarmung anheimgefallen, mit banger Sorge schauen wir in die Zukunft. Unter diesen traurigen Verhältnissen leiden wir alle schwer. Aber die Tatsache, daß wir uns hier zu wissenschaftlicher Arbeit von neuem versammeln, strahlt hell und hoffnungsreich in dieses Dunkel. Wenn man uns

noch so sehr niederhält, eins kann man uns nicht nehmen, das ist die ehrliche 77
Freude an unserer Arbeit und die Begeisterung für unsere Wissenschaft. Deshalb
ficht es uns auch wenig an, wenn der internationale Haß in der Nachkriegszeit
die ärztliche Gesellschaft anderer Länder ergriffen hat und wenn internationale
medizinische Vereinigungen in ihren Statuten den Ausschluß der deutschen und
österreichischen beschlossen. Der verheißungsvolle Stern wahrer Menschen-
liebe und echter Wissenschaft leuchtet uns voran und an unserer Arbeit wird
die Woge des Hasses sich brechen.

Das schöne, von uns allen geliebte Wien mit dem poetischen Zauber seines
künstlerischen Lebens, mit seiner alten wissenschaftlichen Tradition hat uns
in seinen Mauern vereinigt. Je mehr man uns noch abzusperren sucht, um so
fester wollen wir, Österreicher und Deutsche, als stammverwandte Brüder in
gemeinsamer Not zusammenstehen.

Verhandlungen der deutschen Gesellschaft für Urologie

*

VI. Kongreß in Berlin

1.–4. Oktober 1924

Mit 32 Abbildungen

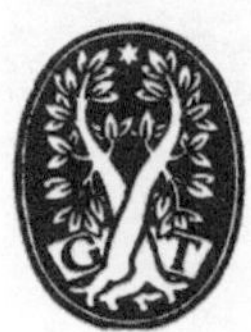

1 9 2 5

Verlag von Georg Thieme in Leipzig

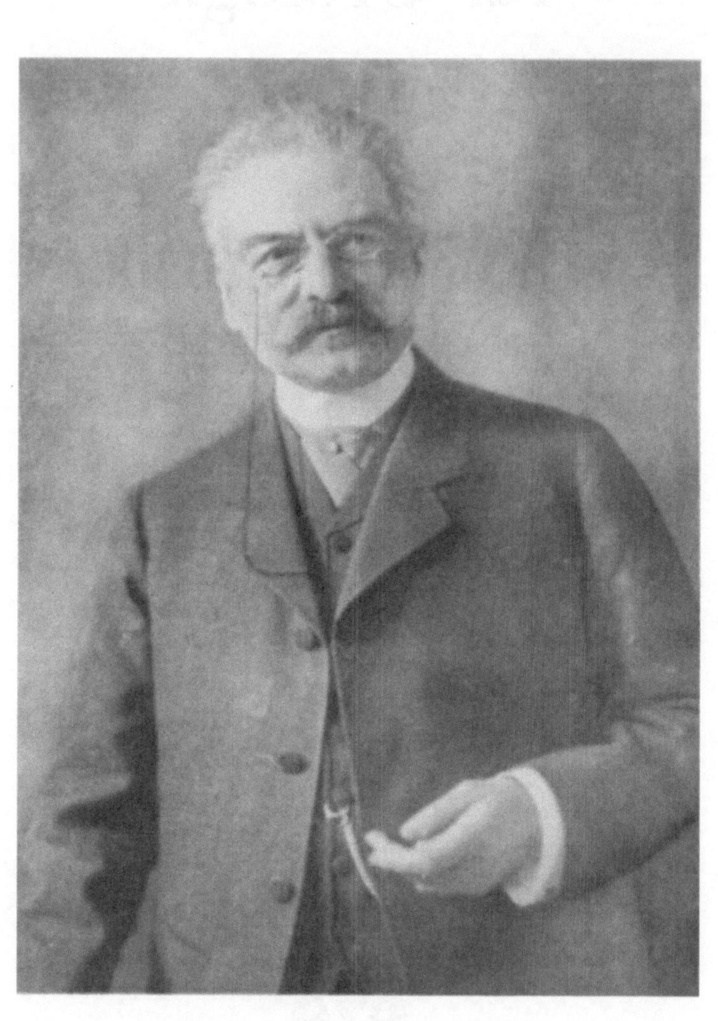

VI. Kongreß
der deutschen Gesellschaft für Urologie
1.–4. Oktober 1924 in Berlin

Vorsitzender: Professor Dr. Carl Posner

Geboren am 16. Dezember 1854 in Berlin.
Gestorben am 20. Dezember 1928 in Berlin.
Studium in Berlin, Bonn und Leipzig.
1874 Promotion zum Dr. phil.
Weitere Ausbildung in Leipzig und Straßburg.
1877 Med. Staatsexamen in Straßburg.
1878–1880 Assistent der patholog. Anatomie bei Perls in Gießen.
1880 Dr. med.
1881 Niederlassung als prakt. Arzt in Berlin.
Posner wurde bald Privatassistent von Ernst Fürstenheim, dem damaligen ersten und einzigen Urologen Berlins.
1889 Habilitation für Innere Medizin.
1895 Tit. Professor.
1902 Extraordinarius.
1912 Geheimer Medizinalrat.
1912 Mitbegründer und 1. Vorsitzender der Berliner Urologischen Gesellschaft.
Wissenschaftliche Werke vor allem auf dem Gebiet der Urologie, der Pathologie der Sexualorgane und der Sexualwissenschaft.
1920 Vorsitzender der ärztlichen Gesellschaft für Sexualwissenschaft und Eugenetik.
Werke: »Diagnostik der Harnkrankheiten« Berlin 1894. »Therapie der Harnkrankheiten« Berlin 1895.
Vorlesungen über Harnkrankheiten 1911.
»Die Hygiene des männlichen Geschlechtslebens« Leipzig 1911. »Die diagnostische und prognostische Bedeutung der Harnsedimente« Halle 1912.
Biographie: Rudolf Virchow, Wien 1921.
»Syphilis der Harnblase« (im Handbuch der Haut- und Geschlechtskrankheiten Band 16, 1) Berlin 1930.
Langjähriger Redakteur der »Berliner Klinischen Wochenschrift« und der Canstatt'schen, später Virchow-Hirsch'schen »Jahresberichte über die Leistungen und Fortschritte

der gesamten Medizin«. Ehrenmitglied der Deutschen, der Berliner und der Wiener Urologischen Gesellschaft sowie der russischen, amerikanischen, italienischen und spanischen Urologischen Gesellschaft.

Sch.-S.

Verhandlungen

der

deutschen Gesellschaft für Urologie

VI. Kongreß in Berlin

1. bis 4. Oktober 1924.

V.

1. Tag.
Abends 7½ Uhr.

Eröffnungsansprache: Vorsitzender Geh. Med.-Rat Prof. Dr. **C. Posner.**

Sozialärztliche Bedeutung der Urologie.

Hochansehnliche Versammlung!

Als vor drei Jahren unsere Gesellschaft Berlin zum Orte ihrer nächsten Tagung bestimmte und mir die hohe Ehre erwies, mich auf diesen Platz zu berufen, durfte man sich der Hoffnung hingeben, daß nunmehr, nach Überwindung der Kriegszeiten, die alle unsere Kräfte in Anspruch nahmen, nach Eingewöhnung in die traurigen Bedingungen des uns auferlegten Friedens, wieder der regelmäßige 2jährige Wechsel in der Folge unserer Kongresse würde innegehalten werden können. Wie unsere österreichischen Kollegen, allen Hindernissen zum Trotz, den Mut gezeigt hatten, die alte Überlieferung wieder aufzunehmen, wie sie auch nach dem schmerzlichen Verlust, den sie durch den Tod Otto Zuckerkandls erlitten, erfolg- und siegreich ihren Weg gingen, so dachten auch wir, daß es uns vergönnt sein würde, diesen Faden in gleicher Weise fortzuspinnen. Es ist anders gekommen. Je näher der von uns in Aussicht genommene Zeitpunkt rückte, um so höher stieg die Not des deutschen Volkes, um so unsicherer wurde die wirtschaftliche Lage. Wir glaubten die Verantwortung für eine Ladung in unsere Hauptstadt, für die Veranstaltung selbst einer rein wissenschaftlichen Versammlung nicht tragen zu können und im letzten Augenblick noch zwang sich uns der Entschluß zu einem Verzicht auf.

Seither ist ein Jahr vergangen, auch dies noch reich an Enttäuschung, Entsagung, Entbehrung. Noch lastet schwerer Druck auf unserm Volke, noch sind nicht bloß materielle, sondern auch kulturelle Werte bedroht und in Frage gestellt. Aber wir haben doch die leise Empfindung, als begänne sich allmählich das Dunkel zu lichten, und insbesondere, als wiche die starre, tatenlose Resignation wieder einer Entschlußfreudigkeit, die uns dringend nottut, wenn wir

84 wieder vorwärts und aufwärts wollen. Ohne einen gewissen Optimismus ist dies nicht möglich — und diesem Gefühl folgend haben wir es gewagt, das uns übertragene Amt in diesem Jahre zu übernehmen. Der Widerhall, den unsere Einladung gefunden hat, ermutigt uns in der Annahme, daß wir den rechten Zeitpunkt gewählt haben. Wir freuen uns insbesondere, und begrüßen es mit besonderem Dank, daß auch zahlreiche Männer und Frauen, die außerhalb des engeren Kreises der Fachgenossen stehen, uns die Ehre ihrer Anwesenheit schenken — wir erblicken darin eine freundliche Würdigung unserer Bestrebungen. Es gereicht mir zu besonderer Freude, an diesem Abend willkommen zu heißen: Den Präsidenten des Reichsgesundheitsamtes, Herrn Wirkl. Geh. Ober-Reg.-Rat Bumm, als Vertreter des Sanitätsinspekteurs im Reichswehrministerium Herrn Generalstabsarzt Dr. Merkel, als Vertreter des Preußischen Wohlfahrtsministeriums Herrn Geh. Ober-Reg.-Rat Dr. Krohne, als Vertreter der medizinischen Fakultät der Friedrich-Wilhelm-Universität deren Dekan, Herrn Geh. Rat. Prof. Dr. Czerny, als Vertreter der städtischen Behörden den Direktor des Städtischen Hauptgesundheitsamtes, Herrn Prof. Dr. Hoffmann, den Vorsitzenden des Preuß. Ärztekammerausschusses und der Ärztekammer Berlin-Brandenburg, Herrn Geh. Rat. Stöter, unsere Ehrenmitglieder, die Herren J. Israel und L. Casper, ferner zahlreiche Mitglieder der medizinischen Fakultät und der hiesigen medizinischen Gesellschaften, sowie die Direktoren der Berliner Krankenhäuser, und nicht zuletzt auch verehrte Gäste aus dem Ausland, von denen ich den Präsidenten der Italienischen Urologischen Gesellschaft, Herrn Prof. Nicolic (Triest) und den Kurator der russischen medizinischen Fakultäten, Herrn Prof. Bronner (Moskau) besonders erwähne.

Daß auch sonst unser Arbeitsprogramm Anklang gefunden hat, ergibt sich aus der reichen Zahl angemeldeter Vorträge, sowie aus der Tatsache, daß bisher nicht weniger als 81 neue Mitglieder unserer Gesellschaft beigetreten sind; ihre Namen werden besonders bekanntgegeben werden. Ich heiße auch sie alle herzlich willkommen und erhoffe von ihnen gedeihliche Mitwirkung.

Über die Vorgänge in der Berichtszeit wird in der Geschäftssitzung zu handeln sein, nur zweier erfreulicher Ereignisse will ich gedenken: des 75. Geburtstages unseres Ehrenmitgliedes, Prof. J. Israel, und des 70. Geburtstages unseres Kollegen H. Kümmell — beiden wurden die Glückwünsche der Gesellschaft, dem ersteren durch den Vorstand, dem letzteren durch Herrn v. Lichtenberg ausgesprochen — ich wiederhole sie an dieser Stelle!

Leider steht dem erwähnten Gewinn auch ein nicht unerheblicher Verlust gegenüber. Der Tod hat schwer auszufüllende Lücken in unsere Reihen gerissen; der längere Zeitraum von drei Jahren erklärt, daß diese unsere Verlustliste besonders groß ausgefallen ist. Wir beklagen das Hinscheiden folgender Mitglieder:

1. Dr. Ferdinand Allina in Wien; er war der letzte Assistent v. Frischs und hatte in Wien eine ausgedehnte kassenärztliche und konsultative Praxis,
2. Dr. Dommer, Spezialarzt für Hautkrankheiten in Dresden,
3. Prof. Siegfried Grosz in Wien, bekannt durch sein mit Tandler herausgegebenes, preisgekröntes Werk „Grundlagen der sekundären Geschlechtscharaktere",
4. Dr. Grünfeld in Wien, Sohn des um die Ausbildung der Urethroskopie hochverdienten Kollegen,

5. Dr. Hartmann, Dermatolog in Danzig,
6. Dr. Horn, München,
7. Dr. Hofmeister, ein bekannter, aus der Schule von Frisch und Zuckerkandl hervorgegangener Urologe, ebenso wie
8. Dr. Oskar Kraus in Karlsbad in ausgebreiteter Praxis tätig,
9. Prof. Dr. Krömer, Ordinarius für Gynäkologie in Greifswald, Schüler Pfannenstiels — er machte noch den Feldzug mit und erlag einer Nierenentzündung, die er sich dabei zugezogen hatte,
10. Dr. Otto Loose,
11. Dr. Ernst Meyer, beide in Charlottenburg,
12. Dr. v. Nuß, Badearzt in Brückenau,
13. Dr. Reineke in Halberstadt,
14. Dr. Albert Seelig, Königsberg, Schüler von Prof. Schreiber, ursprünglich besonders auf dem Gebiete der inneren Medizin tätig, später der Urologie zugewandt und persönlich sowie wegen hervorragender wissenschaftlicher Leistungen allseitig geschätzt; seine Arbeiten betrafen in erster Linie die Nierenpathologie, speziell die Lehre von der Albuminurie sowie dem Diabetes.
15. Dr. Spiegel in Hannover,
16. Dr. Karl Sywek in Wien,
17. Prof. Eduard Wertheim, der durch seine kühnen Karzinomoperationen berühmt gewordene Wiener Gynäkologe.
Ich bitte Sie, deren Andenken durch Erheben vom Sitze zu ehren!

Aller dieser Verluste, aller sonst entgegenstehender Bedenken unerachtet, meine Herren, beginnen wir unsere Arbeit — und Arbeit vor allem soll die Signatur dieses Kongresses sein! — mit einem mutigen Sursum corda! Wenn wir uns hierzu aufraffen, so beseelt uns dabei der Wunsch, aufs neue zu betätigen, daß gerade wir Ärzte, welchem besonderen Zweige der Medizin wir auch unsere Kräfte widmen, trotz der schwierigen Lage, in welcher unser eigener Stand sich befindet, uns berufen fühlen, in vorderster Reihe mitzuhelfen, wenn es gilt, die niedergeworfenen nationalen Kräfte aufzurichten und zu stärken. Die frühere Auffassung der Medizin als bloßer Heilkunde kann und muß nach unserer Überzeugung als überwunden angesehen werden. Nicht mehr darf es sich lediglich darum handeln, daß der Arzt den einzelnen Krankheitsfall, zu dem er hinzugezogen wird, als Gegenstand seiner Tätigkeit betrachtet; er beschränkt sich nicht mehr darauf, zu untersuchen, woran im gegebenen Augenblick sein Patient leidet, zu erwägen, welche Mittel er anwenden soll, um diese pathologischen Zustände nach Möglichkeit zur Norm zurückzuführen. Die Einordnung der Medizin in die Gesamtheit der Biologie hat zunächst die willkürlich gezogenen Grenzen zwischen „Normal" und „Pathologisch" mehr und mehr verwischt und uns gelehrt, nicht bloß auf die greifbaren Veränderungen der Organe zu achten, sondern deren Funktion und Anpassungsfähigkeit als Maßstab zu werten. Der Begriff der Krankheit ist — ich nenne mit Ehrerbietung den Namen Ernst von Leydens — dem des kranken Menschen gewichen, und auch der erkrankte Mensch wird nicht als eine zufällig gegebene Größe, sondern in all seinen Beziehungen zu Ursprung und Umwelt zu erfassen gesucht. Ja — nicht erst der erkrankte Mensch soll als Gegenstand ärztlicher Tätigkeit gelten, sondern unsere

86   Bestrebungen zielen darauf ab, das einzelne Individuum gemäß seiner Konstitution und gemäß den auf ihn einstürmenden äußeren Einflüssen zur denkbar höchsten Entwicklung seines Körpers und Geistes zu geleiten, wobei auch die seelischen Beziehungen zwischen dem Arzt und seinem Schutzbefohlenen nicht gering geachtet werden dürfen. Konstitutionsforschung als Grundlage, Hygiene und Prophylaxe als Mittel zum Zweck bilden das ideelle Ziel, dem wir zustreben.

Wenn wir uns diesem Ideal annähern wollen, so ist es erforderlich, für jede der einzelnen Disziplinen, in welche sich nun einmal durch immer weitergetriebene Arbeitsteilung die Medizin aufgespalten hat, die Beziehungen und Verbindungen zur Allgemeinheit aufrecht zu halten. Ich habe mich, an anderer Stelle, bemüht, zu zeigen, wie dies für unser Sonderfach möglich ist, soweit die Fragen der Konstitution in Betracht kommen[1]); dabei handelt es sich meines Erachtens zunächst einmal darum, im Einzelfalle genau zu scheiden, was wir als rein örtlich, was wir als Folge konstitutioneller Beschaffenheit, namentlich der Vererbung und der Wechselwirkung der Organe anzusehen haben — eine Betrachtungsweise, um deren Durchführung sich besonders Herr Oswald Schwarz in Wien hohe Verdienste erworben hat. Fassen wir, in Fortsetzung dieses Gedankenganges, die hygienisch-prophylaktischen Fragen ins Auge, so ist zu erwägen, inwieweit die am Harnapparat sich abspielenden Vorgänge von unmittelbarer Bedeutung für das bürgerliche Berufsleben werden können, inwieweit andererseits die durch das Berufsleben gesetzten Bedingungen schädigende Einflüsse auf die Harnorgane auszuüben vermögen. Spreche ich demnach von der sozialärztlichen Bedeutung der Urologie, so umgreife ich diese Bezeichnung wesentlich weiter, als es jetzt manchmal geschieht — ich verstehe darunter nicht bloß einen Zweig der Chirurgie, sondern die Gesamtheit aller, den Harnapparat treffenden Erkrankungen.

Schon im Kindesalter können Erscheinungen von seiten der Harnorgane unsere Aufmerksamkeit in dem Sinne in Anspruch nehmen, daß wir aus ihnen einige Anhaltspunkte für spätere Berufseignung gewinnen. Das Symptom der Enuresis, des nächtlichen Bettnässens, gibt mitunter einen Fingerzeig für das Bestehen einer allgemeinen Konstitutionsanomalie. Gewiß handelt es sich um eine örtliche Schwäche des Blasenschließmuskels — aber wir dürfen uns mit dieser Diagnose, die ja nur eine Umschreibung, nicht eine Erklärung ist, nicht begnügen, sondern müssen in diesem Zustand das Zeichen einer gewissen Minderwertigkeit erblicken. Bekanntlich kann diese, wird sogar meist vorübergehend sein; aber zunächst ist das hieran leidende Kind durch dies Übel in hohem Maße beeinträchtigt, im Hause, namentlich in Erziehungsanstalten ein ungern gesehener, lästiger Mitbewohner, dem Spott, der Züchtigung unverdient ausgesetzt. Und noch schlimmer, wenn es sich um bleibende Blasenschwäche als Zeichen von bleibendem Infantilismus handelt: für zahlreiche Berufe sind solche Personen völlig untauglich und es braucht nur daran erinnert zu werden, was für eine Crux sie während der Militärdienstzeit bedeuteten. Besonders oft tritt uns die Blasenschwäche der Frauen als Begründung eines Invalidenrentenanspruchs entgegen, und es ist nicht immer leicht, deren Ursache zu ermitteln oder durch operative Eingriffe ihrer Herr zu werden.

Ist schon die Enuresis oft ein Zeichen einer schwächlichen Konstitution, so

---

[1]) C. Posner, Urologie und Konstitutionsproblem. Ztschr. f. Urol. 1924.

trifft dies noch mehr zu für die ebenfalls im jugendlichen Alter auftretende Form der Eiweißausscheidung, die wir als orthotische oder lordotische Albuminurie bezeichnen. Sie soll uns, wenn wir ein Wort über den zu wählenden Beruf mitzureden haben, immer zu großer Vorsicht mahnen. Aber es kann sich gerade hier der Arzt als Prophylaktiker bewähren; denn wenn er die Sache richtig angreift und nicht etwa glaubt, durch Schonung ein vermutetes Nierenleiden zu bekämpfen, sondern umgekehrt sich müht, durch Kräftigung und passende Leibesübungen den Gesamtorganismus zu heben, wird es ihm gelingen, aus den zarten Orthotikern durchaus widerstandfähige, auch schwerer Arbeit gewachsene Menschen heranzubilden. Andererseits darf man aber nicht vergessen, daß aus diesen Anfängen sich echte Nierenleiden entwickeln können, und daß oft die Entscheidung über die Bewertung von Eiweißverlusten im Harn sehr schwer sein kann. Es ist dies eine Frage, die die Versicherungsmedizin von jeher lebhaft beschäftigt hat. War man früher geneigt, in jeder Albuminurie ein ernstes Risiko zu erblicken, so bemüht man sich jetzt, scharf zu unterscheiden. Wir legen dem Eiweißverlust an sich, in Übereinstimmung mit von Noorden, Richter, Strauß u. a., nicht mehr eine so entscheidende Bedeutung bei. Ein von Herrn Schlayer vor kurzem erstattetes Gutachten spricht sich dahin aus, daß die orthotischen und juvenilen Albuminurien nur einen sehr geringen Zuschlag bedingen — sie haben auf die voraussichtliche Lebensdauer nur wenig Einfluß. Die eigentlichen, mehr chronischen Nephritiden sind natürlich viel ernster anzusehen und nur mit einem mittleren Zuschlag zuzulassen, während ganz chronische Fälle als völlig unversicherbar zu gelten haben. Die sogenannten Kriegsnephritiden haben sich, wie unser aller Erfahrung bestätigt hat, als verhältnismäßig gutartig erwiesen und sind milde zu beurteilen[1]).

Rücksichtlich der mit den bisher erwähnten Zuständen so oft in Zusammenhang stehenden Wanderniere ist in doppelter Hinsicht unser Urteil zu erwägen: es handelt sich hierbei nicht nur um örtliche Störungen, sondern um eine Teilerscheinung einer allgemeinen Schwäche, durch welche beiden Momente die Erwerbsfähigkeit herabgesetzt, namentlich schwere körperliche Arbeit unmöglich gemacht werden kann; für den Gutachter kommt da stets noch in Frage, inwieweit etwa ein Trauma als auslösendes Moment mitwirkt.

Vom Standpunkt des Versicherungsarztes wäre auch der Einfluß des Greisenalters zu erwähnen; für die Niere scheint dieser nicht eben belangreich. Gewiß bildet sich oft ein arteriosklerotischer Zustand aus, der Funktionsstörungen bewirkt, die namentlich beim Wasserversuch zu erkennen sind — doch bleibt, wenn nicht besondere Erkrankungen hinzutreten, immer noch eine genügende Menge unversehrter Substanz zurück[2]). Anders steht es mit der Altersblase, die, auch ohne daß eine Prostatahypertrophie besteht, wie dies bekannte Untersuchungen Caspers gelehrt haben, schwere Störungen im Gefolge haben kann. Und während für die meisten bisher angedeuteten Fälle die einfache, klinische Untersuchung sich als ausreichend erweist, haben wir es hier mit Zuständen zu tun, die eine fachärztliche Begutachtung erfordern — nur sie kann z. B. bei Rentenbewerbern, die die eigentliche Altersgrenze noch nicht erreicht haben,

---

[1]) Vgl. Sturm, Über Versicherungsmedizin speziell bei gesundheitlich minderwertigem Leben. Klin. Woch. 1923, 3.

[2]) W. Nyiri, Über Altersniere. Wiener Arch. f. klin. Med. 1923, V.

88 entscheiden, worauf die Beschwerden beruhen und ob vielleicht durch entsprechende Behandlung volle Abhilfe zu erhoffen ist.

Auch der Mangel einer Niere gibt häufig Anlaß zu schwierigen Erwägungen. Ganz generell läßt sich hierüber nicht urteilen. In Fällen von angeborenem, einseitigem Defekt (oder von Hufeisenniere) brauchen bekanntlich keinerlei auffällige Zeichen zu bestehen — sie wurden früher nur durch Zufall, auf dem Sektionstisch oder infolge unglücklich verlaufener Operationen entdeckt. Wenn aber eine Niere operativ entfernt ist, so hängt die Entscheidung über etwaige Erwerbsbeschränkung und deren Grad von den besonderen Umständen des Falles ab, insbesondere natürlich von dem Zustande der zurückgelassenen Niere und deren Anpassungsfähigkeit. So wird man etwa bei Tuberkulose im Urteil zurückhaltend sein und den weiteren Verlauf abwarten — gestaltet sich dieser, wie das ja bei rechtzeitiger Operation die Regel bildet, günstig, so wird man allmählich, bei immer fortgesetzter Nachuntersuchung, den Grad der Erwerbsminderung herabsetzen können, etwa 25% (selten wohl 20% oder noch weniger) Verringerung wohl immer annehmen müssen, da doch schließlich ein Einnieriger mehr gefährdet ist, als ein völlig Gesunder; insbesondere wird man auch auf die Art des Berufs Rücksicht zu nehmen haben: sehr schwere körperliche Arbeit verbietet sich oft schon durch den Zustand der Narbe in den Bauchdecken — ferner muß der ungünstige Einfluß von Erkältung, Durchnässung usw. berücksichtigt werden, so daß etwa die Tätigkeit als Heizer, Maschinist, Lokomotivführer usw. zu vermeiden ist. Wenn sich, wie Kümmell in einem lehrreichen Vortrage[1]) betont, Einnierige während des Krieges als vollkommen diensttauglich erwiesen haben, so darf man doch, wie mir scheint, diese Ausnahmeverhältnisse nicht auf die Bedingungen der Friedensarbeit ohne weiteres übertragen.

Besonders eng aber sind die Beziehungen, die zwischen den vielerlei exogenen Einflüssen beruflicher Art und den Erkrankungen des Harnapparates bestehen. Daß gewisse Kategorien von Arbeitern durch ihre Tätigkeit solchen Schädigungen dauernd ausgesetzt sind, ist allbekannt: fast alle Gifte, mit denen der Fabrikbetrieb zu tun hat, können — direkt oder auf dem Umwege einer Blutzersetzung — die Nieren schädigen. Ehe es der modernen Hygiene gelungen war, durch Vorsichtsmaßnahmen im Betrieb, namentlich aber durch Belehrung und individuelle Prophylaxe der Arbeiter eine Besserung herbeizuführen, war insbesondere die Bleivergiftung eine häufige Ursache von Nierenleiden. Maler, Schriftgießer und Schriftsetzer sind wenigstens im jugendlichen Alter dieser Vergiftung ausgesetzt, und wenn auch die Nephropathien unter den Lokalisationen der Bleivergiftung nicht gerade die hervorragendste Rolle spielen, so sollten sie doch sicher berücksichtigt und Nephritiden bei Bleiarbeitern unter allen Umständen als Gewerbekrankheiten angesehen werden[2]). Leider weiß ja jeder Arzt, wie schwer es ist, bei solchen Kranken einen Berufswechsel, der sie allein schützen könnte, durchzuführen — der Anstreicher, der

---

[1]) Kümmell, Berl. klin. Woch. 1918, 22 u. 23. Cathelin schätzt in einer Arbeit über die Arbeitsunfälle der Niere (Riv. españ. de urol. y dermatos, 1924) die Verminderung der Erwerbsfähigkeit nach Verlust einer Niere sogar auf 33—50 %.

[2]) Vgl. hierzu von neuerer Literatur: Verger et Landé, Ann. de méd. légale 1923, 7. Schwarz, Münch. med. Woch. 1923, 27; P. Schmidt, Zbl. f. Gw.-Hyg. u. Unfallverhüt. 1924, Aug.

Setzer kehrt immer wieder zu seiner alten Tätigkeit zurück. Auch anderer Metallvergiftungen ist hier zu gedenken. Besonders eindrucksvoll ist z. B., wie dies auch Volhard gebührend hervorhebt, ein von Ascoli mitgeteilter Fall, in welchem der Patient im unmittelbaren Anschluß an seine Tätigkeit als Desinfektor, die ihn zwang, mehrere Stunden in einem Zimmer sich aufzuhalten, in welchem reichlich Sublimatlösung verspritzt wurde, an einer akuten nekrotisierenden Nephrose erkrankte[1]). Gefahren für die Niere bedingt weiter das Arbeiten mit Arsenwasserstoff z. B. in der Tapetenfabrikation und in der Kunstgießerei (bei Bronzierern), das Einatmen von Kresol und Schwefelsäure bei Wagenreinigern, auch die fabrikmäßige Arbeit mit Terpentin u. a.

Alle diese gewerblichen Vergiftungen aber übertrifft an Bedeutung die vielbesprochene, seit Rehns ersten, aufsehenerregenden Mitteilungen bekannte Einwirkung von Stoffen der aromatischen Reihe, wie sie bei Arbeitern im Anilinbetriebe beobachtet wird. Die meisten Autoren sind sich darüber einig, daß hierbei erzeugte Produkte — besonders Benzidin und β-Naphthylamin — durch Einatmung Anlaß zur Entstehung von Blasengeschwülsten geben — nur wenige Beobachter sind der Ansicht, daß hierbei Arsenverbindngen das schädigende Moment bilden[2]). So wenig wir den eigentlichen Vorgang hierbei kennen, so sichergestellt ist die Tatsache, und die Industrie hat die hieraus sich ergebenden Folgerungen in vollem Umfange gezogen: alle hygienischen Einrichtungen, namentlich ausgiebige Ventilation, sind getroffen, persönliche Prophylaxe wird den Arbeitern immer von neuem eingeschärft. Trotzdem kommen solche bedauerlichen Ereignisse immer wieder einmal vor. Hier haben die Fabrikärzte eine wichtige Aufgabe zu erfüllen: es muß eine systematische, periodisch wiederkehrende Untersuchung durchgeführt werden, die sich sogar noch auf Jahre hinaus erstrecken muß, wenn die Arbeiter nicht mehr im Anilinbetriebe tätig sind, denn die Blasenkrebse können noch lange nachher ihre erste Erscheinung machen. Und zwar lassen sich — wie namentlich Oppenheimer mit Recht betont hat — diese Untersuchungen nur unter Hinzuziehung geschulter Fachärzte ausüben, denn nur mit Hilfe der Zystoskopie sind die, etwa noch einer erfolgreichen Behandlung zugängigen Frühformen erkennbar. Ob, wie E. Joseph auf Grund eigener Erfahrungen jüngst andeutete, auch die gewerbliche Beschäftigung mit anderen, nicht anilinhaltigen Farben zur Entstehung von Blasengeschwülsten Anlaß gibt, bedarf wohl noch weiterer Beobachtungen.

Auch sonstige aromatische Verbindungen — Benzol, Naphthol u. a. — kommen in Betracht; es ist dabei zunächst an den Skrotalkrebs bei Ruß-, Brikett- und Paraffinarbeitern zu erinnern[3]); aber auch Nierenschädigungen infolge von Benzolvergiftung sind uns wohl bekannt und namentlich während des Krieges, bei Herstellung von Kampfgasen und Sprengstoffen (Tri-

---

[1]) F. Volhard, Die doppelseitigen hämatogenen Nierenerkrankungen. Berlin, Julius Springer, 1918, S. 353.

[2]) Die Literatur hierüber habe ich in meinem Vortrag „Zum Blasenkrebs der Anilinarbeiter", Ztschr. f. Urol. 1924, zusammengestellt. Seither habe ich noch Kenntnis erhalten von Arbeiten von M. T. Bang, Bull. de l'Assoc. franç. pour l'étude du cancer, 1923 und von Bayet, Le cancer, Nov. 1923, die sich, ebenso wie Alice Hamilton, für das Arsen als schädigendes Moment in diesen Fällen aussprachen. Bayet (Le cancer, Sept. 1924) hat die Identität von Teer- und Arsenkrebs dann nochmals scharf betont.

[3]) Vgl. z. B. P. L. Courmont, Le cancer par le goudron en France. Gaz. des hôp. 1924, 52, siehe auch die obenerwähnten Arbeiten von Bayet.

90 nitrotoluol) beobachtet worden. Durch Bundesratsverordnung wurden die hierdurch hervorgerufenen Vergiftungen übrigens von den gewöhnlichen Gewerbekrankheiten unterschieden und den entschädigungspflichtigen Unfällen gleichgestellt.

Unmittelbarer noch als bei derartigen Vorgängen scheint sich die Schädigung des Harnapparats zu vollziehen, wenn ihn ein wirklicher Unfall, eine direkte Verletzung betrifft.

Im allgemeinen ist, wenigstens unter Friedensverhältnissen, die Zahl der hierher gehörigen Unfälle nicht eben sehr groß — Horn schätzt sie auf ungefähr 1% aller solcher Vorkommnisse — die Kriegsverletzungen änderten freilich diese Ziffer sehr erheblich. Vielfach, bei Hieb-, Stich- und Schußwunden liegen ja dann die Verhältnisse ganz klar, und es wird sich bei der Begutachtung mehr um die zurückbleibenden Folgeerscheinungen handeln. Aber es kommt doch selbst dann vor, daß nur eine genaue fachärztliche Untersuchung den Zusammenhang zu klären vermag. So ist, um nur ein Beispiel zu erwähnen, oft beobachtet, daß bei Blasensteckschüssen Geschosse, Granatsplitter lange Zeit unerkannt liegen bleiben — glatte Metallteile, nach Blums Beobachtung, um so mehr, als sie keinerlei Inkrustation oder Steinbildung hervorzurufen brauchen[1]). Die einfache Untersuchung, selbst die Anwendung der Röntgenstrahlen kann im Stiche lassen oder täuschen — Fremdkörper in der Blase können mit Sicherheit lediglich durch die Zystoskopie nachgewiesen werden[2]).

Die Nieren sind durch ihre Lage bekanntlich verhältnismäßig gut gegen direkte Verletzungen geschützt. Immerhin beschäftigt den Gutachter doch nicht selten die Frage, ob Erkrankungen derselben als Folge eines Traumas anzusehen sind. Eine Nierenkontusion kann, wie immer wieder betont werden muß, sehr verschiedenartig verlaufen — alle Symptome sind nicht bloß von der Schwere, sondern auch vom Sitz der Verletzung abhängig. Man darf nicht glauben, daß es unter allen Umständen zu den klassischen Erscheinungen von Schmerz, Schock und Blutung kommt — wiederholt ist beobachtet, daß nur Schmerz und geringfügige Veränderungen am Harn die Szene eröffnen, daß erst nach einigen Tagen Hämaturie eintritt, daß dann Ödeme folgen[3]). Dies wird der Fall sein, wenn nur einzelne Stellen der Rinde betroffen sind, die zunächst nekrotisieren und erst nach Zerfall dieser abgestorbenen Herde mit den tieferen Harnkanälchen und dem Nierenbecken in Verbindung treten; in manchen, schwer zu deutenden Fällen wird man doch zur Überzeugung eines ursächlichen Zusammenhanges gelangen. So können z. B. kleine Blutgerinnsel den Kern von Steinen bilden. Auch die Entstehung von Hydronephrosen durch Unfall ist sichergestellt[4]) — freilich erheischen gerade diese Fälle eine besonders vorsichtige Beurteilung —, es bilden sich im Anschluß an ein Unterleibstrauma sehr langsam Verengerungen und Verwachsungen des Harnleiters aus. Jahre vergehen, ehe es zu deutlichen

---

[1]) V. Blum, Ztschr. f. Urol. 1918.

[2]) Lohnstein, Bruns Beitr. 109, 2. Haberer, Wiener klin. Woch. 1918 u. a.

[3]) Literatur und eigener Fall in meinem Aufsatz „Nierenblutung als Spätfolge eines Unfalls", Ztschr. f. urolog. Chir. 1923, XII, 3, 4. Ferner Winsbury, Subparietal injury of the Kidenys. Proceed. royal Soc. of Med. 1924, July.

[4]) T. Greco, L'idronephrosi traumatica. Ann. ital. di Chir. III, 4, 1924. R, Sträuli, Traumatische Hydronephrose. Schweizer med. Woch. 1922, 41. E. Baumann, Traumatische Nierenzyste. Münch. med. Woch. 1922, 3. Reisinger und Gruber, Trauma und Hydronephrose. Ztschr. f. urol. Chir. XIII.

Erscheinungen von Sackniere kommt. Dies späte Einsetzen ist einerseits charakteristisch, erschwert aber auf der andern Seite naturgemäß das Urteil. Sehr zurückhaltend wird man immer sein, wenn ein Trauma als Veranlassung einer Geschwulst (Hypernephrom, Prostatasarkom) angeschuldigt wird[1]). In allen eben erwähnten Fällen aber wird eine Verschlimmerung oft genug anzunehmen sein, und namentlich von der Sackniere wissen wir, daß ein Stoß oder etwa ein Hufschlag Blutung oder Bersten hervorrufen und zur Operation zwingen kann[2]).

Besonders lebhaft umstritten ist die Frage, ob an eine subkutane Nierenverletzung auch eine echte „Brightsche Krankheit" sich anschließen kann. Wer von vornherein auf dem Standpunkt steht, daß alle diffusen Nephritiden und Nephrosen hämatogenen Ursprungs, daher unbedingt doppelseitig seien, wird diese Frage bestimmt verneinen und mindestens verlangen, daß auch die Verletzung doppelseitig sei. Ich habe mich zu wiederholten Malen dahin ausgesprochen, daß ich diese Auffassung nicht zu teilen vermag; es scheint mir erwiesen, daß mitunter an eine Kontusion einer Niere — namentlich wenn dieselbe beweglich ist — sich nicht nur Krankheitserscheinungen in dieser selbst anschließen können, sondern daß nach einiger Zeit auch die andere Niere erkrankt und nun alle bekannten Folgen — insbesondere Ödeme — sich einstellen[3]). Daß wir den Modus der Übertragung noch nicht kennen, ändert an der Tatsache nichts — sprechen doch auch die neuesten Untersuchungen von Walthard[4]) dafür, daß nach Eingriffen in eine gesunde Niere auch die andere Niere durch Gewebszerfallsprodukte geschädigt wird, wenn auch im Tierversuch diese Schädigungen rasch vorüberzugehen pflegen. Natürlich kommen hier wesentlich die epithelialen Erkrankungen (Nephrosen), nicht aber die eigentlichen Glomerulo-Nephritiden in Frage.

Auch indirekt kann der Harnapparat geschädigt werden; ich denke hier an die jetzt so viel beachteten Krankheiten des Mundes, der Zähne, der Mandeln, die uns die sorgliche Pflege dieser Organe namentlich im Schulalter zur Pflicht machen; zahlreiche Fälle von Nephritis nehmen von Infektion der Zahnpulpa ihren Ausgang[5]); ferner an Verletzungen der Wirbelsäule und Erschütterungen des Rückenmarks, an die sich nicht bloß Lähmung, sondern auch Steinbildung anschließen kann[6]); endlich an Unfälle, die den gesamten Körper betreffen, wie z. B. an die Verschüttungen, die im Kriege eine so große Rolle gespielt haben, aber auch im Bergwerksbetrieb sich ereignen — von ihnen wissen wir durch Untersuchungen von Minami, daß auf dem Umwege einer Autointoxikation mit Bildung von Methämoglobin Nephrosen erzeugt werden können[7]).

Es ist selbstverständlich, daß wir an alle traumatischen Fälle strengste Kritik anzulegen haben. Die erklärliche Neigung der Kranken, für ihr Leiden eine ganz greifbare Ursache aufzuzeigen, ihre Hoffnung, hierdurch eine Rente zu gewinnen, die durch den Kampf um die Rente selbst gesteigerte Nervosität und Über-

---

[1]) Rückart, Hypernephrom nach Unfall. D. med. Woch. 1923, 12. G. B. Gruber, Bösartige Geschwulst und Unfallfrage. Mschr. f. Unfallheilk. u. Vers.-Med. 1924, 16.

[2]) Vgl. z. B. Rehbein, Ztschr. f. urol. Chir. 1923, XII.

[3]) C. Posner, Über traumatische Nephrose. Ärztl. Sachv.-Ztg. 1915, 7 (Literatur).

[4]) Walthard, Ztschr. f. urol. Chir. 1924.

[5]) Vgl. z. B. Loos, Klin. Woch. 1922, 9.

[6]) Vgl. z. B. E. Holländer, Steinbildung in der Niere nach Wirbelsäulenverletzun Berl. klin. Woch. 1919, 48.

[7]) Minami, Virch. Arch. 1923, 245.

92 treibungssucht — das sind ja die bekannten Momente, die dem objektiven Gutachter seine Aufgabe so erschweren. Bei aller humanen Gesinnung darf man sich natürlich nicht zu Gefälligkeitsattesten verleiten lassen — aber andererseits muß man auch alle denkbaren Mittel anwenden, den Fall zu klären. Die Urologie verfügt jetzt über ein diagnostisches Rüstzeug, mindestens ebenbürtig demjenigen anderer Sonderfächer; wird dies aber, so müssen wir fragen, stets sachgemäß verwertet — ja besteht auch nur die technische Möglichkeit zu völlig abschließender Untersuchung?

Diese Frage muß leider verneint werden. Es soll kein Vorwurf damit ausgesprochen werden, daß selbst in wichtigen Fällen eine Blasenbeleuchtung, ein Ureterenkatheterismus, eine Funktionsprüfung unterlassen wird. Gerade unsere urologischen Fälle liegen doch oft so, daß es, um zu einem richtigen Bilde zu gelangen, größter Sorgfalt und längerer Beobachtung bedarf. Wenn nach einmaliger Untersuchung im Sprechzimmer ein Urteil abgegeben werden soll, so verbeten sich manche unserer wichtigsten Methoden von selbst. Schon die Einführung eines Instruments bei einem Patienten, den wir zum ersten Male sehen, ist sorglich zu erwägen; eine Zystoskopie, ein Harnleiterkatheterismus bedarf mitunter längerer Vorbereitung; eine Funktionsprüfung erfordert zum mindesten einen vollen Tag. Wie soll ein erschöpfendes Urteil zustande kommen, wenn man den Rentenbewerber, den Versicherungskandidaten nur einmal auf kurze Zeit zu Gesicht bekommt?

Für die Unfalls- und Invaliditätsversicherung wäre ein Ausweg möglich, wenn an Stelle der summarischen Untersuchung, mit welcher wir uns jetzt notgedrungen begnügen müssen, Beobachtungsstationen zur Verfügung stünden, in denen wir schwierige Fälle unter Benutzung aller denkbaren Hilfsmittel wenigstens einige Tage im Auge behalten könnten[1]). Ambulatorien, wie sie die Krankenkassen neuerdings inszeniert haben, sind hierfür nicht ausreichend, ja sogar die sorgfältigst geleiteten Untersuchungsämter, wie ein solches z. B. in Hamburg eingerichtet ist, können diese Aufgabe nicht ganz erfüllen. Befände sich unser Vaterland nicht in der unseligen Finanznot, so würde ein solcher Vorschlag wohl Aussicht auf Verwirklichung haben — er würde sich nicht bloß für unser Sonderfach, sondern auch für mancherlei andere Fälle eignen, z. B. für Lungentuberkulose, für Syphilis, für Nervenkrankheiten — gerade wie man hierfür Heilstätten geschaffen hat, die sich auch finanziell als rentabel erwiesen haben, da jeder hierdurch erwerbsfähig Gemachte eine Ersparnis bedeutet, die den Kostenaufwand überwiegt. Indes, hiervon kann ja vorläufig nicht die Rede sein, und wir müssen uns schon zufrieden geben, wenn überhaupt eine fachärztliche Begutachtung durchgeführt wird.

Ich komme hierbei noch einmal auf die vorhin berührte Einrichtung periodischer Untersuchungen anscheinend Gesunder zurück.

Bei diesem Vorschlage handelt es sich keineswegs um eine Utopie — er ist nicht nur schon wiederholt gemacht, sondern auch bereits in die Tat umgesetzt worden. So besteht diese Einrichtung unter Hinzuziehung von Urologen, wie ich einer Arbeit von Karl Weiß[2]) entnehme, in den Kruppschen Betrieben;

---

[1]) Diesen Vorschlag habe ich bereits im Jahre 1901 in einem Vortrage „Die ärztliche Fähigkeit auf dem Gebiete der Invalidenversicherung" (Berl. klin. Woch. 1901, 16 u. 17) gemacht.

[2]) Karl Weiß, Freiwillige, wiederkehrende Untersuchung anscheinend Gesunder und deren Bedeutung für die soziale Fürsorge. Klin. Woch. 1923, 9.

in den Vereinigten Staaten von Amerika ist sie bekanntlich mehrfach durchgeführt; und der auf diesem ganzen Gebiet sozialer Fürsorge so anregend tätige Teleky hat sich öfters in diesem Sinne ausgesprochen und dabei gerade an zwei Beispiele erinnert, von denen auch hier die Rede war — an die Bleikrankheit und an die Anilinvergiftung. Man wird ihm zustimmen, wenn er diese Einrichtungen an die schon bestehenden Gewerbeinspektionen angegliedert wissen will, wobei freilich erhebliche Vermehrung der Gewerbeärzte und sorgliche Ausbildung derselben nötig wäre — ihr Zusammenwirken mit den sachverständigen Kennern der Betriebe selbst würde sicher von den ersprießlichsten Folgen sein[1]). Daß dabei gerade auch die urologischen Fachärzte eine wichtige Aufgabe zu lösen haben, dürfte aus den von mir angeführten Beispielen erhellen — die Anilinindustrie hat wohl am ersten erkannt, wie wichtig deren Mitwirkung ist. Ich könnte den Kreis solcher Fragen noch wesentlich erweitern, denn ich habe noch nicht erwähnt, wie erwünscht es wäre, auf diese Art die Nierentuberkulose in ihrem Beginn zu erkennen, noch nicht, wie die Bekämpfung der Gonorrhöe und ihrer Folgezustände allen denen am Herzen liegen muß, die an der Gesundung unseres Volkes, an der Aufzucht einer kraftvollen Generation mitarbeiten wollen. Aber selbst wenn wir uns rein auf die gewerbehygienischen Verhältnisse beschränken, so wird das hier Angedeutete genügen, um unserer Forderung einer gründlichen urologischen Ausbildung, einer Mitwirkung besonders geschulter Fachärzte verständlich zu machen; es leiten uns dabei nicht egoistische Motive, sondern die feste Überzeugung, daß hierdurch der Gesamtheit ein wesentlicher Dienst erwiesen werden wird. Auch unsere diesjährigen Verhandlungen werden ohne Zweifel dazu beitragen, die Entwicklung, welche die moderne Urologie genommen hat, zu beleuchten und zu fördern; und in der Zuversicht, daß uusere gemeinsame Arbeit sich wiederum als fruchtbar erweisen werde, erkläre ich nunmehr die VI. Tagung der Deutschen Gesellschaft für Urologie für eröffnet!

Meine verehrten Damen und Herren! Ehe wir in die weitere Tagesordnung eintreten, gestatten Sie mir eine persönliche Bemerkung. Sie haben auf Ihren Plätzen ein Doppelheft der „Zeitschrift für Urologie" vorgefunden, unserm Kongreß zugeeignet, in welchem auch meiner Person in sehr freundlicher Weise gedacht wird. Ich glaube im Namen der Gesellschaft zu sprechen, wenn ich zunächst der Schriftleitung und der Verlagsbuchhandlung für diese so reich ausgestattete Nummer unsern Dank ausdrücke. Ich darf aber auch meinen persönlichen Dank aussprechen, in erster Linie meinem verehrten Kollegen Casper, dann aber allen, die zu diesem Heft beigesteuert haben. Ich kann nun versichern, daß ich versuchen werde, den mir gewidmeten freundlichen Worten durch die Tat zu entsprechen.

Wir treten nun in die Tagesordnung ein und zwar wird es sich um eine kurze Reihe von Projektionsvorführungen handeln, bei denen der leitende Gedanke gewesen ist, nicht nur den Urologen, sondern auch denen, die außerhalb unseres Faches stehen, einen Überblick über die moderne Entwicklung der Urologie und ihre Höchstleistungen namentlich in diagnostischer Hinsicht zu geben. Bevor wir aber hierzu übergehen, möchte ich in die Erinnerung das Andenken an einige der Männer zurückrufen, welche von uns geschieden sind, aber teils

---

[1]) Teleky, Gewerbehygienisches Arbeiten und Forschen. Soz. Praxis 1924.

94 der Entwicklung der Urologie im ganzen, teils der Entwicklung unserer Gesellschaft selbst die ersprießlichsten Dienste geleistet haben.   Lichtbilder.)

Ich erinnere Sie in erster Linie an Max Nitze, den genialen Erfinder des Zystoskops und Begründer der neuen Ära unseres Faches, an Anton von Frisch, den Vorsitzenden des ersten, so glänzend verlaufenen Kongresses in Wien, an den vielbetrauerten Otto Zuckerkandl, der uns leider, unmittelbar bevor er die letzte Wiener Tagung zu leiten hatte, durch den Tod entrissen worden ist, — beide so bekannt, daß ich kein Wort hinzuzufügen brauche.

Als in Stuttgart die Deutsche Gesellschaft für Urologie begründet wurde, haben wir Felix Martin Oberländer mit der Leitung der konstituierenden Sitzung betraut. Er hat durch seine mit Humor gepaarte Energie ganz wesentlich dazu beigetragen, daß alle Gegensätze ausgeglichen wurden und die Gesellschaft in die Form gegossen wurde, in der sie heute dasteht. Er hat, wie Sie wissen, sich besonders um den Ausbau der Urethroskopie verdient gemacht. Dies sein Lebenswerk ist fortgesetzt worden durch Hans Goldschmidt, durch welchen ganz erhebliche Fortschritte auf diesem Gebiet herbeigeführt worden sind.

Ich wollte noch die Bilder zweier anderer Männer vorführen, erstens dasjenige von Hans Wossidlo, dem ersten Berliner Schriftführer; auch seine Verdienste liegen zum Teil auf dem Gebiet der Urethroskopie, erstrecken sich aber auch auf alle Zweige unseres Faches; leider ist das Diapositiv auf dem Transport zerbrochen. Zweitens wollte ich gern das Bild von Kapsammer, dem Schriftführer der ersten Wiener Tagung zeigen, aber es war nicht möglich, eine Aufnahme von ihm zu erhalten. Wir verdanken ihm wesentliche Förderung in den Fragen der funktionellen Diagnostik.

Dieser Mann endlich gehört zwar nicht in unser engstes Fach hinein, wir alle bewahren ihm aber eine unauslöschliche Erinnerung: es ist Albert Neisser, dessen Entdeckung des Gonokokkus unsere Diagnosestellung in zahllosen Fällen erst ermöglicht hat.

Verhandlungen der Deutschen Gesellschaft für Urologie

*

VII. Kongreß, in Wien
30. Sept. bis 2. Okt. 1926

Mit 74 Abbildungen

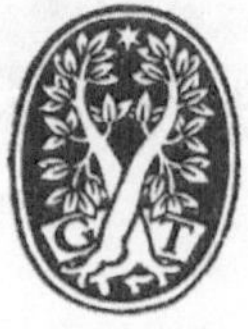

1 9 2 7

Georg Thieme / Verlag / Leipzig

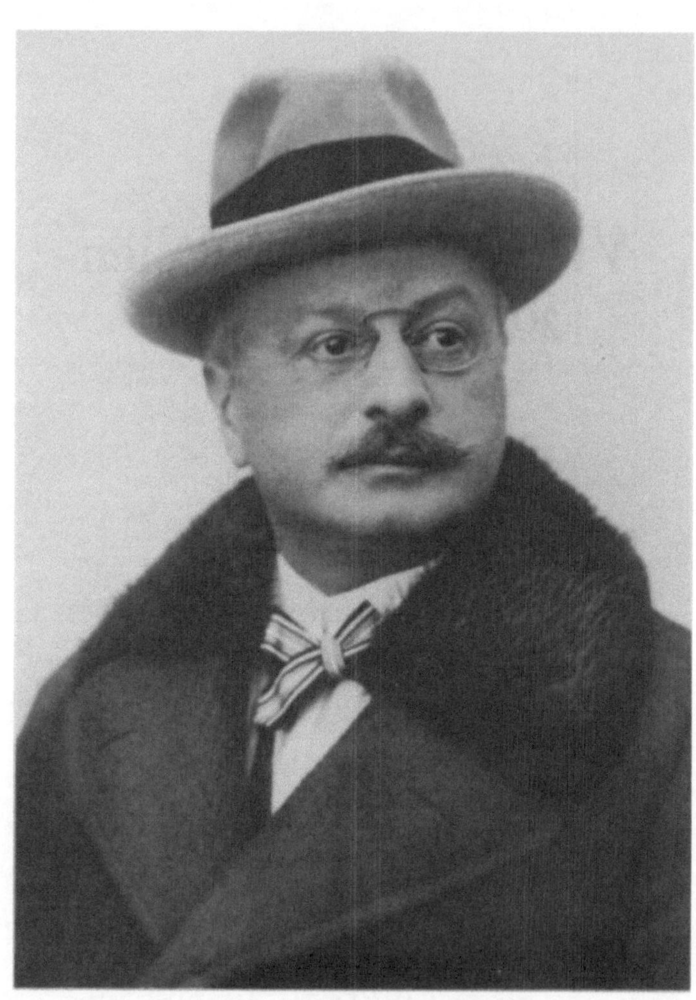

VII. Kongreß
der Deutschen Gesellschaft für Urologie
30. September–2. Oktober 1926 Wien

Vorsitzender: Professor Dr. Victor Blum

Geboren am 10. Januar 1877 in Wien, gestorben im Jahre 1954.
Studium der Medizin in Wien, Promotion 1900. Vier Jahre Aspirant in der Klinik von Neusser, Assistent der chirurgischen Abteilung der Poliklinik Professor Fraenkel, Assistent von Professor v. Frisch von 1902 bis 1917. 1912 Habilitation für Urologie an der Wiener Universität. (1. Habilitation für Urologie in Österreich und Deutschland).
1921 Tit. a.o. Professor und tätig als Vorstand des Urologischen Ambulatoriums am Sophienhospital in Wien. Seit 1919 gewählter Vicepräsident (1920) der Wiener Urologischen Gesellschaft, geschäftsführender Sekretär der Deutschen Gesellschaft für Urologie. Einige seiner Publikationen:
»Symptomatologie und Diagnostik der urogenitalen Erkrankungen«.
»Nierenphysiologie und funktionelle Nierendiagnostik«.
»Chirurgische Pathologie und Therapie der Harnblasendivertikel«.
»Urologie und ihre Grenzgebiete«.
»Die Erkrankungen der Prostata«.
Ca. 70 weitere Arbeiten chirurgischen und urologischen Inhalts. Blum war außerdem Mitherausgeber der Zeitschriften »Zeitschrift für Urologie« und »Zeitschrift für urologische Chirurgie«.

Das nebenstehende Bild ist nach einer Photographie von Max Schneider, Wien, reproduziert. Aus dem Bildarchiv d. Inst. f. Gesch. d. Med., Wien.

Verhandlungen der Deutschen Gesellschaft für Urologie.

VII. Kongreß, 1926, in Wien.
(30. September bis 2. Oktober.)

Eröffnungsansprache.

Vorsitzender V. Blum (Wien):

Mit erneutem Dank für das große Vertrauen, daß Sie mir durch die ehrenvolle Wahl zum Vorsitzenden bewiesen haben, eröffne ich die VII. Tagung der Deutschen Gesellschaft für Urologie und heiße Sie alle, die Sie unserer Einladung zur Wiener Tagung in so erfreulicher Zahl Folge geleistet haben, herzlich willkommen.

Zunächst gereicht es uns zur besonderen Ehre, die hier erschienenen Vertreter unserer Behörden und Ämter und der wissenschaftlichen Vereinigungen begrüßen zu dürfen. Es ist uns eine besondere Auszeichnung, in Vertretung des Herrn Bundesministers für Unterricht Herrn Ministerialrat Dr. *Mayer* zu begrüßen. Es ist uns weiters eine ehrenvolle Pflicht, Herrn Sektionschef Dr. *Scherrer*, Leiter des Volksgesundheitsamtes, willkommen zu heißen, der hier das Ministerium für soziale Verwaltung vertritt. Zur besonderen Auszeichnung gereicht es uns, Herrn Prof. *Tandler* als Vertreter des Herrn Bürgermeister der Bundeshauptstadt Wien begrüßen zu dürfen. Der Herr Rektor der Wiener Universität Hofrat Prof. Dr. *Molisch* hat leider absagen müssen, da er aus dienstlichen Gründen am Erscheinen verhindert ist. Ich erlaube mir auf das herzlichste zu begrüßen: als den Vertreter und Führer des Professorenkollegiums den Dekan der Medizinischen Fakultät, Herrn Prof. Dr. *Maresch*. Der Herr Präsident der Wiener Ärztekammer Dr. *Thenen* und der Präsident der wirtschaftlichen Organisation der Ärzte Wiens Dr. *Stritzko* hatten die Freundlichkeit, den Kongreß zu begrüßen. Ich heiße aufs herzlichste willkommen den Herrn Präsidenten der Gesellschaft der Ärzte in Wien, Prof. Dr. *Eiselsberg*, den ich zunächst als unser verehrtes Oberhaupt in der Gesellschaft der Ärzte, weiters als Ehrenmitglied der Gesellschaft für Urologie und nicht zuletzt als unseren Hausherrn begrüße und dem ich den Dank unserer Gesellschaft für die bereitwillige Überlassung der Säle und Räumlichkeiten des *Billroth*-Hauses für unsere Tagung auszusprechen mir erlaube.

Von unseren Ehrenmitgliedern, die durch ihre Anwesenheit unsere Eröffnungssitzung beehren, begrüße ich weiters herzlichst die Herren Prof. *Hochenegg*, Geheimrat *Casper* und Geheimrat Dr. *Kümmell*.

Mit diesen Begrüßungen verbinde ich namens der Deutschen Gesellschaft für Urologie meinen herzlich ergebenen Dank für ihr Erscheinen, durch das die genannten Herrn ihr Interesse für unsere Tagung bekundet haben.

Mein Willkommgruß gilt nun weiters in erster Linie unseren Freunden und Mitgliedern der Deutschen Gesellschaft für Urologie aus dem Deutschen Reich. Wann immer

Reichsdeutsche und Österreicher zu gemeinsamer Tätigkeit zusammentreffen, mischt sich in die herzliche Freude an der vertrauensvollen Zusammenarbeit das innige Bedauern, daß noch immer politische Grenzen zwischen uns stehen, trotzdem die aufrichtigste freundschaftliche Zusammenarbeit und stammesbrüderliches Verstehen besonders nach den prüfungsreichen 12 Jahren von Krieg und Not, die hinter uns liegen — uns zu einem einheitlichen, wissenschaftlichen Körper vereinigt, dem hoffentlich in nicht zu ferner Zukunft die allgemein ersehnte Vereinigung auch im vollen politischen Sinne beschieden sein wird.

Unsere Fachgenossen jenseits der früheren und der nach dem Kriege neugezogenen Grenzen, unsere Freunde aus der Schweiz, Holland, den nordischen Staaten und der Türkei und Bulgarien und den auf dem Boden der ehemaligen österreichisch-ungarischen Monarchie neuerstandenen Staaten seien herzlichst begrüßt und willkommen geheißen.

Aber noch von höherer Warte erklingt mein Willkommensgruß an die Vertreter unseres Faches aus dem westlichen, südlichen und östlichen Auslande, die unbekümmert um die bis vor kurzem noch bestehenden politischen Ungeklärtheiten den Anschluß an unsere Deutsche Gesellschaft für Urologie gesucht und gefunden haben und deren freundlichem Besuche wir es verdanken, daß wir eigentlich eine internationale Tagung für Urologie darstellen. So begrüße ich ganz besonders unsere Herren Referenten und Gäste aus den Vereinigten Staaten von Nordamerika, aus Rußland, Frankreich, Italien, Rumänien, der Türkei und den übrigen Balkanländern, Japan usw.

Wenn ich zur Vorgeschichte dieser heutigen Tagung aus den Vorverhandlungen nur eine kleine Einzelheit erwähnen darf, so sei es mir gestattet, auf die Tatsache hinzuweisen, daß die Internationale Gesellschaft für Urologie, die noch 1914 in Berlin einen Kongreß abhielt, sich während des Krieges auflöste, um 1919 als neue Internationale Gesellschaft neuzuerstehen — mit Ausschluß der Urologen aus den zentraleuropäischen Staaten. Als im Jahre 1924 beim internationalen Kongreß in Rom dieser ungerechte und kränkende Paragraph aufgehoben wurde und nach der neuen Fassung jeder Urologe der Internationalen Gesellschaft beitreten konnte, dessen Staat dem Völkerbund angehörte, und als im vorigen Jahre die mündlichen Unterhandlungen mit dem Generalsekretär der Internationalen Gesellschaft für Urologie, weiland Prof. *Desnos* in Paris uns Österreichern nahegelegt wurde, der Internationalen Urologengesellschaft beizutreten, lehnten wir dies aus Gründen der Solidarität mit den deutschen Urologen dezidiert ab.

Unsere diesmalige Tagung ist eine Jubiläumsfeier, denn ich darf Sie daran erinnern, daß genau vor 20 Jahren — am 16. September 1906 — anläßlich der Versammlung deutscher Naturforscher und Ärzte in Stuttgart über Einladung eines vorbereitenden Ausschusses die bedeutendsten Vertreter unserer Wissenschaft in den deutschen Landen — dem Deutschen Reiche, der österreichisch-ungarischen Monarchie und der deutschen Schweiz — sich in Stuttgart zu einer Konferenz vereinigten, in welcher der Beschluß gefaßt wurde, eine Deutsche Gesellschaft für Urologie zu gründen.

Der damalige Senior und Alterspräsident weiland Prof. *Oberländer* (Dresden) begrüßte die gründende Versammlung von 40 deutschen Urologen mit einer zündenden Ansprache, in der er folgendes ausführte:

• „Ich habe nicht nötig, Ihnen hier auseinanderzusetzen, wie berechtigt gerade die deutschsprechenden Urologen zur Gründung einer eigenen Gesellschaft sind, da eben von diesen Ländern aus die epochemachenden Entdeckungen, welche die Spezialdisziplin der Urologie schufen, ausgegangen sind. Die französische und amerikanische Nation sind uns schon lange mit der Gründung einer solchen Gesellschaft vorangegangen; um so richtiger und wichtiger soll es für uns erscheinen, denselben Weg zu betreten und rüstig auf demselben vorwärtszuschreiten.

Die Urologie ist unter den medizinischen Spezialfächern die jüngste, ihre wissenschaftlichen Erfolge sind nichtsdestoweniger sehr beachtenswert, unsere Literatur legt hiervon beredetes Zeugnis ab. Wir haben uns allmählich und sicher unabhängig von jeder anderen Disziplin auf eigene Füße und festzustellen gewußt und diese unsere Stellung soll heute durch unsere Gründung nach außen hin dokumentiert werden."

In den seither verflossenen 20 Jahren nahm unsere Gesellschaft einen außerordentlichen Entwicklungsgang, die Zahl der Mitglied wuchs auf fast 500 an und es tagte der Kongreß der Deutschen Gesellschaft für Urologie siebenmal — die Zeit des Krieges und die Nachkriegszeit bildete eine 9jährige Unterbrechung der Arbeiten unserer Gesellschaft — und zum vierten Male seit ihrer Gründung hat unsere Stadt Wien den Vorzug in ihren Mauern die Deutsche Gesellschaft für Urologie zu beherbergen. Diese Ehre verdankt unsere Vaterstadt dem glücklichen Umstande, daß seit alten Zeiten hier weitberühmte Pflegestätten der urologischen Wissenschaft bestanden haben.

In der zweiten Hälfte des vorigen Jahrhunderts trat die wissenschaftliche Medizin in ihre Blütezeit und auch unsere Disziplin, die schon zur Zeit der uralten Anfänge der mittelalterlichen Medizin eine hochbedeutsame Rolle spielte, fand in der Zeit der medizinischen Renaissance etwa seit 1870 eine der bestkultivierten Pflegestätten in Wien. Ich erinnere Sie nur an die großen Wiener Chirurgen *Billroth* und *Albert*, deren Arbeiten befruchtend auf die Entwicklung der modernen Urologie wirkten, ich erinnere Sie an die urologischen Schulen von *Dittel, Ultzmann, Grünfeld, Englisch*, später *von Frisch* und *Zuckerkandl*.

Ich darf Sie weiters daran erinnern, daß in kurzer Zeit der 50. Gedenktag jenes berühmten Tages zu feiern sein wird, an welchem *Max Nitze* gemeinsam mit *J. Leiter* das erste am Lebenden brauchbare Cystoskop in der Gesellschaft der Ärzte an dieser Stelle demonstrierte.

Von Wien ging ferner die praktische Einführung der Urethroskopie durch die Arbeiten *Josef Grünfelds* aus, dieser war es auch, der als erster eine Uretermündung mit einer feinen Sonde am Lebenden entrierte. Die Geschichte des Ureterenkatheterismus knüpft an die Namen der Wiener Ärzte *Pawlik* und *Alex. Brenner* an.

Berlin und Wien teilten sich seit der Gründung der Gesellschaft in regelmäßiger Folge in die Ehre, den Kongreß der Deutschen Gesellschaft für Urologie vorbereiten und beherbergen zu dürfen.

Ein Blick auf unser so erfreulich reichhaltiges Programm zeigt Ihnen, daß die Mitglieder der Deutschen Gesellschaft für Urologie in reichstem Ausmaße forschend und praktisch arbeitend tätig sind, und die Früchte dieser Arbeiten, die wir satzungsgemäß bei unseren Tagungen sammeln und besprechen sollen, stellen eine so reichliche Ernte der deutschen urologischen Arbeit dar, daß es unmöglich erscheint, dieses Programm auch nur zur Hälfte wirklich zu erledigen.

Es scheint, um die Erledigung des überreichlichen Materials zu ermöglichen, unerläßlich, daß wir uns mit einem Vorschlage befassen werden, der dahingeht, daß wir unsere Tagungen alljährlich abhalten. Geradeso wie die Deutsche Gesellschaft für Chirurgie, die Deutsche Röntgengesellschaft, die Orthopädengesellschaft und geradeso wie die Ass. franç. d'Urologie, die Societá Italiana di Urologia, die Association of genito-urinary Surgeons, sollten wir dem Ihnen rechtzeitig bekanntgegebenen Antrage beipflichten.

Bevor wir an unsere eigentliche wissenschaftliche Tätigkeit gehen, habe ich als Vorsitzender eine traurige Pflicht zu erfüllen. Es gilt derjenigen Mitglieder zu gedenken, welche während unserer Amtsführung dahingegangen sind. (Die Versammlung erhebt sich.)

Zunächst beklagen wir das Hinscheiden unseres Ehrenmitgliedes Prof. Dr. *James Israel*, welcher am 20. Februar ds. J. im. im 78. Lebensjahre verschieden ist.

Was die deutsche Wissenschaft und besonders die deutsche urologische Chirurgie durch das Ableben *Israels* verliert, das ist nur schwer mit wenigen Worten zu erledigen.

Israel war ein Mitbegründer der Urologie als Spezialfach und galt mit Recht bis in die jüngste Zeit als das Oberhaupt und als der vornehmste Vertreter unseres Faches und nicht nur in seiner deutschen Heimat, auch in der ganzen wissenschaftlichen Welt galt er als die erste Autorität der urologischen Chirurgie.

Versuchen wir einen Rückblick auf die Lebensarbeit und den Werdegang des Meisters zu werfen, so müssen wir zunächst die vorbildliche Arbeit anerkennen, wie dieser Gelehrte durch schöpferische eigene Arbeiten und durch Heranziehen einer großen Schule, das damals noch gänzlich unbearbeitete Neuland der Urologie begründete, wie er fußend auf den Mutterdisziplinen der inneren Medizin und der Chirurgie und ausgerüstet mit den Kenntnissen der modernen Hilfswissenschaften, der Chemie, Bakteriologie, pathologischen Histologie und Experimentalforschung, das neue Gebiet der chirurgischen Pathologie und Therapie der Erkrankungen der Harnorgane erschloß.

In den Kliniken *Traubes* und *von Langenbecks*, in den Instituten *Virchows* und der anderen Meister der Berliner Universität gründlichst vorgebildet, wandte er sich schon frühzeitig seinem Lieblingsgebiete, der chirurgischen Behandlung der Nierenkrankheiten in theoretischer und praktischer Arbeit zu. Schon unter seinen ersten Veröffentlichungen aus dem Jahre 1879 läßt sich seine besondere Vorliebe für dieses neue Gebiet der Chirurgie erkennen und es gibt kaum ein Gebiet der Pathologie der Harnorgane, welches *Israel* nicht entweder allein oder in Gesellschaft mit einem seiner Schüler bearbeitet hätte. Einen vorläufigen Abschluß seiner literarischen Arbeiten über die Nierenpathologie brachte das monumentale Werk „Die chirurgische Klinik der Nierenkrankheiten 1901", ein Buch, welches als Resultat 16jähriger Erfahrungen auf dem Gebiete der Nierenchirurgie über 300 Fälle von Nierenoperationen berichtet, ein Buch, welches dank seiner klassischen Darstellungen und der Reichhaltigkeit des Materials unbedingt als das beste Werk über Nierenchirurgie der damaligen Zeit gelten konnte. In diesem Buche findet sich für jeden Leser eine wertvolle Fundgrube von Beobachtungen und von Anregungen zu weiterer Forschung in fast allen Problemen der Nierenpathologie.

Im Jahre 1907 begründete *Israel* unter Mitwirkung der hervorragendsten Urologen der damaligen Zeit die F o l i a U r o l o g i c a ein internationales Archiv für die Krankheiten der Harnorgane.

Die Zahl der von *Israel* und seinen Schülern veröffentlichten Arbeiten, die anläßlich seines 75. Geburtstages im Jahre 1923 zusammengestellt wurden, beträgt fast 500, davon zirka 150 urologische Arbeiten. Besonders herausgegriffen seien: seine Arbeit über die Palpation gesunder und kranker Nieren 1889, worin er als erster deutscher Autor die respiratorische Beweglichkeit der Niere feststellte, seine Studien und Erfahrungen über die reflektorische Anurie 1896, seine kritischen Arbeiten über die funktionelle Nierendiagnostik und die essentielle Nierenblutung, über Fieberbewegungen bei Nierentumoren und verschiedenes andere.

Neben den großen schöpferischen Leistungen, die *Israel* in zahllosen Schriften der Öffentlichkeit kundgab, deren letzte reifste Frucht, das im Vorjahr erschienene Lehrbuch der Nierenchirurgie darstellt, liegt die Bedeutung *Israels* für die Urologie darin, daß er das neubegründete Fach der Urologie nach der chirurgischen Richtung ausgebaut wissen wollte und die strenge Scheidung von den Grenzgebieten, mit denen unser Fach in früherer Zeit so innig zusammenhing, der Dermatologie und Venerologie, mit eiserner Konsequenz durchführte. Nicht nur für seine zahlreichen Schüler, die dem Meister im Deutschen Reiche und im Auslande an den Stätten ihrer späteren Betätigung nacheiferten, bildete der Ausbau der Urologie als chirurgisches Fach das erstrebenswerte Ziel, auch im übrigen Auslande sehen wir unter dem Einflusse *Israels* die Urologie ein selbständiges chirurgisches Fach werden, und für die Anerkennung, welche das Wirken *Israels* in der ganzen Welt fand, spricht es, daß die I n t e r n a t i o n a l e G e s e l l s c h a f t f ü r U r o l o g i e, welche bis zum Ausbruche des Krieges drei Versammlungen abhielt, ihren ersten Kongreß in P a r i s unter *Guyons*, den zweiten in L o n d o n unter *Fenwicks*, den dritten 1914 unter *Israels* Vorsitz in B e r l i n abhielt.

Israel war Ehrenmitglied unserer Gesellschaft für Urologie, der Deutschen Gesellschaft für Chirurgie und wohl sämtlicher in- und ausländischer urologischer Vereinigungen.

Den Verlust *Israels* empfinden wir alle gleich schmerzlich, denn alle die heute in der Urologie wirken und arbeiten, sind direkt oder indirekt, wissentlich oder unbewußt Schüler des Altmeisters *Israel* und um so schmerzlicher trifft uns dieser Verlust, je näher man dem alten Lehrer gestanden hat, je mehr man sich bewußt wird, was jeder Einzelne dem Meister verdankt.

Am 10. Februar 1925 starb in Triest Prof. Dr. *Georg Nicolich*, der Nestor der italienischen Urologie, Präsident der Societá italiana di Urologia im 74. Lebensjahre, der eine hochbedeutsame Schule der Urologie gründete, aus welcher die bekanntesten Urologen ganz Italiens stammen.

Seine wissenschaftlichen Arbeiten sind zahlreich, an den Arbeiten unserer Deutschen Gesellschaft für Urologie nahm er wiederholt, zum letzten Male bei unserer letzten Berliner Tagung persönlich teil. Obwohl noch in Friedenszeiten und später während des Krieges und nach demselben nach Paris zur Association française d'Urologie gravitierend, bemühte sich *G. Nicolich* in den letzten Jahren lebhaft und ernst, die Gegensätze zwischen der Internationalen und der Deutschen Gesellschaft für Urologie zu überbrücken und seinem Einflusse ist es zuzuschreiben, daß der Internationale Kongreß für Urologie in Rom unter seinem Vorsitze den beschämenden Paragraphen vom Ausschlusse der Urologen Zentraleuropas aus seinen Statuten ausmerzte.

Im Herbste des vorigen Jahres starb in Indien an Cholera unser Korrespondierendes

Mitglied, der Generalsekretär der internationalen Gesellschaft für Urologie Prof. *Desnos* in Paris, ein Mann von hoher wissenschaftlicher Bedeutung. An seine Schöpfung, die Encyclopédie d'Urologie, deren erste zwei Bände er vor 12 Jahren mit einer Huldigung für die Deutsche Urologie auf den Tisch des IV. Kongresses legte, sei nur kurz erinnert.

Unsere Mitglieder *Julius Pollak* und Dr. *Richard Steiner* in Wien, strebsame junge Kollegen, Schüler *Hocheneggs* und *von Frischs* starben vor 2 Jahren. Wir beklagen weiters das Hinscheiden unserer Mitglieder *Héresco* und *Cealic* in Bukarest, Prof. Dr. *Victor Janovski* in Prag, Prof. *Rydygier* in Lemberg (Polen), Dr. *Mörig* (Stuttgart), *F. Kreisel* (Chicago), *M. L. Heidingsfeld* (Cincinnati), *Albert C. Margulies* (New York).

In diesem Jahre, vor wenigen Wochen, verloren wir unser Ausschußmitglied Herrn Dr. *Hermann Prigl* in Wien, der nach einer schweren Darmoperation starb. *Prigl* ein Schüler *A. von Frischs* war ein gesuchter praktischer Urologe in Wien, er war auch wissenschaftlich tätig und seit vielen Jahren Mitglied des Vorstandes der Deutschen Gesellschaft für Urologie und Vizepräsident der Wiener urologischen Gesellschaft.

Ein gewesenes Mitglied unseres Vorstandes, den weitbekannten Professor der pathologischen Anatomie und Histologie an der Wiener Universität *Oskar Stoerck* verloren wir gleichfalls in diesem Jahre. Seine wissenschaftliche Bedeutung lag in erster Linie in seinen Arbeiten, die ihn auf urologisches Gebiet geführt haben. Seine teils allein, teils gemeinsam mit *Otto Zuckerkandl* bearbeitete pathologische Histologie der Niere und der Blase sind dauernde Zeugnisse ausgezeichneter deutscher Forschertätigkeit. Die Mitglieder unserer Gesellschaft, die Wiener Professoren der Gynäkologie *K. A. Herzfeld* und *Hans Thaler* starben in diesem Jahre, sie nahmen beide innigen Anteil an der Entwicklung der Urologie und den Arbeiten unserer Gesellschaft. Im blühendsten Mannesalter, kurz vor Erreichung seines Lebenszieles als ordentlicher Professor und klinischer Vorstand, starb in diesem Frühjahr der bekannte Dermatologe Prof. *J. Kyrle,* den seine Arbeiten über histologische-biologische und pathologische Themata vielfach auf urologisches Gebiet geführt haben. Grundlegend wurden unter anderem seine Untersuchungen über die normale und pathologische Histologie des menschlichen Hodens.

Es starben weiters in dieser Berichtsepoche:

Dr. *Berthold Goldberg,* Badearzt in Wildungen, im Winter Köln. Er war ein beschäftigter Praktiker, hatte Verdienste um die Erforchung der entzündlichen Erkrankungen der Prostata (Prostatitis chronica cystoparetica), schrieb einen „Leitfaden der Urologie", „Verhütung der Harninfektion".

Dr. *Edwin Pfister,* praktizierte früher in Kairo, die letzten Jahre in Dresden, bekannt durch seine Forschungen und Veröffentlichungen über Bilharzia-Erkrankungen der Harnwege. Übersichtsreferate über Tropenkrankheiten im urologischen Jahresbericht. Gestorben in Dresden 1925.

Dr. *Vertun Martin,* früher Assistent der *Posnerschen* Poliklinik in Berlin, gestorben daselbst im Jahre 1925.

Prof. Dr. *Jakob Kohn* (Berlin), Schüler *Carl Posners,* Verfasser eines kurzen Lehrbuches der Urologie, ein weitbekannter Praktiker und ausgezeichneter Lehrer, dessen Verdienste in unserem Fache ihn weit über die Grenzen Deutschlands bekannt machten.

. . . . Alles Männer von gutem, ehrlichem Willen beseelt, unserem gemeinsamen Ziel der Förderung unserer Wissenschaft möglichst nahezukommen.

Meine Herren! Sie haben sich zum Zeichen der Trauer für die Dahingeschiedenen von den Sitzen erhoben und mich damit beauftrat, diese Trauerkundgebung unserem Protokoll einzuverleiben.

Allen den Genannten werden wir in Treue ein ehrenvolles Gedenken bewahren!

Diesen schweren Verlusten steht nun eine recht erfreuliche Zahl neuer Mitglieder, und zwar 85 gegenüber. Ich heiße alle die neuen Mitglieder herzlich willkommen in unserem Kreise und lade sie zu eifriger Mitarbeit ein.

Wenn ich Sie einlade, einen weiteren Blick auf unser Kongreßprogramm zu werfen, so scheint mir zunächst die Wahl der Diskussionsthemata eine richtige gewesen zu sein, denn die Zahl der Kollegen, die sich zu den einzelnen Referaten als Diskussionsredner angemeldet haben, ist so groß, daß ich meinen dringenden Appell an die Anwesenden richten muß, sich strengstens an die satzungsgemäßen Redezeiten zu halten.

Die Wahl der Diskussions- und Referatthemen scheint mir weiters deshalb eine glückliche zu sein, weil unser Streben darin aufscheint, die wichtigsten, uns am meisten am

104 Herzen liegenden, verantwortungsvollsten Fragen der Urologie klar und ungeschminkt zu besprechen.

Der vornehmsten, bedeutsamsten Aufgabe, die dem Arzte — dem Praktiker wie dem Facharzte — gestellt ist, der Bedeutung des Schmerzes und seiner Bekämpfung ist der heutige Vormittag gewidmet.

Die Wahl des zweiten Referatthemas, der Pathologie und Therapie der Anurie, und noch mehr des dritten Themas, der Pathologie und Therapie der bösartigen Neubildungen der Blase zeigt unser Bestreben, gerade die schwierigsten Probleme der Urologie vor Ihnen aufzurollen und dieselben öffentlich zu diskutieren, wenn auch nach dem heutigen Stande unseres Wissens und unserer Erfahrungen die Wahrscheinlichkeit nicht allzu groß ist, daß wir über sehr günstige Ergebnisse unserer Heilbestrebungen beim Blasenkrebse Bericht bekommen und dadurch zu allgemeingültigen Richtlinien gelangen werden.

Verhandlungen der Deutschen Gesellschaft für Urologie

VIII. Kongreß, in Berlin

26. bis 29. Sept. 1928

Mit 182 Abbildungen

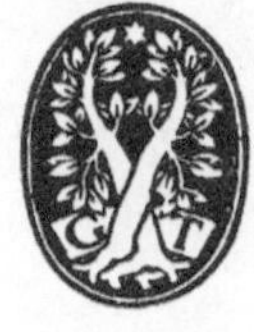

1929

Georg Thieme / Verlag / Leipzig

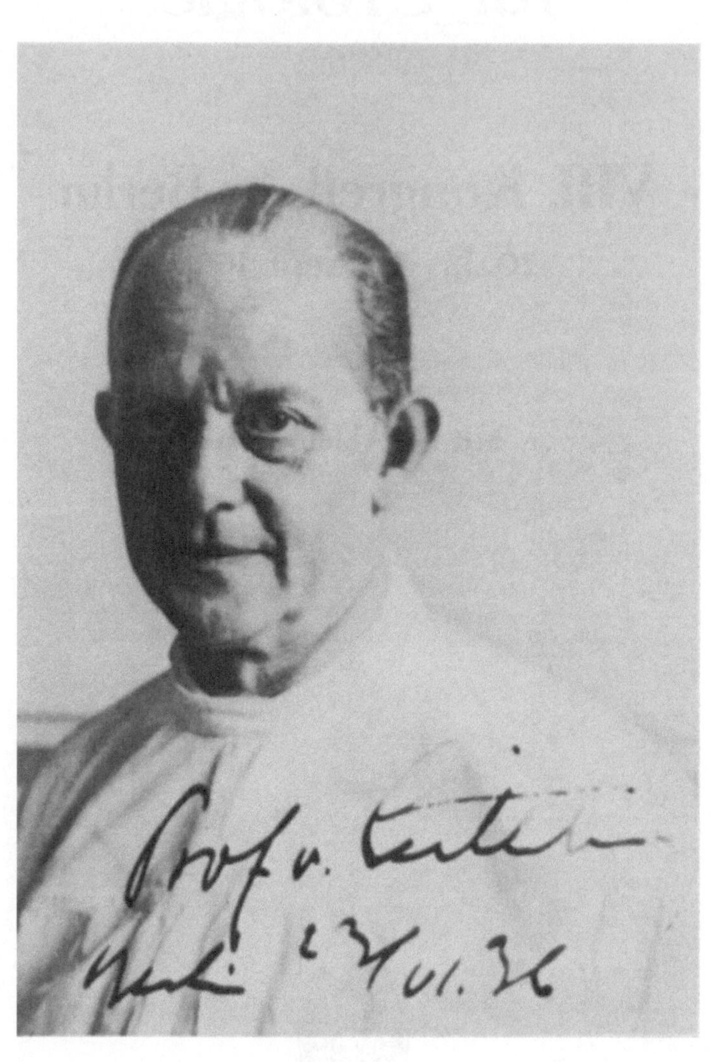

VIII. Kongreß
der Deutschen Gesellschaft für Urologie
26.–29. September 1928 in Berlin

Vorsitzender: Professor Dr. Alexander von Lichtenberg

Geboren am 20. Januar 1880 in Budapest.
Gestorben am 12. April 1949 in Mexiko-City.

1902 Promotion.
Von 1902–1908 Chirurgische Ausbildung in Heidelberg
unter Czerny und Narath.
1905 und 1906 Einführung der Cystographie und Pyelographie zusammen mit Voelcker in Heidelberg.
ab 1. 4. 1908 bei dem Chirurgen Madelung in Straßburg.
1910 Habilitation für Chirurgie und orthopädische Chirurgie
in Straßburg.
August 1914 als ungarischer Staatsangehöriger zum Hee-
resdienst in Ungarn einberufen und Chirurg in Pecs.
1916 in Kassa.
1917 Ernennung zum Professor in Straßburg.
1919 Chirurg in der Tschechoslowakei.

Ab 1920 in Berlin zunächst als Orthopäde niedergelassen.
1921 a.o. Professor in Berlin, beratender Urologe am St.
Hedwigs-Krankenhaus Berlin.
Seit 5. Dezember 1924 eigene Abteilung am St. Hedwigs-
Krankenhaus.

Seit 1929 ist sein Name eng mit der ersten Anwendung der
Ausscheidungsurographie verbunden (Uroselektion).
1935 Entzug der Lehrbefugnis aus rassischen Gründen.
23. 6. 1936 Rückkehr nach Budapest. Dort urologische
Privatpraxis im Siesta-Sanatorium.

1939 Emigration nach Mexiko. Dort Privatpraxis und urologische Operationstätigkeit in verschiedenen Hospitälern
und Sanatorien. Seit 1913 Herausgeber der »Zeitschrift für
urologische Chirurgie« (mit Voelcker, Wildbolz, Krönig und
Kümmell), der »Jahresberichte für Urologie«, 1922–1933,
und dem »Handbuch für Urologie«, 1926–1929. Darin Bear-
beiter der Kapitel: »Allgemeine urologische Diagnostik und
Symptomatologie« und »Allgemeine Röntgendiagnostik« im
»Handbuch der Urologie«, Band 2, Berlin, 1929.

108   *Instrumente:* 1931 v. Lichtenberg-Heywalt Blasenstein-
zange.

1932 Neues Instrument für Diagnostik und Operationen am
Blasenhals (zusammen mit W. Heynemann).

Sch.-S.

Verhandlungen der Deutschen Gesellschaft für Urologie

VIII. Kongreß, 1928, in Berlin
(26. bis 29. September)

Eröffnungsansprache

Vorsitzender **A. von Lichtenberg** (Berlin):

Hochansehnliche Versammlung! Meine sehr verehrten Damen und Herren! Ich habe die Ehre, die VIII. Tagung der Deutschen Gesellschaft für Urologie zu eröffnen und begrüße zunächst die hier auf unsere Einladung erschienenen Vertreter hoher Behörden und Ämter und wissenschaftlicher Vereinigungen. Ich danke im Namen der Deutschen Gesellschaft für Urologie diesen Herren für ihr Erscheinen und bitte sie, ihr Interesse für unsere Tagung und unsere Bestrebungen auch in Zukunft zu erhalten.

Ferner begrüße ich die von unseren Ehrenmitgliedern anwesenden Herren *Fedoroff*, *Wildbolz*, *Casper* und *Voelcker*.

Die große Zahl der aus allen Gegenden hier zusammenströmenden Mitglieder unserer Gesellschaft verschafft mir die freudige Genugtuung, daß die Referate des Kongresses bei ihnen Anklang gefunden haben. Auch die außerordentliche Reichhaltigkeit der übrigen Tagesordnung läßt einen nützlichen Verlauf der Tagung erhoffen. Ich heiße die anwesenden Mitglieder der Deutschen Gesellschaft für Urologie herzlich willkommen und danke ihnen nochmals für das Vertrauen, das sie mir durch die Wahl zum Vorsitzenden erwiesen haben. Meinem Dank möchte ich die Bitte hinzufügen, daß im Interesse der glatten Abwicklung der Tagesordnung die Herren Vortragenden und Diskussionsredner sich streng an die statutenmäßige Redezeit halten möchten.

Ein besonderes Vergnügen bereitet mir die rege Teilnahme unserer Kollegen aus Österreich. Wie bei jeder bisherigen Gelegenheit, so haben sie auch diesmal dadurch ein Bekenntnis für die Einheitlichkeit der deutschen Urologie abgelegt. Ich danke ihnen dafür. Auch den Kollegen aus Ungarn, aus der Tschechoslovakei, aus Rumänien und Jugoslavien, die ihrer alten Anhänglichkeit zu unserer Gesellschaft immer wieder so lebhaft Ausdruck verleihen, ebenso wie unseren Kollegen aus der Schweiz, denen meine wärmste Begrüßung gilt. Es befinden sich unter unseren Gästen Polen, Russen und Japaner, als Vertreter des fernen Ostens; Kollegen aus Frankreich, Italien, Spanien, aus Portugal, aus Holland, Dänemark und Schweden, aus den Vereinigten Staaten und Südamerika haben sich eingefunden und unser Programm durch ihre Vorträge bereichert. Ihnen allen den besten Dank im Namen der Deutschen Gesellschaft für Urologie. Mit Freuden sieht man bei dieser wahrhaft allgemeinen Beteiligung der Kulturländer die Schranken fallen, welche die Einheit der Wissenschaft mehr als ein Jahrzehnt lang bedroht haben.

Anläßlich der Tagung haben sich 48 neue Mitglieder der Gesellschaft gemeldet. Ihre Aufnahme ist in der Sitzung des Ausschusses gestern nachmittag erfolgt. Die Namen der neuen Mitglieder werden von unserem Herrn Schriftführer bekanntgegeben. Ich begrüße sie in unserer Reihe freundlichst und bitte sie, an unserer Arbeit teilzunehmen.

Der Verluste zu gedenken, welche uns seit unserer letzten Tagung betroffen haben, ist meine traurige Pflicht.

Am 28. Februar 1928 verschied im Alter von 64 Jahren in Halle, seiner Heimatstadt, an den Folgen einer Apoplexie San.-Rat Dr. *G. Kulisch*, der Mitbegründer unserer Gesellschaft war. Er hat mit *Israel, Kollmann* und *Wagner* die Folia urologica herausgegeben, die später mit der Zeitschrift für urologische Chirurgie vereinigt wurden. Schüler von *Oberländer* und *Kollmann*. hat er besonders in den Anfängen der Entwicklung des urologischen Sonderfaches tatkräftig mitgewirkt.

Am 22. Februar 1928 starb unser geschätzter Kollege San.-Rat Dr. *Richard Knorr*, Berlin, nach längerem Leiden. Als beschäftigter Frauenarzt hat er frühzeitig den großen Wert der Cystoskopie für den Gynäkologen erkannt und in zahlreichen Veröffentlichungen besonders die Blasenerkrankungen bei Frauen und die bei diesen beobachteten Befunde beschrieben. Auch in unserer Gesellschaft hat er wiederholt die Ergebnisse seiner Untersuchungen vorgetragen. *Knorr* hat nur ein Alter von 61 Jahren erreicht, er war als Mensch eine sympathische liebenswürdige Persönlichkeit, wer ihn kannte, lernte ihn schnell schätzen. Zu den verstorbenen Mitgliedern unserer Gesellschaft gehört auch der Privatdozent *Paul Wagner* in Leipzig, der besonders durch seine Veröffentlichungen auf dem Gebiete der inneren Nierenerkrankungen und durch seine Mitherausgabe der Folia urologica sich einen geachteten Namen geschaffen hat.

Am 1. Januar 1928 starb plötzlich Dr. *Baer* in Wiesbaden, der besonders an der Verbesserung der Technik der endovesikalen Operationsmethoden und dem dazu gehörigen Instrumentarium mit großem Fleiße arbeitete und wiederholt in unserer Gesellschaft demonstrierte.

Dahingegangen sind ferner: Dr. *Austerweil* in Arad; Dr. *Blank*, Potsdam; Prof. Dr. *Arthur Barth*, Chefchirurg in Danzig, im Alter von 70 Jahren in Schwerin, ein Mann, der bedeutende Arbeiten auf dem Gebiet der Nierenchirurgie geleistet hat. Prof. *Antonio Ceci*, Pisa; Dr. *Herzstein*, San Franzisco; Prof. *v. Hofmeister*, Stuttgart; Prof. *Janowski*, Vorstand der dermatologischen und syphilidologischen Klinik in Prag; Dr. *Maximilian Kon*, dirigierender Spitalarzt in Lodz; Prof. *Otto Sachs*, Wien und Med.-Rat Dr. *Georg Wichmann*, Greiz.

Zwar nicht Mitglied unserer Gesellschaft, aber doch durch vielfache urologische Interessen und wissenschaftliche Veröffentlichungen mit uns verknüpft, gedenken wir des Hinscheidens des Ordinarius für Chirurgie der Berliner Universität *Otto Hildebrandt*, der am 7. Oktober 1927 nach langem Leiden aus diesem Leben abberufen wurde. Zahlreiche Arbeiten zur Pathologie des Ureters, der Niere und Blase geben ihm einen hervorragenden Platz auch in der urologischen Chirurgie; insbesondere ist es ihm zu danken, daß schon im Jahre 1910 eine urologische Poliklinik an die chirurgische Klinik der Universität angegliedert wurde.

All diesen Kollegen werden wir eine ehrenvolle Erinnerung bewahren, ich bitte Sie, sich zu ihrem Andenken von den Plätzen zu erheben.

Die Urologie als klinisches Fach

Von *A. von Lichtenberg* (Berlin)

Darüber, was unser Fach bewegt, uns auszusprechen, haben wir nur selten Gelegenheit. Heute, da wir des Erfinders gedenken wollen, dem die Fortschritte zu verdanken sind, welche der Urologie ihren besonderen Stempel aufgedrückt haben, scheint es angebracht, darüber Rechenschaft abzulegen, ob das Erbe dieses Mannes gut verwaltet war, ob es Früchte getragen hat, die uns berechtigen, unser Fach als ein Sonderfach der Medizin zu betrachten. Denn ein halbes

Jahrhundert ist eine lange Zeit. Was sich durch eine solche Spanne halten, ja entwickeln, sogar aufblühen kann, das hat sich unbedingt bewährt, hat die Prüfung der Existenzberechtigung bestanden.

Die Deutsche Gesellschaft für Urologie ist heute zum achtenmal seit ihrer Begründung beisammen. Alle ihre Kongresse hatten einen wissenschaftlich befriedigenden Verlauf. Alle waren sie gut besucht aus dem Inland und aus dem Ausland. Die Gründung unserer Gesellschaft hat Anregung gegeben zu ähnlichen Gründungen in der ganzen Welt. Wissenschaftliche und wirtschaftliche Sonderinteressen haben überall zu einer Vereinigung der Männer geführt, die sich dem Dienste der Urologie widmen. In den meisten Ländern der Welt ist die Urologie heute Lehr- und Prüffach, überall finden sich Spezialabteilungen für die Versorgung der Harnkranken. Man kann also mit Fug und Recht behaupten, daß die Urologie seit Erfindung des Cystoskops durch *Nitze* sich zu einem Spezialfach entwickelt hat. Wenn Deutschland, wo die Wiege der modernen Urologie gestanden, dem die Welt die Erfindung des Cystoskops, den Aufbau der Nierendiagnostik und die urologische Röntgendiagnostik verdankt, dabei nicht an führender Stelle steht, so darf man wohl hoffen, daß Behörden des Unterrichts und der Verwaltung sich entschließen werden, einem Bedürfnis nachzugeben, welches einer zwangsläufigen Entwicklung entwachsen, heute als unanfechtbare Forderung der Krankenfürsorge bezeichnet werden muß. Daß sie sich dazu entschließen, bevor dieser hier gut gepflegte Zweig der medizinischen Wissenschaft wegen Mangel an ernährenden Humus verkümmert.

Die schwerste Sorge deutscher Urologen ist die Sicherung der Ausbildung des Nachwuchses, die Beschaffung der nötigen Lern- und Lehrmöglichkeiten, um die Überlieferung der schulmäßigen Erfahrung zu sichern. Es darf nicht dabei bleiben, daß die Suprematie der Deutschen Urologie, ihr Ruf und ihre Würde im Ausland einzig an die Person einzelner prominenter Vertreter gebunden bleibt. Man kann wohl ohne Übertreibung sagen, daß bei den heute hier gebotenen Lebensmöglichkeiten unseres Faches ein Stück einer in der ganzen Welt anerkannten, ja hochgeschätzten medizinischen Kultur zugrunde geht. Daß dabei die deutsche Medizin als Ganzes eine Einbuße erleidet, ist klar.

Ich darf wohl von dieser Stelle als einen allgemein empfundenen Wunsch aller Fachgenossen die Notwendigkeit der Begründung urologischer Krankenabteilungen und Kliniken den Vertretern der Behörden für Verwaltung und Unterricht ans Herz legen.

Je ungünstiger die Arbeitsbedingungen sind, um so höher sind die Leistungen der deutschen Urologie einzuschätzen. Unsere beiden großen Handbücher der Urologie haben auf der ganzen Welt ungeteilte Anerkennung gefunden, unsere Zeitschriften stehen mit an der Spitze der Weltliteratur und Forscher aller Länder benutzen sie als Publikationsorgane. Eine große Reihe hervorragender Lehrbücher und Monographien sind in den letzten Jahren erschienen und legen Zeugnis ab von der wissenschaftlichen Befähigung unserer Fachgenossen. Die Jahresberichte für Urologie bilden ein Standardwerk von bedeutendem Nutzen für jeden, der sich an der fachliterarischen Arbeit beteiligt. Also auch auf literarischem Gebiet steht die Urologie auf eigenen Füßen.

Mit Absicht habe ich mit der Schilderung des äußeren Rahmens begonnen. Er ist nicht schlechter als der anderer Zweige der Medizin und wir brauchen uns seiner nicht zu schämen. Wie steht es aber mit dem Inhalt?

112

Die alte französische Schule hat die klinischen Grundlagen der Urologie gelegt. Sie hatte als erste Gelegenheit zur klinischen Beobachtung, als erste Gelegenheit Harnkranke in Spezialabteilungen zu behandeln. Bei uns gewann die Urologie zunächst in diagnostischer Richtung ihre Bedeutung und ihre Entwicklung. Sie war bis in die neueste Zeit an die Leistungen gebunden, welche der Blasenspiegel und die darauf aufgebauten Untersuchungsmethoden vermittelt haben. Sie gewann in technischer Hinsicht einen bedeutenden Aufstieg und eine Vervollkommnung auf diagnostischem Gebiet, wie kaum ein anderes Fach der Medizin. Damit waren aber erst die Voraussetzungen für ein erfolgreiches klinisches Arbeiten gegeben, so daß wir jeden Grund haben, diese Errungenschaft als ein wertvolles Erbgut zu betrachten. Der nächste Schritt mußte zur Entwicklung des Urologen vom Diagnosten zum Therapeuten führen. Die alleinige Ausbildung und Anwendung der spezialinstrumentellen Therapie konnte ihn naturgemäß nicht befriedigen, er mußte aus seinen besonderen Kenntnissen die letzten Konsequenzen ziehen und die chirurgischen Aufgaben übernehmen, die ihm die Natur der Krankheit gestellt hat. So entstand die urologische Chirurgie, ein Sondergebiet des Mutterfaches, eine Disziplin, deren weiterer Entwicklung unsere Arbeit geweiht ist.

Zwischen diesen beiden technischen Grundpfeilern des Faches der diagnostischen und operativen Technik steht die Klinik, steht die Urologie als klinisches Fach.

Durch die Wahl der beiden Hauptthemen dieses Kongresses wollte ich den Aufschwung vor die Augen führen, welchen die klinische Betrachtungsweise einer Frage der Diagnostik und einer solchen der Therapie verleiht. Ich hoffe, daß dieser Vorführung der Erfolg nicht versagt bleiben wird.

Nicht nur die erstaunliche Zahl der diagnostizierten Mißbildungen, das Eindringen in die Einzelheiten der Morphologie derselben, daß Fälle, die man früher nur am Sektionstisch als Seltenheiten betrachtet hat, heutzutage häufig klinisch gefunden und erkannt werden, hat mich zur Wahl des ersten Themas bewogen. Diese Entwicklung habe ich vorausgesehen und habe in m e i n e r gemeinsam mit *Adrian* verfaßten Arbeit über die klinische Bedeutung der Mißbildungen der Niere, des Nierenbeckens und des Harnleiters bereits vor 15 Jahren darauf hingewiesen. In dieser Arbeit haben wir meines Wissens zum erstenmal eine diagnostische Frage der Urologie auf breitester klinischer Grundlage zu entfalten versucht und mit dem Kitt der klinischen Erkenntnis fest zusammengefügt, was eigene und fremde Kasuistik damals geboten haben. Der Schlußsatz dieser Arbeit: „Entwicklung und Zukunft der Nierenchirurgie liegen in der Richtung der kausalen konservierenden Therapie, deren Grundlage nur durch eine minutiöse klinische Beobachtung gesichert werden kann" hatte sich über den Rahmen der behandelten Frage auf die ganze urologische Chirurgie bezogen, und hat für mich ein Lebensprogramm bedeutet. In diesem Sinne bitte ich auch die Wahl des Themas meiner heutigen Rede aufzufassen.

Harnkranke sind Kranke im wahrsten Sinne des Wortes. Ihr Leiden hat nicht nur eine örtliche Bedeutung, wie es bei den meisten sogenannten äußeren Leiden der Fall ist. Die Auswirkung geringfügiger lokaler Erkrankungen auf das ganze Harnsystem, der Umstand, daß es sich bei urologischen Erkrankungen meistens um Systemerkrankungen handelt, würde allein schon genügen, um die Bedeutung einer Harnkrankheit ins richtige Licht zu rücken. Nimmt man aber noch die innigen Zusammenhänge hinzu, die z. B. mit dem Kreislauf oder mit dem Stoffwechsel bestehen, so wird es einem klar, daß diese Krankheiten stets an den Wurzeln des Lebens nagen. So muß der Arzt auch ihre Bedeutung einschätzen. Gehören sie als örtliche Leiden in das Gebiet der Chirurgie, so reichen sie, da sie eine Allgemeinerkrankung darstellen, in das Gebiet der inneren Medizin hinein. Sie sind kein Grenzgebiet dieser Disziplinen, sie sind ein Verbindungsglied zwischen den Beiden. So stellen sie die Ärzte, die sich mit ihrer Behandlung befassen, oft vor schwere und verantwortungsvolle Aufgaben, deren Lösung so ziemlich alles erfordert, was man von einem Arzt fordern kann: gründliche Erfahrungen auf dem Gebiet der Harnkrankheiten selbst, gute pathologisch-physiologische und anatomische Kentnisse und große technische Fähigkeiten. Um solche Aufgaben zu bewältigen, braucht man eine gründliche klinische Vorbildung.

Ich bin gezwungen, mich auch mit der negativen Seite dieser Einstellung zu beschäftigen. Die Ausbildungsmöglichkeiten der Spezialärzte für Urologie in Deutschland entsprechen nicht den Anforderungen, die man im allgemeinen stellen muß, wenn man unsre Disziplin von der klinischen Warte aus betrachtet. Es wird Gewicht gelegt auf die Ausübung der technischen Encheiresen, auf die Beherrschung der diagnostischen Methoden. Für eine ersprießliche klinische Ausbildung fehlt meistens jede Möglichkeit. Wir dürfen nicht länger damit zögern, auf diesen wunden Punkt öffentlich hinzuweisen. Die Beseitigung dieses Mißstandes liegt nicht allein im Interesse unseres Faches, sie liegt im Interesse der Volksgesundheit. Wenn man die Mittel kennt, womit man schwere Schäden der Menschheit unterdrücken kann, so darf die Bekämpfung dieser Schäden nicht daran scheitern, daß man nicht in der Lage ist, die Abwehr zu organisieren. Bei dem heutigen Stand der Krankenfürsorge und bei der Auffassung derselben als eine soziale und wirtschaftliche Notwendigkeit ist ein solcher Mangel an Initiative staunenswert.

Wohin führt die Dürre an klinischen Möglichkeiten? Sie führt zur Entwicklung poliklinischer Heilmethoden, welchen meist nur beschränkte Mittel zur Verfügung stehen, die nicht einmal immer dazu genügen, symptomatisch vorgehen zu können und nicht viel mehr leisten als der Baumeister, der die Risse in den Mauern durch das Kitten der Fassade repariert. Es kommt dabei früher oder später zum Zusammensturz! So werden aus ausgleichbaren Störungen vielfach nur durch radikalstes Vorgehen zu beseitigende Schäden. Wie weit sind wir bei den Erkrankungen der Harnorgane von einer präventiven Medizin entfernt!

Den meisten Harnleiden kann eine klinische Bösartigkeit nicht abgesprochen werden. Sie sind Erkrankungen, bei welchen der chronische, schleichende Verlauf nicht einmal häufig von periodisch auftretenden, klinisch wahrnehmbaren subjektiven und objektiven Symptomen verraten wird. Allzuoft handelt es sich dabei um Störungen, welche auf die Erkrankung anderer Organgebiete hinweisen, so daß die irreführende Symptomatologie das Einsetzen wirksamer Heilmethoden bis zum Zugrundegehen der Organe verzögert. Oft sind die subjektiven Beschwerden, selbst die klinischen Symptome so gering, daß sie Kranken und Arzt in Sicherheit wiegen, bis die Katastrophe eintritt. Auch bei sonst mit schweren Störungen einsetzenden Leiden täuschen die langen symptomlosen Intervalle Genesung vor und verlocken zur leichteren Beurteilung der Erkrankung.

114   Eine weitere wesentliche Schwierigkeit in der Einschätzung der Harnkrankheiten bereitet die Eintönigkeit der Symptomatologie. Die kardinalen Störungen der Harnentleerung und der Harnbeschaffenheit erscheinen bei den verschiedensten Harnleiden in derselben oder fast derselben Kombination, wodurch Irrtümern Tür und Tor geöffnet wird. Über alle diese Klippen hilft nur die gute klinische Schulung, hilft nur die durch klinische Krankenbeobachtung gewonnene Erfahrung hinweg.

Wie leicht geschieht es, daß unter solchen Umständen nicht die Krankheit, sondern die Symptome behandelt werden, daß man durch die symptomlosen Perioden optimistisch gestimmt, abwartet, bis es zu spät wird. Unsere Untersuchungsmethoden, die ihrer Natur gemäß zweifellos etwas eingreifend sind, wendet man, da man den Kranken schonen will, oder weil man sie ambulant nicht durchführen möchte oder kann, nicht immer rechtzeitig an, und wieder ist die zwangsmäßige ambulante Einstellung daran schuld, daß nicht alles und nicht rechtzeitig versucht wird, was angewendet werden sollte. Immer und überall sind es dieselben Schranken, die der Entwicklung störend im Wege stehen.

Harnkrankheiten bedürfen sorgsamster Pflege, wie sie nur in gut geleiteten, für die besonderen Erfordernisse dieser Krankheitsformen eingestellten Krankenhausabteilungen möglich ist. Harnkranke gehören ins Krankenhaus, sonst überwiegen bei ihnen die Scheinheilungen und die Gelegenheit zu helfen wird verpaßt. Die Natur der Krankheiten, die den Kern der Urologie bilden, erfordert klinische Beobachtung und Behandlung.

Das bisher angeführte genügt, um auch für ein weiteres Forum die Gründe unserer Bestrebungen klarzulegen und ihre Dringlichkeit und Stichhaltigkeit zu unterstreichen. Unsere auswärtigen Gäste, die diese Schwierigkeiten schon längst überwunden haben, werden uns verstehen und uns ohne weiteres beistimmen.

Die Medizin von heute ist eine konkrete Wissenschaft. Ihre Entwicklung verdankt sie der sinngemäßen Anwendung wissenschaftlicher, theoretischer und praktischer Forschung auf die Beurteilung und Behandlung der Krankheitszustände. Damit ist, glaube ich, die Aufgabe und die Bedeutung der Klinik kurz definiert. Die Klinik bietet außer diesen Möglichkeiten auch noch die Entwicklung besonderer fruchtbringender Fragestellungen, welche ihrerseits wieder die theoretische und praktische Forschung anregen. Es besteht so eine ersprießliche Reziprozität zwischen Theorie und Praxis, es kommt zur Ausbildung einer Betrachtungsweise, welche allein den Fortschritt bedingt. So ist die Klinik auch die Vermittlerin der Fortschritte der Medizin.

Der Einzelfall als Heilobjekt spornt zunächst zur diagnostischen Klarstellung an. In der Urologie hat sich in erster Linie eine Organdiagnostik entwickelt mit dem hauptsächlichen Bestreben, zu erforschen, in welchem Teil des Harnsystems das Leiden sitzt. Durch die daraus folgende topographische Gliederung kam man zu der Auseinanderzerrung von Krankheitsbildern, die eigentlich eine pathologisch-physiologische Einheit bilden sollen. Für manche Erkrankungsformen kann man die Berechtigung einer derartigen Betrachtungsweise nicht absprechen. In ganz gewaltigen Gebieten der Pathologie der Harnorgane liegen jedoch die Verhältnisse so, daß die Erkrankung eines Organs Störungen im Gebiet anderer Organe des Systems verursacht. Diese dürfen selbst **dann** nicht unbeachtet bleiben, wenn man die Erkrankung vom Standpunkt der Behandlung besieht.

Ich will hier nur einige Beispiele anführen. Die Erweiterungen des Nierenbeckens unter dem Begriff der Hydronephrose zusammengefaßt und auf grob mechanische Vorgänge zurückgeführt, haben lange Zeit als eine reine Nierenkrankheit imponiert und wurden, insofern erkannt, durch die Ausrottung der Niere „geheilt". Nur ganz allmählich setzt sich jetzt die Erkenntnis durch, daß eine andere Betrachtungsweise der Harnverstopfung erst die Analyse verschiedenster Formen dieser Erkrankung ermöglicht, daß es angeht, die Dilatation der Harnwege nach einheitlichen, das System umfassenden Gesichtspunkten pathogenetisch zu zergliedern, um zu erkennen, daß die mechanischen Momente für ihre Entstehung neben den dynamischen fast in den Hintergrund treten müssen. Man weiß, daß es sich vielfach nicht einmal um eine Erkrankung der Niere handelt, sondern das Zugrundegehen derselben die Folge der Krankheit eines anderen Systemteiles ist. Diese klinische Betrachtungsweise läßt erst die konservierenden Behandlungspläne entstehen und erstarken.

Wie viele wichtige Beispiele für die klinische Klärung verwickelter Krankheitszustände liefert uns das Gebiet der Harninfektion. Wie sehr zerfällt der eingebürgerte Begriff der Blasenentzündung, wenn wir ihn vom klinischen Standpunkt aus betrachten, wie einschneidend ändert sich auf dieser Grundlage die Therapie. Unklare Nierenbeschwerden, die unaufgeklärt bleiben mußten, können mit der Erkrankung der großen männlichen Adnexe in Zusammenhang gebracht werden, und neue Begriffsbestimmungen, welche neue Aussichten der Behandlung eröffnen, bilden sich mit dem Erkennen der Perinephritis und Periureteritis. Die lange ganz vernachlässigten Erkrankungen des Harnleiters werden erkannt und ihre Diagnostik und Therapie ausgebaut. Gewaltige neue Gebiete werden für den Urologen hier erschlossen und die Möglichkeit gegeben, Kranke von jahrelangem Siechtum zu erlösen und das Entstehen der wohlbekannten Spätfolgen solcher Leiden, das Substrat der „alten" Urologie, zu unterbinden.

Wie sehr verändert sich das Bild der Steinkrankheit, wenn man es mit dem Auge des Klinikers betrachtet. Kommt es einem nicht vergeblich vor, das Hauptziel der Behandlung in der Entfernung eines Konkrements zu suchen? Hier eröf.net sich der klinischen Forschung ein weites und dankbares Gebiet, die Prophylaxe auszubauen, die Verhütung der Rezidive zu ermöglichen. Ich muß mir versagen, weitere Beispiele anzuführen. Sie ließen sich beliebig vermehren und auf das ganze Gebiet der Harnkrankheiten ausdehnen.

Erst die klinische Betrachtungsweise ermöglicht es, Zusammenhänge, die für die Pathologie und Therapie der Harnerkrankungen maßgebend sind, aufzudecken. Wir gewinnen durch sie einen Einblick in die Rolle konstitutioneller Momente, die in der Nierenpathologie von Wichtigkeit sind. Wie verschieden muß sich z. B. die Harnstauung bei einer Niere mit extrarenalem und bei einer mit intrarenal entwickeltem Becken auswirken, wie verschieden die Infektion bei Nieren mit engem verzweigtem Abflußsystem und solchen mit geräumigem trichterförmigem Becken. Nieren mit verschiedener morphologischer Gestaltung reagieren auf dieselben pathogenetischen Momente grundverschieden.

Für die Ausbildung und Anwendung operativer Methoden sind klinische Gesichtspunkte ebenfalls maßgebend. Am deutlichsten zeigt diese Tatsache

116 die Verschiebung, welche die Indikationsstellung für die Prostatektomie erlitten hat. Suchte man früher diese auf die lokalen Veränderungen aufzubauen, so wird sie heute auf die Beobachtung der Nierentätigkeit gestellt. Ebenso steht es mit der operativen Indikation bei Harnröhrenstrikturen, bei der Entscheidung für den Modus procedendi bei Blasendivertikeln und Geschwülsten. Die Klinik hat die Rolle der funktionellen Nierendiagnostik geändert: sie ist bei einseitigen Nierenerkrankungen nur noch eine Testprobe, hat für die Doppelerkrankungen ihre Wichtigkeit als über die Nierentätigkeit orientierende und die Regelung der Lebensweise bestimmende Untersuchung behalten, für das Gebiet der Blasen- und Prostatachirurgie ist sie zu einer Methode von bestimmender Wichtigkeit vorgerückt. Aber die Anwendung dieser Untersuchungsmethoden erfordert die Möglichkeit der klinischen Unterbringung der Kranken. Die Feststellung der Wasserbilanz, die Bestimmung der Salz- und Stickstoffausscheidung kann schwer anderswo, wie in Abteilungen geschehen, welche mit entsprechend ausgestatteten Laboratorien ausgerüstet sind. Mit anderen Worten: die Indikationsstellung in der Urologie ist bereits weitgehend von klinischen Gesichtspunkten abhängig.

Zur Vollständigkeit der klinischen Ausrüstung für Harnkranke gehört schließlich die Diätküche, als Grundlage der Diätbehandlung, welcher noch nicht die notwendige Beachtung geschenkt wird. Sie ist wichtig bei der Stabilisierung der Heilerfolge der operativen Behandlung, wichtig vielfach bereits für die Vorbereitung dafür, auch für die Unterstützung der sonstigen Heilbestrebungen. Wie oft wird die operative Therapie nur die Bedingungen für die Heilungsmöglichkeiten erst schaffen können, auf welchen sich dann die weitere Behandlung aufbaut, die ohne diätetische Unterstützung scheitern müßte. Wie oft schließlich werden wir vor die Aufgabe gestellt, die optimalen Bedingungen der Nierenschonung feststellen zu müssen, ohne welche bestimmte Kranke in ihrer Existenz bedroht sind. Auch auf diesem Gebiet eröffnen sich der klinischen Urologie Fragen von großer Wichtigkeit und Bedeutung, deren richtige Lösung einzig und allein auf klinischer Grundlage zu erwarten ist.

Das Bedürfnis, nach klinischen Gesichtspunkten zu handeln, greift tief in die Wurzeln der urologischen Tätigkeit hinein. Nicht nur, daß die Behandlung, sei sie operativ oder nicht, nicht nur, daß die Pflege und Verpflegung der Harnkranken eine stationäre sein muß, selbst die Diagnostik erfordert dringend die klinische Unterbringungsmöglichkeit. Wir haben diese Fragen vorhin im allgemeinen schon gestreift, doch verlohnt es sich, sich mit ihnen auch aus eng fachlichen Gesichtspunkten heraus eingehender zu beschäftigen.

Selbst die Untersuchung bereitet in der urologischen Praxis große Schwierigkeiten. Sie versagt in vielen Fällen durch Umstände, die auszuschalten dem Arzt in der ambulanten Praxis unmöglich ist. Sie kann manchmal für den Kranken und für den Arzt unangenehme Störungen bedingen, und was besonders entmutigend klingt, sie kann nicht einmal in jedem Fall so zu Ende geführt werden, daß der Erfolg die angewendete Mühe und das schwer tragbare Risiko rechtfertigen würde. Ich bin Ihrer Zustimmung sicher, wenn ich erkläre, daß es bei einem nicht geringen Prozentsatz urologischer Erkrankungen unmöglich ist, die volle diagnostische Klärung ambulant zu erzielen, unmöglich, weil so mancher Fall durch seine besondere Natur eine ambulante Untersuchung überhaupt nicht verträgt, weil sie darauf mit schweren Krankheitserscheinungen reagiert, die dann vom Kranken als die Folge der Untersuchung gedeutet werden müssen unmöglich auch deshalb, weil die vollständige Klärung durch störende, Momente der Krankheitsoffenbarung selbst vereitelt werden kann. In anderen Fällen steht die beschränkte Beobachtungsmöglichkeit der Sicherheit des Urteils hindernd im Wege. Diese Klippen der urologischen Diagnostik sind im weitesten Sinne des Wortes gefaßt, technisch bedingt, und technische Mängel haften jeder ärztlichen Tätigkeit an. Man müßte sich schließlich damit abfinden, wenn es auch nicht zu verkennen ist, daß solche Momente sehr dazu geeignet sind, eine die Tätigkeit des Urologen diskreditierende Atmosphäre zu verdichten und ihm selbst die Sicherheit des Handelns zu stören.

Man kann sich mit diagnostischen Fehlschlägen jedoch nicht abfinden, wenn man weiß, daß sie vermeidlich sind, wenn man weiß, daß ihr Grund in dem Mangel der klinischen Beobachtungsmöglichkeit liegt. Und es gibt Erkrankungen, bei welchen wir ohne eine unter klinischen Gesichtspunkten durchgeführte Untersuchung auch diagnostisch nicht vorwärts kommen können.

Um ein sehr naheliegendes Beispiel herauszugreifen, will ich das breite Gebiet der Störungen der Harnentleerung vornehmen. Inkontinenz und Retention, oder beide miteinander gepaart, mit ihren vielfachen angeborenen und erworbenen, funktionellen und mechanischen, entzündlichen und nervösen Ursachen, stellen der Beurteilung Schwierigkeiten entgegen, die manchmal für den Erfahrensten unüberwindlich sind. Wie viel hat hier noch die klinische Analyse zu leisten, wie weit sind wir in diesem Gebiet davon entfernt, auf der Grundlage sicherer klinischer Richtlininien handeln zu können, wo die diagnostischen Möglichkeiten noch im Aufbau begriffen sind.

Die Diagnostik der Prostataleiden weist verhängnisvolle Lücken auf, die nur die klinische Beobachtung auszufüllen vermag. Wie schwer fällt oft die Entscheidung zwischen Entzündung und bösartiger Geschwulst der Vorsteherdrüse, wie schwer manchmal zwischen chronischen Entzündungen und manchen Formen des Adenoms. Wie weit sind Verlegenheitsdiagnosen, wie interureterale Barre oder Prostataatrophie, bei denen ein morphologischer Begriff, ja selbst ein Negativum zur Krankheitsbezeichnung wurden, davon entfernt, den Kernpunkt des pathologischen Geschehens zu treffen.

Ist etwa das häufige Syndrom der Samenblasen und kombinierter Adnexerkrankungen genügend bekannt, die Diagnostik so weit ausgebaut, daß wir da ohne klinische Hilfe weiterbauen könnten? Und wie steht es mit der Fernwirkung dieser Erkrankungsformen auf das Harnsystem? Wir müssen bekennen, daß hier weite und gewaltige klinische Gebiete brach liegen, deren Erschließung ohne klinische Mittel nicht möglich ist.

Ähnlich liegt es mit de Diagnostik der Harnleitererkrankungen. Auch hier stehen wir erst am Anfang des Weges. Selbst die Begriffsbestimmung ist meistens unklar und schematisch und damit die Klinik und Therapie in den Kinderschuhen. Wie grob empirisch ist die Diagnostik der sogenannten Nierenbeckenentzündung, wie wenig entspricht sie im allgemeinen den pathologischen Bildern dieser Erkrankung.

Ich will die Beispiele nicht zu sehr anhäufen, da ich mit dem Wenigen, was ich vorgebracht habe, zur Genüge erweisen konnte, daß selbst die urologische Diagnostik einer klinischen Ertüchtigung bedarf.

Möge uns die Aufzählung der Lücken nicht elegisch stimmen. Das Bewußtsein der Unzulänglichkeit ist stets der stärkste Ansporn zum Fortschritt gewesen.

118

Wir müssen wissen, daß es noch Arbeit genug gibt, um unser Fach weiter auszubauen, und wir müssen uns darüber klar sein, in welcher Richtung wir weiterbauen wollen. Die Forderung nach selbständigen urologischen Arbeitsstätten ist eine Forderung des Fortschrittes, der Wissenschaft und der Humantität. Sie wird erfüllt werden, denn sie muß erfüllt werden, wenn in uns die Liebe und die Begeisterung für unser Fach nicht ersterben soll. Und sie wird nicht ersterben. Dafür ist mir unser Kongreß, die wachsende Zahl unserer Gemeinde, das immer wachsende Interesse am Arbeiten die sicherste Gewähr. Wir werden nicht erlahmen und wir werden unsere Ziele durchsetzen.

Fassen wir kurz zusammen. Die Krankheiten der Harnorgane sind häufig. Viele Menschen bringen die Anlagen dafür mit auf die Welt, teils als Ergebnis einer gestolperten Entwicklung, teils als Stempel der Konstitution. Infektionskrankheiten der frühesten und späteren Kindheit hinterlassen nicht selten ihre Spuren an Nieren und Harnwegen. Nach der Pubertät bedrohen sie die Folgen der Gonorrhöe. Schwangerschaft und Geburt können zu verhängnisvollen Störungen in ihrem Gebiet führen. Erkrankungen des Stoffwechsels und Infektionen werden ihnen auf dem Zenit des Lebens nur zu oft zum Verhängnis und der Lebensabend des Mannes ist selten von einer Störung ihrerseits verschont.

Die Krankheiten der Harnorgane sind in ihrer letzten Auswirkung stets lebensbedrohend. Ob sie akut einsetzend plötzlich die heftigsten Krankheitssymptome verursachen, ob sie zu chronischem Siechtum führen, sie greifen an wichtigen Lebensvorgängen an, deren Störung verhängnisvoll werden muß.

Die anatomischen und physiologischen Bedingungen der Harnbereitung und Harnableitung sind an und für sich komplizierter Natur, sie werden noch beschwert durch die innige Verbindung mit den Geschlechtsorganen. Die Auswirkung pathologisch-physiologischer Momente betrifft den ganzen Organismus. Die Krankheiten der Harnorgane stellen dem Arzte Aufgaben, denen er nur durch die Klinik gewachsen sein kann.

Klinische Gesichtspunkte beherrschen das ärztliche Handeln von jeher und haben sich als die zuverlässigsten Führer der Ärzte erwiesen. Sie sind aus der Erfahrung geboren, die klinische Beobachtung verleiht. Die Grundbedingung ihrer Entwicklung liegt in der Möglichkeit stationärer Krankenbeobachtung. Diese Möglichkeit ist für die Deutsche Urologie bisher nur in sehr geringem Grade gegeben. Wenn wir nur das Deutsche Reich in Betracht ziehen, so kann man die urologischen Abteilungen an den Fingern der einen Hand leicht aufzählen. Es finden sich solche im Städtischen Krankenhaus Siloah in Hannover, im Krankenhaus der Barmherzigen Brüder in Dortmund, im Krankenhaus des Roten Kreuzes in Frankfurt, im Augusta-Viktoria-Krankenhaus in Berlin-Lichtenberg und durch das besondere Entgegenkommen der Borromäerinnen im St. Hedwigskrankenhaus in Berlin. Fast alle Fachgenossen sind also auf Privatkliniken angewiesen, wenn sie ihre Kranken stationär behandeln wollen. Hier ist eine Lücke in der Deutschen Gesundheitspflege, auf die man nachdrücklich hinweisen muß. Das für uns in diesem Umstand selbst außerdem eine Unterbindung jeder Entwicklungsmöglichkeit liegt, ist nicht zu verkennen. Nicht zu verkennen auch die Gefahr, worauf ich zu Anfang hingewiesen habe, daß die Urologie in Deutschland mit dem Ausland nicht mehr Schritt halten kann, daß sie bei uns verkümmert. Und mit ihr verkümmert ein nicht unterschätzbarer Teil der Volksgesundheit.

In dem bisherigen Rahmen, unter dem Protektorat der allgemeinen Chirurgie, kann sich die urologische Chirurgie nicht entsprechend entwickeln. In diesem Rahmen können die speziellen klinischen Fragestellungen der Harnkrankheiten nicht genügend gepflegt werden. Die weitere Entwicklung unseres Faches liegt, wie das Beispiel des Auslandes zeigt, außerhalb den Grenzen der Chirurgie. Der Allgemeinchirurg ist zwar für gewöhnlich imstande, zwingende Fragen der Urologie technisch zu meistern, kann aber bei den Schranken, die ihm die Natur seiner Tätigkeit stellt, auf unser Hauptbestreben nicht eingehen. Dieses ist das rechtzeitige Erkennen pathologischer Zusammenhänge innerhalb der verschiedenen klinischen Äußerungen der Harnkrankheiten und die Konservierung, d. h. das Verhindern der Organverluste. In diesem Bestreben kann uns aber nur die klinische Pflege der Urologie in Spezialabteilungen fördern.

Um zur klinischen Pflege unseres Faches auch von meiner Seite etwas beizutragen, gleichzeitig auch den Manen des Mannes, den wir heute feiern, ein Opfer darzutun, habe ich mich entschlsosen, der Deutschen Gesellschaft für Urologie 5000 Mark für einen *Nitze*-Preis anzubieten. Dieser soll alle 5 Jahre der besten, ein klinisches Thema der Urologie behandelnden, in deutscher Sprache erschienenen Arbeit zugesprochen werden. Als Preisrichter soll das Gremium der ehemaligen Vorsitzenden der Gesellschaft fungieren. Die Statuten werden bis zum nächsten Kongreß vorliegen, die Summe ist mit dem heutigen Tage dem Schatzmeister unserer Gesellschaft überwiesen worden. Diese Stiftung soll unseren Nachwuchs zum klinischen Arbeiten aneifern und ein dauerndes Zeichen meines Dankes für die Ehre sein, welche mir die Deutsche Gesellschaft für Urologie dadurch erwiesen hat, daß sie mich zu ihrem Vorsitzenden wählte.

Verhandlungen der Deutschen Gesellschaft für Urologie

IX. Kongreß, in München

26. bis 28. September 1929

Mit 169 Abbildungen

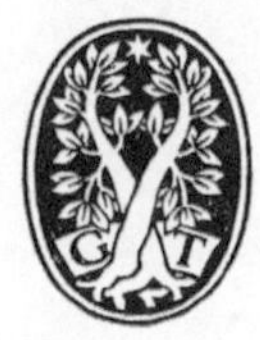

1 9 3 0

Georg Thieme / Verlag / Leipzig

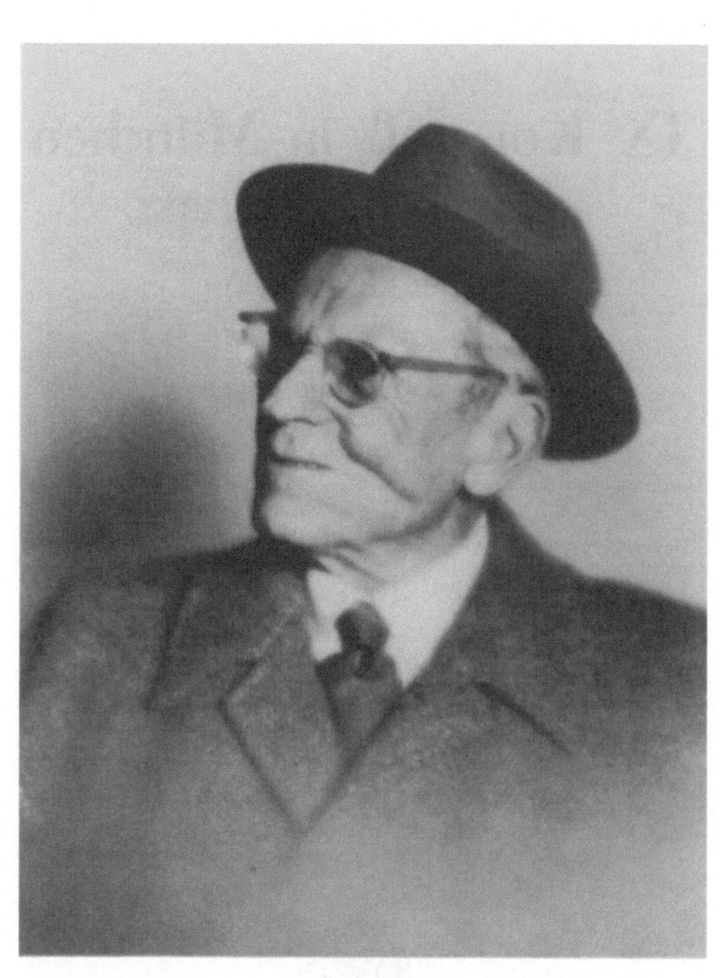

IX. Kongreß
der Deutschen Gesellschaft für Urologie
26.–28. September 1929 in München

Vorsitzender: Professor Dr. Ludwig Kielleuthner

Geboren am 18. 4. 1876 in München.
Gestorben am 8. 8. 1972 in München.
Medizinstudium in Kiel, Erlangen und München.
Nach dem Med. Staatsexamen 1 Jahr Volontärassistent am Pathol. Institut in Wien. Dann Operationszögling der Chirurg. Universitätsklinik Wien (Hochenegg).
2 Jahre Urologische Ausbildung bei Zuckerkandl am Rothschildspital in Wien.
1 Jahr Austauschassistent in Paris (Hospital Necker) bei Guyon und Albarran.
Weitere Urologische Studienreisen zu Freyer nach London und zu Israel nach Berlin.
Urologische Praxis in München. Dort noch Physikatexamen, »um nach allen Seiten gesichert zu sein«.
1914 Venia legendi für Urologie.
1914–1916 im I. Weltkrieg Stabsarzt einer Sanitätskompanie. Ab 1916 Chirurgische Krankenhaus- und Lazarettätigkeit in München.
Januar 1919 Verleihung des Professorentitels für Urologie, zum ersten Mal in Süddeutschland.
Ab 1923 Zusammenarbeit mit Drachter im v. Haunerschen Kinderspital. Die urologischen Erfahrungen sind in Drachter's großem Werk »Chirurgie im Kindesalter« niedergelegt. Kielleuthner wurde so zu einem der ersten Kinder-Urologen.
Dank seines guten Verhältnisses zu den Klinikern Friedrich v. Müller und E. v. Romberg konnte Kielleuthner 32 Jahre lang regelmäßig im Wintersemester Vorlesungen über allgemeine chirurgische Urologie sowie im Sommersemester einen mehrstündigen Kurs über Cystoskopie und Ureterkatheterung abhalten.
Von 1932 bis 1963 ärztliche Leitung der Privatklinik Josephinum in München.
Ehrenmitgliedschaft einer Reihe von in- und ausländischen Gesellschaften sowie Ehrenmitglied der Internationalen Gesellschaft für Urologie seit 1965.

Sch.-S.

Verhandlungen der Deutschen Gesellschaft für Urologie

IX. Kongreß, 1929, in München
(26.—28. September)

Eröffnungsansprache

Vorsitzender **L. Kielleuthner** (München):

Meine sehr verehrten Damen und Herren! Ich habe die Ehre, die 9. Tagung der Deutschen Gesellschaft für Urologie zu eröffnen und begrüße vor allem die verehrten Kollegen aus Deutschland und Österreich. Ich freue mich herzlich, Sie in der Hauptstadt des Bayernlandes zu sehen. Ferner begrüße ich unsere ausländischen Gäste, die zum Teil von weiter Ferne zu unseren Beratungen gekommen sind und Vorträge für unsere Tagung angemeldet haben. Es befinden sich unter ihnen Kollegen aus der Schweiz, Ungarn, Tschechoslowakei, aus Rumänien und Jugoslawien. Kollegen aus Spanien, Italien, Frankreich, Holland, Dänemark und Schweden, aus Nord- und Südamerika haben sich eingefunden. Ihnen allen sage ich den besten Dank der Deutschen Gesellschaft für Urologie für Ihr Kommen. Ihre Teilnahme zeigt wiederum das Band, das die Wissenschaft um alle Kulturvölker schlingt. Ich begrüße als Vertreter des Sanitätsinspekteurs am Reichswehrministerium Herrn Generalarzt Dr. *Waldmann* und Stabsarzt Dr. *Bergner*. Mein besonderer Gruß gilt endlich den von unseren Ehrenmitgliedern anwesenden Herren *Wildbolz* und *Blum*.

Wenn ich mir erlauben darf, einen kurzen Überblick über das verflossene Jahr zu geben, so muß ich zunächst leider feststellen, daß auch in der kurzen Spanne dieses Jahres wir eine Reihe von Todesfällen unter unseren Kollegen zu beklagen haben. Es verstarben im letzten Jahr unsere Mitglieder Herr Dr. *Robert Asch*, Breslau; Herr Dr. *Max Braun*, Budapest; Herr Dr. *Brieck*, Wien; Herr Dr. *Hans Koch*, Berlin-Charlottenburg; Herr Dr. *Hans Rail*, Münster in Westfalen; Herr Dr. *Hans Thümmel*, Leipzig.

Wir beklagen ferner das Hinscheiden unseres verehrten korrespondierenden Mitgliedes Prof. *Pavone*, Palermo, sowie des Prof. *Albrecht*, Wien, der uns noch auf der vorletzten Tagung in Wien durch einen lichtvollen Vortrag über die Anästhesie in der Urologie bereichert hat. Dahingeschieden ist ferner vor wenigen Wochen an den Folgen einer Apoplexie unser Mitglied *Albert Freudenberg*, Berlin, der sich durch seine Arbeiten zur Verbesserung der *Bottini*schen Operation bekanntgemacht hat und der sich noch auf der letzten Tagung in Berlin mit großer Lebhaftigkeit an den Erörterungen beteiligte.

Am 20. Dezember 1928 ist der Mitbegründer, ehemalige Vorsitzende und Ehrenmitglied unserer Gesellschaft, *Karl Posner*, Berlin, aus diesem Dasein abberufen worden. In der doppelten Tätigkeit, der wissenschaftlich-ärztlichen, und in seinen Bestrebungen, der vaterländischen Medizin in der Presse Ansehen und Geltung zu verschaffen, liegt das Lebens-

126

werk *Karl Posners* begründet. Auch auf unserem Gebiete, das er mit seinem reichen Wissen und seinen großen Erfahrungen befruchtet hatte, hat er erfolgreich gearbeitet. Seine Aufsätze über Albuminurie, Prostatitis, Untersuchungen über Infektion der Harnwege, traumatische Nephrose, Steinbildung und Blasengeschwülste werden ebenso wie sein Lehrbuch über die Diagnostik und Therapie der Harnkrankheiten seinen Namen auch für kommende Generationen wachhalten.

Posner war Ehrenmitglied der Berliner und Deutschen urologischen Gesellschaft, ebenso der italienischen, russischen, amerikanischen und spanischen. Als Leiter der 6. Tagung der Deutschen Gesellschaft für Urologie haben wir noch seine musterhafte Geschäftsführung im Interesse unserer Gesellschaft bewundert. Sein umfassendes Wissen bei großer Bescheidenheit, seine große Allgemeinbildung, seine persönliche Liebenswürdigkeit werden das Bild *Posners* in unserer Gesellschaft in freundlicher Erinnerung erhalten.

Ich bitte Sie, zu Ehren der Verstorbenen sich von den Sitzen zu erheben.

Demgegenüber haben wir die erfreuliche Tatsache festzustellen, daß eine große Reihe von neuen Mitgliedern in die Gesellschaft eingetreten sind. Ich nenne die Herren: *Keßler*, Kaiserslautern; *Stenzel*, Bad Wildungen; *Burkas*, Leipzig; *Richter*, Linköping; *Brakemann*, München; *Mühsam*, Berlin-Schöneberg; *Bergendahl*, Lund; *Puhl*, Kiel; *Goldbergas*, Kaunas; *Köster*, Elberfeld; *Rost*, Mannheim; *d'Andrade*, Sao Paulo; *Hackeloer*, Siegen; *Kanitz*, Wien; *Sussig*, Gorizia; *Kott*, Rosenberg; *Haugk*, Leipzig; *Reichel*, Leipzig; *Tittel*, Leipzig; *Nette*, Leipzig; *Rosenberger*, Wiesbaden; *Zeiß*, Berlin-Lichterfelde; *Vock*, Solingen; *Walz*, Heidenheim a. Brenz, *Jug*, Ljubljana; *Böttcher*, Bad Wildungen; *Rieger*, Stuttgart; *Katz*, Wien; *Edelmann*, Erlangen; *Hughes*, Berlin; *Turné*, Berlin; *Chwalla*, Wien; *Sökelund*, Hannover; *Szold*, Budapest; *Lutz*, Bad Wildungen; *Düttmann*, Gießen; *Schulz*, München; *Sebening*, Frankfurt a. M.; *Huth*, Budapest; *Sugar*, Los Angeles; *Stastny*, Prag; *Wymer*, München; *Jacoby*, Gießen; *Antonopoulos*, Athen; *Haas*, München.

Ich heiße die neuen Mitglieder herzlich willkommen.

Von geschäftlichen Mitteilungen möchte ich Ihnen in aller Kürze erwähnen, daß die Liste für das Festessen im Büro aufliegt und auch hier im Saale herumgereicht wird. Ich bitte, heute vormittag schon die Namen einzutragen, da die Liste mittags geschlossen werden wird. Rege Beteiligung, auch der Damen, ist dringend erwünscht, um so mehr, als dieses Fest die einzige offizielle Gelegenheit sein wird, die alle Teilnehmer zu einem frohen Abend vereinen soll. Über die Veranstaltungen der Damen der Teilnehmer liegen die Listen im Büro auf. Ein kleines Büfett befindet sich im 2. Stock der Anstalt. Für das Mittagessen empfehle ich den Herren die Gaststätte Herzog Heinrich, die 3 Minuten von hier entfernt, Ecke Mathilden- und Landwehrstraße, liegt. Bei dem großen Programm, das wir haben, muß ich die Herren Kollegen dringend bitten, sich so kurz wie möglich zu fassen und nur die Hauptpunkte zu betonen. Alles übrige kann in jeder gewünschten Breite in die Verhandlungen aufgenommen werden. Eine kleine Stoppuhr hier wird den Rednern sagen, wann ihre Zeit um ist. Manuskripte und Diskussionsbemerkungen bitte ich umgehend unserm Schriftführer zu übergeben. Die Lichtbilder bitte ich ganz kurz vor dem Vortrag dem Operateur zu übergeben, damit keine Verwechslungen vorkommen. Für die Herren, die kleine schriftliche Arbeiten, Autoreferate usw. schnell anfertigen wollen, steht hier ein Schreibzimmer und eine Schreibmaschine zur Verfügung. Endlich mache ich auf die reichhaltige Ausstellung medizinischer Apparate im Präpariersaal des 1. Stockes aufmerksam.

Ich erlaube mir nunmehr zu meinem angekündigten einleitenden Vortrag überzugehen, einem historischen Rückblick über die Urologie.

Geschichte der Urologie
Ein historischer Rückblick
Von *L. Kielleuthner* (München)

In der Entwicklung der Urologie, der Lehre der urogenitalen Erkrankungen, sind große Perioden unverkennbar. Sie haben ihren inneren Grund in der religiösen Einstellung ihrer Zeit und in der technischen und wissenschaftlichen Höhe ihrer Epoche.

Die erste große Phase ist gekennzeichnet durch die **dringlichen Operationen der täglichen Notwendigkeit** und durch rituelle Eingriffe des Kultus.

Der älteste uns bekannte urologische Eingriff ist zweifellos die Zirkumzision. Durch ikonographische Dokumente wissen wir, daß 3000 Jahre vor unserer Zeitrechnung dieser mehr rituelle als hygienische Akt bei den herrschenden Geschlechtern der Ägypter vorgeschrieben war. In dem 1897 geöffneten Königsgrabe des Ankh-ma-Hor fanden sich Steinzeichnungen, welche die einzelnen Phasen einer solchen Beschneidung bei einem jungen Adeligen überraschend klar darstellen. Auch zahlreiche Statuen dieser Epoche lassen solche Eingriffe erkennen.

Das zweitälteste Dokument der Medizin und zugleich der Urologie ist der von *Ebers* bei Luksor gefundene Papyros, der 400—500 Jahre vor dem Trojanischen Kriege geschrieben wurde. Er befaßt sich hauptsächlich mit den verschiedenen Hilfsmitteln und Möglichkeiten, gestauten Harn aus der Blase zu entfernen.

Bei den Griechen finden wir die erste zusammenfassende Darstellung krankhafter Affektionen des Harnsystems bei *Hippokrates*, der ungefähr 400 Jahre vor unserer Zeitrechnung auf der Insel Kos geboren wurde. Er legte besonderen Wert auf eine genaue Untersuchung des Harns in bezug auf Geruch, Farbe und Niederschlag. Wie immer in den Anfängen der Urologie steht die Lösung mechanischer Hindernisse im Vordergrund des Interesses. Es ist außer allem Zweifel, daß damals schon die Kunst, Steine aus der Blase vom Perineum aus zu entfernen, bekannt war. *Hippokrates* selbst hat sie nicht ausgeübt; er schreibt, daß er sie „den Leuten überläßt, die sich damit besonders befassen", also den ersten Spezialisten, den Steinschneidern. In den Schriften des berühmten Arztes ist auch schon des Katheters Erwähnung getan; doch ist anzunehmen, daß dieses unerträgliche Schmerzen behebende Instrument schon früher in irgendeiner Form in Gebrauch war. Die ersten richtig gekrümmten und damit sehr brauchbaren Katheter sind von *Erasistratos* um 300 vor Christi Geburt angegeben. Man hat in dem verschütteten Pompeji, in dem sogenannten „Hause des Arztes", Katheter aus Bronze gefunden, welche bei einer Länge von 26 cm einen Durchmesser von nur 17 mm haben und eine Biegung zeigen, die der Kurvatur der menschlichen Harnwege nachgebildet ist; sie unterscheiden sich wenig von den heute noch gebrauchten sogenannten Béniqués. Von *Herophilos*, dem Zeitgenossen des eben erwähnten *Erasistratos* und Mitbegründer der Alexandrischen Schule, stammt die erste Beschreibung der Prostata; wenigstens hat er sie als eigenes Gebilde erkannt und ihr einen eigenen Namen gegeben.

128   Es erscheint vielleicht auffallend, daß bis jetzt noch von keinem römischen Arzte die Rede war; doch ist die Zivilisation Italiens erst lange der Griechenlands und Ägyptens gefolgt. Die Haruspizes, Priester und zugleich Ärzte, waren wohl die ersten Helfer ihrer kranken Mitmenschen. Der erste wirklich bedeutende Arzt der Römer war der in dem Jahre 1 unserer Zeitrechnung geborene *Celsus*, dessen Schriften erst Mitte des 15. Jahrhunderts aufgefunden wurden. Er war — nicht das Gewöhnliche in diesen Zeiten — Arzt und Operateur zugleich. Seine Methode des Steinschnittes ist fast ohne Modifikation bis zum Ende des 18. Jahrhunderts angewendet worden. Ein Jahrhundert später finden wir in Rom den in Kleinasien geborenen *Galen*, der nach langen Studienreisen im Orient Leibarzt des Kaisers Kommodus und Mark Aurel geworden war. Sein Hauptverdienst für die Urologie besteht in der Ausmerzung unklarer Begriffe und Vorstellungen. Er weiß, daß Nierensteine und gichtische Ablagerungen miteinander im Zusammenhang stehen, unterscheidet angewachsene und bewegliche Steine und bevorzugt, wie *Ruphos* von Ephesus, die bimanuelle Untersuchung der Blase. Interessant für die Geschichte der Urologie ist sein Landsmann *Oribasus*, der als Erfinder des Dauerkatheters genannt werden muß und zur Zeit des Kaisers Julianus in Rom lebte. Zur Behandlung der ihm gut bekannten Harnröhrenverengerung bediente er sich der Dilatation der Harnröhre. Erweichtes Pergament wickelte er um einen Gänsekiel und läßt es bis zur größtmöglichen Härte trocknen. Diese Papierröhrchen führt er in die Harnröhre ein und läßt sie 3 Tage lang liegen. Durch die Sekretion der Schleimhaut schwillt das Pergament an und erweitert die Striktur. Der Penis wird während dieser Zeit zur Vermeidung einer entzündlichen Reizung mit gekühlten Binden umwickelt. Am 4. Tage erlaubt die erweiterte Harnröhre die Einführung des Bronzekatheters. Die Wirkung des Pergamentröhrchens ist zweifellos ähnlich der der Laminariastifte. Die Aufzählung der großen Ärzte dieser ersten Epoche kann mit *Paul von Aegina* geschlossen werden. Sein Lebenswerk liegt hauptsächlich auf chirurgischem Gebiete. Wir finden bei ihm manch seltsamen Vorschlag zur Behandlung von Blasenleiden. Er darf als der Erfinder der Blasenspülung gelten. Bei geschwürigen Prozessen der Blase befestigt er an dem mit Schweinefett geglätteten Bronzekatheter eine Rinderblase und spült auf diese originelle Weise das entzündete Organ.

     Dieser ersten Phase der Entwicklung der Urologie, die charakterisiert ist durch primitive Ausführung lebensnotwendiger Eingriffe, im wesentlichen also durch Behebung mechanischer Hindernisse der unteren abführenden Harnwege, folgt eine viele Jahrhunderte dauernde Sterilität, ja sogar ein Niedergang der so mühsam errungenen urologischen Kenntnisse.

     Während die Autoren des klassischen Altertums hauptsächlich den Symptomen des kranken Körpers ihre kritische Aufmerksamkeit schenkten, ohne die Untersuchung des Harns deswegen zu vernachlässigen, wurde in den späteren Jahrhunderten die mittelalterliche Harnbeschau die eigentliche Basis der ärztlichen Kunst. Der Arzt dieser Zeit war geradezu Urologe, der sein Hauptaugenmerk auf das gegen das Licht gehaltene Harnglas, auf die Deutung von Farbe, Geruch, Sediment, ja auch Geschmack des Harns richtete. Wir brauchen nur die Bilder dieser Zeit in unseren Pinakotheken nach dieser Richtung hin zu betrachten, um zu sehen, welche bedeutende Rolle die Harnbeschau im Mittelalter spielte. Überall finden wir den gebarteten, talarumwallten Arzt mit dem Harnglas in der Hand. Das Harnglas ist das Attribut der ärztlichen Schutzpatrone, des heiligen Kosmas und Damians, das Harnglas ist geradezu das Wappen der ärztlichen Kunst. Aus dieser Zeit besitzen wir zahlreiche, meist illustrierte Werke der Uroskopie, deren Autoren einzeln aufzuzählen ebenso belanglos als ermüdend wäre. Ich greife aus ihrer Zahl nur *Theophilos* aus dem 7. und *Johannes Aktuarios* aus dem 14. Jahrhundert heraus. Ersterer wandelt ganz auf den Bahnen *Galens*, nimmt an, daß der Harn aus dem Blut der unteren Hohlvene kommt, und glaubt deshalb auch, aus dem Harne den Zustand der Blutbereitung erkennen zu dürfen. Der Grieche *Aktuarios* unterscheidet 14 Farben des Urins und zieht aus ihnen Schlüsse im Sinne der Humoralpathologie.

Eine wenn auch nicht allzu üppige Oase in dieser sterilen Wüste der ärztlichen Kunst bildet in einem gewissen Maße die Schule von Salern. Um das Jahr 1000 entstanden, ist sie zwei Jahrhunderte lang Mittelpunkt einer Medizinerschule. Ihre „regulae urinarium" des Magisters *Maurus* waren damals weit und breit berühmt. In diesem Kreise tritt auch die bekannte *Trotula* auf, eine berühmte Hebamme adeliger Herkunft, die als erste das schmerzstillende Klysma vor dem Steinschnitt angegeben hat; der Saft der Mandragola spielt dabei eine große Rolle. Außerhalb Italiens waren die Kranken der damaligen Zeiten auf die ärztliche Hilfe der Mönche, der Juden und der herumziehenden Quacksalber angewiesen. Die schon zu Gesellschaften vereinigten zünftigen Chirurgen der damaligen Zeit hielten es unter ihrer Würde stehend, ja sogar unehrenhaft, Steinoperationen auszuführen; sie überließen dieses Geschäft den Barbieren und herumziehenden Adepten. Diese Leute nutzten dann auch ihr Privileg sehr zum Schaden der Kranken aus. Abenteurer und Scharlatane eröffneten als Uroskopen ihre Buden, hingen als Lockvogel das bekannte dickbauchige Harnglas als Schild aus und trieben mit der Leichtgläubigkeit des Publikums ein ebenso schwindelhaftes als einträgliches Geschäft. Allmählich ward sogar die Uroskopie zur Uromantie, von den Arabern und ihrer zum Aberglauben hinneigenden Medizin beeinflußt.

In diese Zeit des Verfalls der ärztlichen und damit urologischen Kunst fällt die Ära der Renaissance, der Zeit des Aufschwunges des geistigen und künstlerischen Lebens im 16. Jahrhundert. Auch dem fast verdorrten Baume der Urologie sproßt ein kräftiges grünes Reis: Die wissenschaftliche Anatomie.

Leonardo da Vinci, das universelle Genie, ist der Prototyp dieser Zeit. Seine Tafeln und Zeichnungen zeigen das Resultat nicht nur seiner künstlerischen Eindrücke des menschlichen Skeletts und der Muskulatur, sondern auch seine eingehenden anatomischen Studien der Eingeweide. Die in der Bibliothek des Schlosses von Windsor aufbewahrten Zeichnungen über die männlichen und weiblichen Urogenitalorgane sind ein unerhörter Fortschritt des urologischen Erkennens. Es ist unwahrscheinlich, daß *Leonardo* seinen Zeitgenossen Einblick in seine Studien gegeben hat. Zur Geheimhaltung seiner Ergebnisse sind diese Blätter mit der linken Hand und zudem noch in Spiegelschrift von dem vorsichtigen Manne geschrieben. Die Tat des universellen Geistes ist um so bewundernswerter, als er die Sektionen der ausgegrabenen Leichen im tiefsten nächtlichen Geheimnis und unter Lebensbedrohung durch die damals unaufgeklärte Zeit machen mußte. Fast gleichzeitig mit ihm tritt der Brüsseler

130 *Vesalius*, der Begründer der topographischen Anatomie, auf den Plan. *Vesalius* war mitteilsamer als sein Vorgänger. Die anatomischen Vorlesungen des weitgereisten Mannes waren der Sammelpunkt der wißbegierigen Ärzte Europas. Sein in Basel herausgegebener Atlas stellt neben vielem Neuen auch die Lage und den genauen Bau der Niere richtig.

Der Ring der anatomischen Forscher der nächsten Jahrhunderte wird nun nicht mehr durchbrochen. Namen wie *Eustachius*, *Paré*, *Estienne*, *Malpighi*, *Bertini* und *Littre* sind für den Kenner der Urologie gleichbedeutend mit Marksteinen neuer Entdeckungen und tiefen Erkennens.

In dieser Zeit der anatomischen Entwicklung der Urologie regen sich die ersten Anfänge der chemischen Untersuchungsmethoden.

Der in Maria Einsiedel in der Schweiz geborene *Theophrastus Bombastus von Hohenheim*, unter dem Namen *Paracelsus* bekannt, ist ganz zweifellos der erste Arzt, der in Europa öffentliche Kurse über Chemie und — ein Novum in der damaligen Zeit — in deutscher Sprache hielt. Wenn auch in den Lehren dieses mit Unrecht viel geschmähten Mannes strenge Wissenschaftlichkeit sich nirgends findet, so hat er doch in die stagnierenden mittelalterlichen Anschauungen der Uroskopie eine Klärung gebracht und der auf ihr folgenden Medizin des 17. Jahrhunderts seinen Stempel aufgedrückt. Die erste Wirkung allerdings seiner Lehren war die Entwicklung einer spagyrischen Medizin auf dem Gebiete der Harnkrankheiten, phantastische Harnuntersuchungen durch Destillationsverfahren. Erst mit *Bellini* um das Jahr 1700 beginnen die Anfänge einer wissenschaftlichen Analyse. Er erkennt den Harn als eine Flüssigkeit, vom Blut durch die Niere ausgeschieden, durch die Harnleiter in die Blase geleitet und von dort die Harnröhre durchlaufend. Nachdem noch *Boerhave* aus der Universität Leyden die chemischen Studien fortsetzt und die Bestimmung des spezifischen Gewichts des Harns festlegt, werden in schneller Folge im 18. und 19. Jahrhundert die verschiedenen normalen und pathologischen Bestandteile des Harns entdeckt. So findet *Scheele* 1770 die Harnsäure, *Matthias Dobson* 1774 den Traubenzucker, *Cruikshank* 1799 den Harnstoff, *Berzelius* 1807 die Milchsäure und *Liebig* 1847 das Kreatinin im Harn. Die Entdeckung des Eiweißes wird gewöhnlich *Cottuneo* zugeschrieben. Doch war zweifellos *Deckers* schon 1694 das Eiweiß als Bestandteil des pathologischen Urins bekannt.

Mit dem Anfang des 19. Jahrhunderts beginnt für die Urologie der letzte große Abschnitt, die Zeit der großen technischen Erfindungen und deren Auswertung.

Eine Umwälzung der bestehenden Anschauungen über die Harngärung brachte in diesem Jahrhundert die aufsehenerregende Arbeit *Pasteurs* über die sogenannte „generatio aequivoca“; er fand als Veranlasser der Harnzersetzung eine Mikrobe, die „torule ammoniacale“. Namentlich, nachdem *Robert Koch* durch die Methoden der Bakterienuntersuchung eine feste Basis geschaffen hatte, wurde durch zahlreiche experimentelle Arbeiten die Lehre von der bakteriellen Invasion in Niere und Nierenbecken klargelegt.

Die Versuche, den Stein in der Blase zu zerbrechen, reichen bis in das 9. Jahrhundert zurück. Wir finden in der Geschichte der Urologie die abenteuerlichsten Instrumente und Methoden, um dieses Problem zu fördern. Der erste, dem eine vollständige Lithotripsie gelang, war *Civiale*, das Urmodell unserer heutigen Steinbrecher stammt von *Heurtloupe*. Eine endgültige Lösung brachte erst die Erfindung des Bostoner Arztes *Henry Bigelow*, der die Lithotripsie mit nachfolgender Aspiration der Steintrümmer aus der Blase zu einem brauchbaren und sicheren Eingriff gestaltete.

Die größte Tat dieses Jahrhunderts auf urologischem Gebiete ist aber die Erfindung des Blasenspiegels. Zwei deutsche Ärzte teilen sich in den Ruhm: Die erste Idee, die Blase zu beleuchten, stammt von dem Frankfurter Arzt *Pozzini*, die vollständige Durchführung des schwierigen Problems von *Max Nitze*. Er war der erste, der die Lichtquelle in die Blase selbst einführte, durch die Einführung von Linsen in das Schaurohr das menschliche Auge verfeinerte und so das Problem restlos löste. Seine Erfindung war nicht nur für die Entwicklung der urologischen Diagnostik, sondern auch für die Ausbildung der klinischen Urologie von weittragendster Bedeutung. Mit Hilfe des genialen Instrumentes gelang es bald, den diagnostischen Blick noch weiter über die Blase hinaus auf Harnleiter, Nierenbecken und Niere zu werfen. Nach mancherlei Versuchen gelang es *Casper* und *Albarran*, eine endgültige Lösung des Harnleiterkatheterismus zu finden. Im Anschluß an die Sondierung der Harnleiter entwickelte sich dann die funktionelle Nierendiagnostik, die an die Namen *Kutner* und *Achard*, *von Koranyi*, *Casper* und *Richter* und *Völcker* und *Joseph* gebunden ist. In Verbindung mit einer der größten physikalischen Entdeckungen unserer Zeit, den Röntgenstrahlen, die besonders der Erkennung der Steinkrankheit zugute kommen, war es dann möglich, das Nierenbecken darzustellen. Die originelle Idee, durch Einspritzung schattengebender Substanzen den Hohlraum der Niere und der Harnleiter auf dem Filme darzustellen, stammt von *Völcker* und *Lichtenberg*. Endlich ist die mit dem Namen *Edwin Beer* aus Neuyork verknüpfte Methode der endovesikalen Behandlung der Blasentumoren auf der Erfindung *Nitzes* und *Caspers* aufgebaut.

So ist der Ausgang des 20. Jahrhunderts für uns deutsche Urologen besonders erfreulich. Es sind deutsche Erfindungen, welche der modernen Urologie ihren Stempel aufdrücken, es ist deutscher Geist, welcher den Hauptanteil gefundenen Neulandes für sich in Anspruch nehmen darf. Und auch heute stehen wir, wie es scheint, vor neuen Entdeckungen, vor neuen Methoden der Sichtbarmachung der Harnorgane mit Hilfe der Röntgenstrahlen. Mögen sie ein neues deutsches Blatt in der Geschichte der Urologie bilden!

ZEITSCHRIFT FÜR UROLOGIE

ORGAN DER DEUTSCHEN GESELLSCHAFT FÜR UROLOGIE
UND DER BERLINER UROLOGISCHEN GESELLSCHAFT

HERAUSGEGEBEN VON

W. ANSCHÜTZ-KIEL / A. BIER-BERLIN / V. BLUM-WIEN / A. DÖDERLEIN-MÜNCHEN / E. ENDERLEN-HEIDELBERG / R. FRONSTEIN-MOSKAU
H. v. HABERER-KÖLN / J. v. HOCHENEGG-WIEN / R. HOTTINGER-ZÜRICH
G. ILLYES-BUDAPEST / O. KNEISE-HALLE a. S. / F. KÖNIG-WÜRZBURG
F. KROISS-WIEN / R. PASCHKIS-WIEN / E. PAYR-LEIPZIG / G. PRAE-TORIUS-HANNOVER / K. SCHEELE-ESSEN / F. SCHLAGINTWEIT-MÜNCHEN / C. R. SCHLAYER-BERLIN / H. SCHLOFFER-PRAG / C. SCHRAMM-DORTMUND / F. VOLHARD-FRANKFURT a. M. / K. ZIELER-WÜRZBURG

SCHRIFTLEITUNG:

H. BOEMINGHAUS-MARBURG / L. KIELLEUTHNER-MÜNCHEN / E. PFLAUMER-NÜRNBERG / E. REHN-FREIBURG i. Br. / O. RINGLEB-BERLIN / H. RUBRITIUS-WIEN / V. SCHMIEDEN-FRANKFURT a. M.

BAND XXX

MIT 372, ZUM TEIL FARBIGEN ABBILDUNGEN UND 18 KURVEN

1936

VERLAG VON GEORG THIEME, LEIPZIG

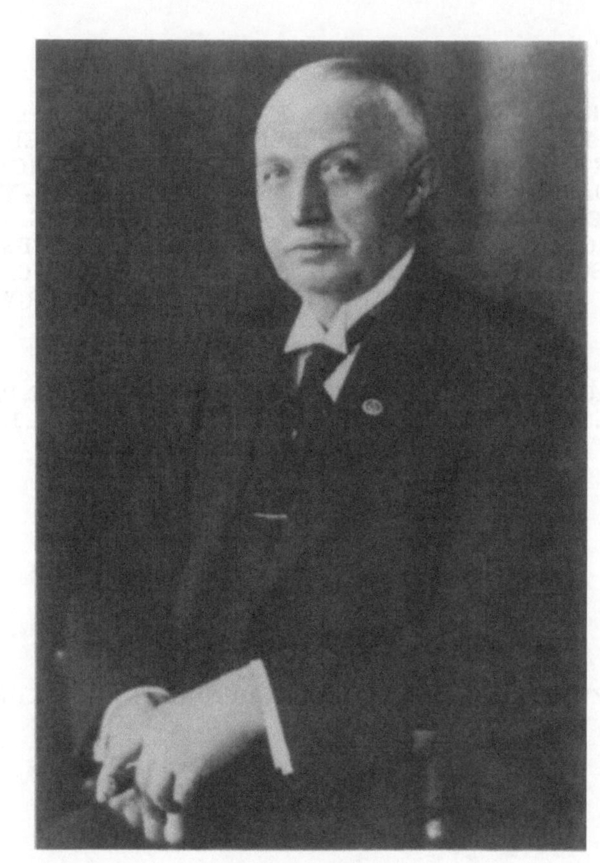

I. Tagung
der Gesellschaft Reichsdeutscher Urologen
1.–3. Oktober 1936 in Eisenach

Zählt als X. Kongreß der Deutschen Gesellschaft
für Urologie

Vorsitzender: Professor Dr. Otto Ringleb

Geboren am 17. Mai 1875 in Arneburg/Altmark.
Gestorben am 8. 11. 1946 in Berlin.
Seit 1897 Medizinstudium in Jena, Halle/Saale, Heidelberg
und wieder in Halle.
1902 Promotion Halle/Saale.
Zunächst Ausbildung am Pathol. Anatom. Institut Halle/
Saale (Prof. Eberth).
1902–1905 Urologische Ausbildung bei Maximilian Nitze in
Berlin.
1912 Habilitation in Berlin.
Seit 1912 urologische Tätigkeit an der Chirurgischen Universitätsklinik (Charité) Berlin unter Hildebrand und Sauerbruch.
1918 Prädikat »Professor« verliehen.
1921 a.o. Professor.
1927 Lehrauftrag für Urologie.
3.12. 1937 Ordinarius für Urologie in Berlin, der I. für Urologie in Deutschland.
1912 Gründungsmitglied der Berliner Urologischen Gesellschaft.
1922 korrespondierendes Mitglied der Spanischen Gesellschaft für Urologie.
1925 korrespondierendes Mitglied der Wiener Urologischen
Gesellschaft.
1938 korrespondierendes Mitglied der Kgl. Gesellschaft der
Ärzte in Budapest.
Werke: »Das Kystoskop«, Leipzig, 1910. »Lehrbuch der Ky-
stophotographie (mit Fromme), Wiesbaden, 1913. »Lehrbuch der Kystoskopie«, München 1927. »Urologische Technik«, im »Handbuch der Urologie«, Band 2, 1929. Kapitel:
»Intravesicale Operationen« in der »Chirurgischen Operationslehre« von Bier-Braun-Kümmell, 1933.
Beschäftigte sich besonders mit der Verbesserung des Optischen Systems im Cystoskop (mit M. v. Rohr/Jena) und
führte den Ventilklappenverschluß ein.

136   Versuch des besseren Sehens im Blaseninneren durch Farbfilter am Cystoskop.
Schöpfer verschiedener Cystoskope zusammen mit Georg Wolf/Berlin.

Sch.-S.

Rede am Grabe M. Nitzes[1]

von Prof. Dr. O. Ringleb in Berlin

M. H.! Ehe wir an unsere wissenschaftliche Arbeit gehen, habe ich Sie an das Grab unseres Lehrers und Meisters M. Nitze gebeten, der hier auf dem Eisenacher Friedhof neben seiner Mutter seine letzte Ruhestätte gefunden hat. Bevor wir ihm den verdienten Lorbeer niederlegen und ihm danken für alles, was er uns gab, sei an seinem Beispiel gezeigt, warum er bei den Chirurgen seiner Zeit keine Liebe fand, und warum wir, unter seinem Zeichen kämpfend, bestimmte, über die chirurgischen Eingriffe hinausgehende Forderungen aufzustellen haben.

Als er in der Zeit des Überganges von den siebziger zu den achtziger Jahren sein Blasenrohr in optischer Hinsicht einigermaßen abschließend ausgebildet hatte und die Hoffnung hegte, es bald in den Händen der Chirurgen zu sehen, da hatte die allgemeine Chirurgie einen gewissen Höhepunkt erreicht.

Die Einführung der Vollbetäubung — zunächst der Chloroformnarkose — hatte dem eingreifenden Arzt den Kranken in einem gefühl- und willenlosen Zustande überliefert, wodurch in mehrfacher Hinsicht der Eingriff erleichtert, wenn nicht gar erst ermöglicht wurde. Heutzutage lebt keiner mehr, der die Wahrheit des alten Wahrspruches für Chirurgen mit all seiner Schrecklichkeit erlebt hätte: Sis strenuus, audax, sollers et immisericors, dem die grauenvolle Bemerkung Manzonis noch Leben hätte, daß Tränen und Geschrei der Todesangst zwar gelegentlich den Dolch des Mörders, niemals aber das Messer des Wundarztes hemmen könnten.

Als nun im Gefolge der großen Entdeckung Listers und nach Entwicklung der anti- und später der aseptischen Verfahren das Wundfieber seine Schrecken verloren hatte, da fielen für den Chirurgen Schranken hinweg, die man früher als unüberschreitbar angesehen hatte. Meister vom Range Langenbecks und Billroths zeigten in unserm Sprachgebiet die Wege zu technischen Wundern, die nunmehr auch kleineren Köpfen und mindergeschickten Händen in greifbare Nähe rückten. Können wir uns wundern, wenn nicht allein die Fachwelt, sondern auch die Menge der „Gebildeten", beraten von einer ebenso schnell wie ungründlich urteilenden Presse das Wort Wagners „wie wir's so herrlich weit gebracht" bis zum Ekel wiederholten und abwandelten?

Einem Bahnbrecher wie Billroth war aber auch der äußere Erfolg gar nicht so sicher begründet. Seine früh begonnenen Bemühungen, die glücklich

---

entlassenen Kranken noch im Auge zu behalten, ihr weiteres Lebensschicksal zu erfahren, reizten zu seinem Bedauern nicht zu weiterer Nachfolge, aber sie lassen erkennen, daß für diesen Meister mit der Entlassung des mit Messer und Meißel behandelten Kranken die Akten noch nicht geschlossen waren. In der Regel stand es damals anders: den eingreifenden Wundarzt beschäftigte in erster Linie der Ablauf des Eingriffes und die Schließung der Wunde. Überstand der Kranke den Eingriff nicht, so suchte man sich durch die Eröffnung der Leiche Rechenschaft von Ursachen des Mißerfolgs zu geben. Gewiß gewann man so an der Leiche wertvolle Einblicke in das Krankheitsbild, in die pathologische Anatomie des Falles, aber man scheint vielfach nicht beachtet zu haben, daß es sich dabei, aller Bedeutung ungeachtet, doch nur um eine Teilerkenntnis handelte.

Dem Nachfahren sieht es so aus, als ob mit der Bewertung des durch die Mitwirkung der bedeutendsten Wundärzte geschaffenen Erfahrungsschatzes sozusagen ein Fetischdienst getrieben worden sei. Andere Wege zum gleichen Ziele der Krankenheilung wurden verfehmt, wofür die Behandlung als Beispiel dienen mag, die Schleich 1902 mit seinen heute ganz anders beurteilten Neuerungen erfuhr. Ja, nehmen wir es sogar als erwiesen an, daß Schleich in der Form seiner Empfehlung fehlgriff, ist es selbst dann zu billigen, daß man eine segensreiche Abweichung vom Wege der Schule zu einem Vergehen stempelte? Und wenn man diesen Neuerer nur (!) kränkte und schädigte, so ging die Schulmeinung im Falle Them. Glucks so weit, daß sie ungewöhnliche Erfolge als Unwahrheiten erklärte, weil sie in ihren Büchern nicht standen, daß sie einen Forscher beleidigte, weil er erfolgreicher gewesen war als die Schule und ihre Lehrer.

Wir können uns unter diesen Umständen kaum wundern, daß auch unser Meister von der Schule mißachtet wurde, ganz ähnlich wie die beiden soeben erwähnten, ihm befreundeten Fachmänner. Das Wesen seiner Neuerung lag indessen auf einem anderen Gebiete: er machte Körperteile dem Auge sichtbar, die früher nur dem fein geschulten Tastgefühl Änderungen gezeigt hatten. Es ist den Leistungen an die Seite zu stellen, die wir bei der Erfindung des Augenspiegels bewundern. Und hier handelte es sich nicht allein darum, die erkrankten Teile sichtbar zu machen, sondern das neue Gerät wurde schon in den 90er Jahren des vorigen Jahrhunderts so entwickelt, daß man durch die natürlichen Wege hindurch gewisse Handhabungen in dem erkrankten Körperteil ausüben konnte. Dabei mochte es sich um die Katheterung der Harnleiter oder um Eingriffe im Blaseninneren zur Heilung (durch Greifen, Brennen, Abschnüren und Schneiden) handeln. — Aber noch anderes kommt bei diesen beiden Geräten hinzu:

So erkennt der Benutzer des Augenspiegels am Augenhintergrund bisweilen viel früher als der Innere oder Nerven- oder der Frauenarzt Veränderungen oder Erkrankungen, die in das allgemeine Gebiet der inneren Medizin hinübergreifen.

In der Blase war es Nitze allerdings nur vergönnt, mit seinen lichtschwachen Geräten bestimmte Zustände festzustellen. Er sah Steine, Gewächse, Geschwülste; er sah grobe Farbenunterschiede und auch wesentliche Veränderungen des aus dem Harnleiter kommenden Harnstroms besonders dann, wenn die Blutung, die Eiterung oder die Färbung in größerer Dichte auftrat. Viel weiter reichte seine Erkenntnis im Innern der Blase nicht, und es blieb der Zukunft vorbehalten, seine schon ganz bewußt angebahnten Bestrebungen weiter auszubauen (so wollte er beispielsweise die ihm noch gerade sichtbare Trübung des Nierenharns feststellen). So vermögen wir heute anzugeben, wiewett die neuen Blasenrohre den alten Zustand übertreffen. Die Steigerung der Öffnungszahl, und damit die Helligkeit, der Güte der Abbildung sowie der Vergrößerung gestattet jetzt, alle Stufen eines Katarrhs zu erkennen, ja die banalen Katarrhe von den spezifischen zu trennen. So verfolgen wir an der Tuberkulose in der Blase die ganze Stufenleiter vom ersten Anfang bis zu schweren Zerstörungen eindeutig, wir erkennen bei ihr den Charakter, das Alter und eine etwaige Neigung des Körpers, Schutzwehren gegen sie aufzurichten. Wir stellen die Erkrankung des Harnleiters fest und ziehen weitgehende Schlüsse auf die Veränderung in der Niere allein durch die Beobachtung von der Blase aus, freilich nur, wenn uns die lange Schulung nicht nur mit dem Cystoskop, sondern auch mit der Krankheit die Beobachtung lebendig werden läßt.

Es ließe sich manches anführen, um zu zeigen, daß das Blasenrohr den Augenspiegel in der Reichweite übertrifft und Krankheitszeichen zu deuten gestattet, derart, daß Allgemeinerkrankungen des Körpers weit über die Nieren hinaus früh erkennbar werden.

Bei einer rein verstandesmäßigen Betrachtung würde der folgende Schluß wohl gerechtfertigt gewesen sein: wenn die bloße Betrachtung des Augengrundes — und darauf lief vor Gullstrands Spaltlampe die Spiegelung des Auges hinaus — eine solche Anerkennung und Würdigung gefunden hatte, so wird die Sichtbar- und Zugänglichmachung eines im höchsten Sinne lebenswichtigen Körperteils nicht ohne eine entsprechende Bewertung aufgenommen werden. Der Verlauf der Geschichte zeigt indessen auch hier, daß das Schicksal einer bedeutenden Erfindung durch bloße folgerechte Schlüsse nicht ermittelt werden kann: der Gang des geschichtlichen Lebens ist nicht immer logisch.

Wenn man beachtet, daß 20 Jahre nach der Veröffentlichung des ersten Helmholtz schen Augenspiegels — die Verbesserungen von A. Coccius und Th. Ruete liegen merklich nach 1851 — jede wichtigere Hochschule nicht allein Deutschlands einen Lehrstuhl der Augenheilkunde hatte, so ist man doch enttäuscht, daß solch ein Lehrstuhl selbst für den Meister Nitze nie gegründet wurde, sondern daß es bei seiner Zulassung zum Lehrkörper blieb. Und diese Anerkennung war ein Zeichen der Dankbarkeit eines hochgestellten Kranken, nicht der Anerkennung durch die sich selbst zum Richter setzende Fachschaft!

Wenn man nun nach dem Grunde für diese Verschiedenheit der Aufnahme fragt, so wird man vermutlich hervorheben müssen, daß der Gebrauch der alten Handaugenspiegel eine gewisse Schulung des untersuchenden Arztes voraussetzte, die einfach genug, aber doch nicht des Chirurgen Sache war. Das Blasenrohr lieferte aber jedem Beschauer ein Bild, auch wenn es nur unter dem Weh und Ach des Kranken eingeführt worden war. Und auf Grund dieses Bildes glaubte sich der untersuchende Arzt zu einem Urteil über den vorliegenden Fall berechtigt, obgleich er es durchaus nicht immer richtig verstand. Vielmehr mangelte es bei uns im Gegensatz zu andern Ländern — ich erinnere an die alte französische Schule — an einer zweck-

140

mäßigen Ausbildung der jungen Urologen. Sie wurden vielmehr in einer ganz rückständigen Weise ohne wirkliche Schulung sozusagen abgerichtet. Das ist um so unverständlicher, als die Kenntnis des Blasenrohres in Deutschland allein entwickelt und ausgebaut worden ist. Aber die Hochschullehrer, die sich für die Urologen das Lehramt angemaßt hatten, waren — ein unwürdiger und schädlicher Zustand — mit der Lehre vom Cystoskop und der Verwertung seiner Bilder überhaupt nicht vertraut. Schon Meister Nitze wußte, daß dieses Bild den oberflächlichen und ungeschulten Beschauer leicht täuschen konnte, wiewohl auch er den Grund nicht deutlich angeben konnte. Seine Schule aber hat davon den Schleier gezogen und in langer und sorglicher Arbeit wirklich „oft geründet", für das im Blasenrohr Erscheinende einen Lehrbegriff geschaffen, der den lerneifrigen Schüler aufklärt.

Es handelt sich dabei um die Lehren der Perspektive, angewandt auf die Beobachtungen in einem besonders engen Raum, der, eröffnet und an der Leiche, unter grundsätzlich andern Bedingungen betrachtet wird, als sie beim Eingang durch die natürlichen Wege bei unverletzter Blasenwandung möglich sind.

Der Mann, der zu diesem Erkenntniszuwachs den Grund gelegt hat, Maximilian Nitze, ist — noch nicht 60 Jahre alt — in seinem Berufe gestorben. An klingendem Lohne hat es ihm nicht gefehlt, aber was er mit dem Sehnen seines Herzens erstrebte, eine anerkannte, der Lehre und der Forschung geweihte Heilstätte, ist ihm zu seiner bitteren Enttäuschung vorenthalten worden. Die sinnbildliche Darstellung an seinem Grabmal wird sein Gefühl richtig wiedergeben, seine Lehre könnte vergehen, wie lose Blätter im Winde verfliegen.

Wir wissen heute, daß die ihm gewordene Behandlung nicht nur undankbar, sondern auch unrecht war, denn nach menschlichem Ermessen hätte Nitze, der mit ganzem Herzen an seinem Fach hing, wohl manche unserer heutigen Wege früher eingeschlagen, andere vielleicht neu gebahnt. Wir alle, die wir auf seinen Schultern stehen, haben als Lehrer die Dankespflicht, unsern Schülern zu weisen, wie zahlreiche Keime der Meister dem Boden der Zukunft anvertraute, und das auch in den Fällen, wo der Schößling nachträglich noch veredelt wurde.

Gewiß, wir feiern sein Gedächtnis an dieser Stelle, wo seine sterblichen Reste beigesetzt wurden, aber wir wissen, daß sein bleibender Teil lebt, wo von seiner Schule die in den Nachfolgern zum Segen weiterwirkenden Werke gesammelt und betreut werden. Wir wünschen unsererseits kommenden Neuerungen nicht gleichgültig und teilnahmslos, sondern so zu begegnen, wie er es sich für sein Werk gewünscht hätte. Und das ist dann eine würdige Pflege seines Andenkens, weder der rechten Dankesschuld noch des Wohles der Kranken vergessend.

Begrüßung[1]

von Prof. Dr. O. Ringleb in Berlin

M. H.! So sehr ich die Ehre zu schätzen weiß, die I. Tagung Reichsdeutscher Urologen zu eröffnen, so empfinde ich doch ein gewisses Bedauern, daß die alte deutsche Gesellschaft für Urologie, die nach Nitzes Tode gegründet war, in die Brüche ging. Aber die äußere Entwicklung nach dem Kriege hinderte die Urologen Deutschlands und Österreichs am Zusammenkommen. Darunter hatte gewiß der Nachwuchs besonders zu leiden. So kam es, daß im Juli 1934 nach der Tagung der süddeutschen Chirurgen Herr Kielleuthner Fachgenossen nach München rief, wo die vorläufige Trennung beschlossen wurde. Jetzt haben wir uns heute nach schwieriger Vorarbeit hier in Eisenach zum ersten Male versammelt, und ich freue mich, daß unserem Rufe verhältnismäßig viele Fachgenossen aus dem Reiche gefolgt sind. Ich freue mich aber auch, daß aus dem Bruderlande Österreich eine Reihe von Urologen gekommen sind; auch sie fühlen das Band nur vorläufig zerrissen. Ich begrüße Sie herzlich.

Weiter haben wir die Ehre, eine Reihe von Herren in offizieller Vertretung begrüßen zu können, Vertreter der Regierung, der Behörden und der Stadt Eisenach. Allen diesen Herren danke ich herzlich für ihre Anteilnahme an der Urologie. Den Nichtfachgenossen und den Kollegen wünsche ich, daß sie einen Hauch davon verspüren mögen, was Urologie bedeutet, und daß sie Nutzen von den Verhandlungen haben mögen.

O. Ringleb: Eröffnungsrede

M. H.! Wir haben vorhin das Grab unseres Meisters Nitze besucht und dort unsere Tagung mit einer bedeutsamen Feier eingeleitet. Wenn wir jetzt unsere erste Sitzung in Eisenach abhalten und nicht etwa in Anlehnung an eine chirurgische Klinik, beispielsweise in Berlin, so wollten wir damit nach außenhin eine Lücke in Deutschland aufzeigen: die Urologie wird an der Hochschule nur in Deutschland unter allen Kulturländern nicht als selbständiges Fach anerkannt. Und zwar waren es stets die Fakultäten, die unter dem Einfluß maßgebender Chirurgen standen und weite Beziehungen bis in die Ministerien hatten, die eine Verselbständigung unseres Faches verhinderten. Aber wir müssen bedenken, daß es nicht nur uns so geht, sondern es auch anderen Sonderfächern bei ihrer Entstehung so ergangen ist. Ich

---

[1] Vortrag, gehalten auf der I. Tagung der Gesellschaft Reichsdeutscher Urologen zu Eisenach, 1. bis 3. X. 1936.

142 erinnere beispielsweise an die Gynäkologie. Als sie vor mehr als 50 Jahren selbständig auftrat, da forderten die Chirurgen eine mindestens 3 jährige Ausbildung. Heute gehen die Chirurgen zu den Gynäkologen, um sich in der Gynäkologie auszubilden.

Selbstverständlich fällt bei uns ein Teil chirurgischer Maßnahmen, die von außen her gemacht werden, in das Gebiet der Chirurgie. Aber heute, wo diese Eingriffe an den Harnwegen alle schulmäßig ausgebildet sind, würde wirklich nur eine ungeschickte Hand sie nicht in verhältnismäßig kurzer Zeit erlernen können. Viel schwieriger liegt es bei den Eingriffen von innen her, die also mit Tastgeräten allein (Katheterung, Behandlung der Harnröhrenengen, das Steineknacken) oder mit dem Sichtgerät, dem Cystoskop, ausgeführt werden. Hier ist eine langjährige Schulung der Hand nötig. Das Tastgefühl muß geschult werden und eine lange und fleißige Einarbeit gehört zur Cystoskopie und zu den mit dem Cystoskop auszuführenden Eingriffen. Will der junge Arzt nur darauf hinaus, einen gewissen Zustand in der Blase festzustellen (etwa ob Steine oder Geschwülste darin vorhanden sind), so weit also nur, daß ihm die Betätigung des Messers möglich wird, dann mag er ein Chirurg werden. Will er aber die schwierigen Raumverhältnisse richtig beurteilen, will er sich in die Lage eines vernunftbegabten, einäugigen Kleintauchers versetzen können und die Perspektive verstehen lernen, unter der er den Blasenraum sieht, ja, will er ernstlich den schwierigen physiologischen und optischen Bedingungen gegenüber nicht verständnislos sein, dann mag er in jahrelanger, geduldiger und fleißiger Arbeit ein wirklicher Urologe werden.

M. H.! Noch eine Bitte möchte ich an Sie richten. Sprechen und schreiben Sie deutsch! Nehmen Sie sich ein Beispiel an den französischen Ärzten, an der Klarheit und Gepflegtheit ihrer Muttersprache. Manche Werke von ihnen sind ins Deutsche übersetzt worden. Aber nur zu oft kannten die Übersetzer wohl die französische, weniger indessen die deutsche Sprache. Da finden wir gleich die französische Bildung „Katheterisation“ und „Katheterisieren“. Wenn wir einmal annehmen, daß das Wort Katheter in den deutschen Wortschatz eingegangen ist, warum sagen wir nicht Katheterung und kathetern? Ein ganz böses Wort hat sich aus dem Französischen bei uns eingebürgert: „retrograd“. Da gab es ein retrogrades Cystoskop, warum nicht Rückblickgerät? Gerade in der letzten Zeit sind undeutsche Ausdrücke aufgetreten, wie retrogrades und instrumentelles Pyelogramm. Sprechen wir nur deutsch: Füllungsbild und Ausscheidungsbild klingen besser und sind verständlicher. Viele Bezeichnungen sind schlecht und überflüssig, z. B. Chromocystoskopie, womit wir die Blauprobe meinen. Ihr Erfinder erfand nur ein schlechtes Wort, kein neues Verfahren. Auch an Reflux für Rückfluß mag man erinnern.

Wenn sich jeder Urologe Mühe gibt, an der Sprache in den Vorträgen und Veröffentlichungen zu arbeiten und zu feilen, so wird unser Fachschrifttum mit der Zeit gepflegter erscheinen. Vor allem aber folgen wir hier den Richtlinien unseres großen Führers, dessen Wege wir mitgehen, wohin auch immer, und dessen Werke jeder von uns tatkräftig zu unterstützen hat. So wollen wir ihm auch treue Gefolgschaft geloben und mitarbeiten am Heil der uns anvertrauten Kranken, zum Wohl unseres Vaterlandes.

Mit dem Rufe: Unser Führer Adolf Hitler „Sieg Heil!“ eröffne ich hiermit die I. Tagung der Gesellschaft Reichsdeutscher Urologen.

ZEITSCHRIFT FÜR UROLOGIE

ORGAN DER GESELLSCHAFT REICHSDEUTSCHER UROLOGEN
UND DER BERLINER UROLOGISCHEN GESELLSCHAFT

HERAUSGEGEBEN VON

W. ANSCHÜTZ-KIEL / A. BIER-BERLIN / V. BLUM-WIEN / A. DÖDERLEIN-MÜNCHEN / E. ENDERLEN-HEIDELBERG / H. v. HABERER-KÖLN
J. v. HOCHENEGG-WIEN / R. HOTTINGER-ZÜRICH / G. ILLYES-BUDAPEST
O. KNEISE-HALLE a. S. / F. KÖNIG-WÜRZBURG / F. KROISS-WIEN
R. PASCHKIS-WIEN / E. PAYR-LEIPZIG / G. PRAETORIUS-HANNOVER
K. SCHEELE-ESSEN / F. SCHLAGINTWEIT-MÜNCHEN / H. SCHLOFFER-PRAG / C. SCHRAMM-DORTMUND / F. VOLHARD-FRANKFURT a. M.
K. ZIELER-WÜRZBURG

SCHRIFTLEITUNG:

H. BOEMINGHAUS-MARBURG / L. KIELLEUTHNER-MÜNCHEN / E. PFLAUMER-NÜRNBERG / E. REHN-FREIBURG i. Br. / O. RINGLEB-BERLIN / H. RUBRITIUS-WIEN / V. SCHMIEDEN-FRANKFURT a. M.

BAND XXXI

MIT 304 ABBILDUNGEN UND 87 KURVEN

1937
VERLAG VON GEORG THIEME, LEIPZIG

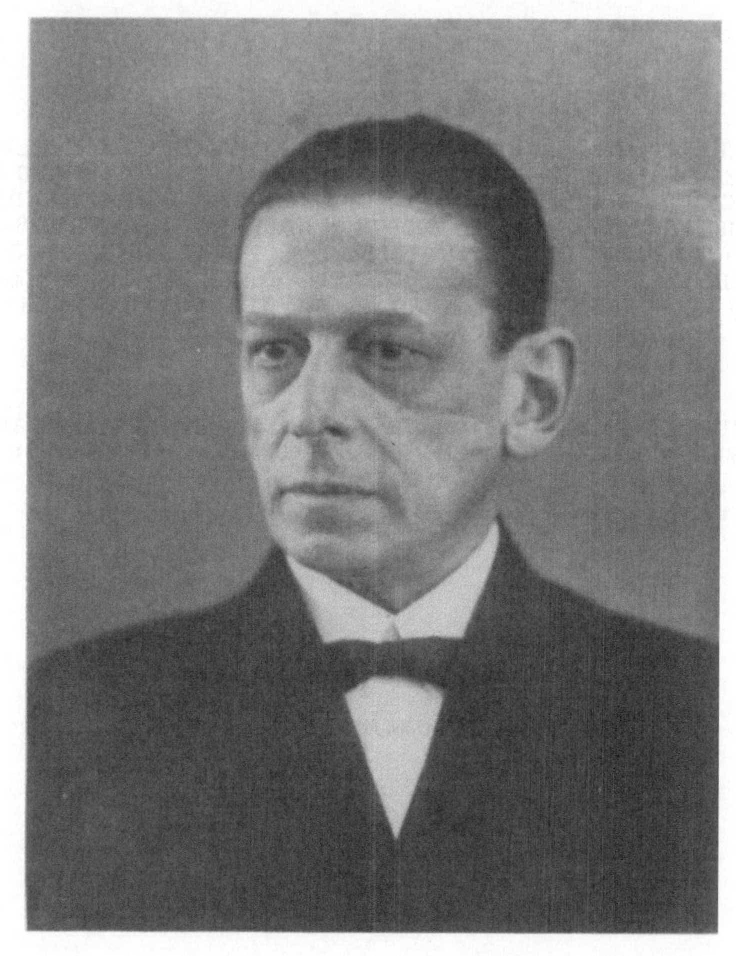

II. Tagung
der Gesellschaft Reichsdeutscher Urologen
7.–9. Oktober 1937 in Eisenach

Zählt als XI. Kongreß der Deutschen Gesellschaft
für Urologie

Vorsitzender: Professor Dr. Eduard Pflaumer

Geboren am 28. Februar 1872 in Göppingen bei Augsburg.
Gestorben am 17. Februar 1957 in Herrsching.
Medizinstudium in München, Genf und Erlangen.
1895 Promotion in Erlangen.
1896 Med. Staatsexamen in Erlangen.
Chirurgische Ausbildung in Nürnberg und Berlin.
1899–1912 Buenos Aires.
1903 Argentinisches Staatsexamen in Buenos Aires. Chefarzt des Deutschen Hospitals in Buenos Aires.
Auf Deutschlandreisen während dieser Zeit auch urologische Ausbildung bei Nitze in Berlin.
Seit 1913 wieder in Erlangen.
Im I. Weltkrieg Stabsarzt eines Feldlazarettes.
1918 Habilitation in Erlangen.
Seit 1919 Oberarzt für Urologie an der Chirurgischen Universitätsklinik Erlangen.
1922 a.o. Professor.
1930 Lehrauftrag für Urologie.
Seit 1936 bis zur Bombenzerstörung Nürnbergs und seines
Hauses im II. Weltkrieg Vorstand der Urologischen Klinik
des Allgemeinen Städt. Krankenhauses Nürnberg. Seitdem
lebte er in seinem Landhaus in Breitbrunn am Ammersee.
Mit der Ausbombung wurden auch die Aufzeichnungen für
ein geplantes urologisches Lehrbuch vernichtet.
Große Verdienste erwarb er sich durch die Vervollkommnung der Blauprobe in Form der exakten Chromocystoskopie.
Werke: »Cystoskopische Beobachtungen zur Physiologie
der Harnleiter und Nieren«, Leipzig 1919. »Normale und
pathologische Physiologie der Harnleiter« (im Handbuch
der Urologie) Band 1, Berlin 1925. »Gang und Technik der
Röntgenuntersuchung auf Harnsteine«, Leipzig, 1940.

Sch.-S.

Eröffnungsansprache[1]

von Prof. Dr. **E. Pflaumer** in Nürnberg

Mit 1 Abbildung

Werte Gäste! Deutsche Fachgenossen!

Ich habe die Ehre, die II. Tagung der Gesellschaft Reichsdeutscher Urologen zu eröffnen, und heiße alle Teilnehmer herzlich willkommen; in erster Linie die Herren Vertreter des Staates, der NSDAP. und der Wartburgstadt Eisenach. Eine besondere Freude ist es uns, auch Gäste aus dem Ausland bei uns zu sehen, aus Argentinien, Italien, Japan, Rumänien, Schweden, der Schweiz, der Tschechoslowakei, Ungarn und — in stattlicher Anzahl — aus Österreich. Ich hoffe, unsere Tagung wird Ihnen beweisen, daß die Urologie in Deutschland trotz mancher Schwierigkeiten ihre alte Höhe gewahrt hat. Wir sind auch überzeugt, daß alle ausländischen Freunde unser liebes Deutschland heute besser, schöner und fester als je zuvor finden werden. Daß dem so ist, verdanken wir allein unserem Führer Adolf Hitler. Ich bitte Sie, ihm Dank, Treue und Verehrung zu bekunden, indem Sie sich erheben und dadurch mit folgendem Telegramm einverstanden erklären: „Die auf der Wartburg tagende Gesellschaft Reichsdeutscher Urologen entbietet dem hehren Führer des Vaterlandes dankbaren Gruß und das Gelöbnis freudiger Gefolgschaft und Arbeit."

Ich danke Ihnen und bitte Sie, durch nochmaliges Erheben Ihr Einverständnis mit dem folgenden Telegramm an die Österreichische Urologische Gesellschaft kundzugeben: „Die Gesellschaft Reichsdeutscher Urologen ist über die Teilnahme zahlreicher Berufskameraden aus Österreich an ihrer II. Tagung hocherfreut; sie hofft auf weitere besonders enge Zusammenarbeit mit den Berufs- und Fachgenossen in Österreich."

Die Gesellschaft Reichsdeutscher Urologen darf sich wohl als Wahrerin des Andenkens und Vermächtnisses eines der ganz großen Wohltäter der Menschheit auf dem Gebiete der Heilkunde betrachten, unseres Max Nitze, ohne dessen Lebenswerk als Forscher, Erfinder und Arzt die Erkennung und Behandlung der Krankheiten der Harnorgane und vieler anderer Krankheiten wie vordem im argen liegen würde. Wir dürfen froh und stolz sein, daß der Vater der Endoskopie, die heute Gemeingut aller Völker der Erde ist, ein Deutscher war, und daß daher jede Huldigung, die ihm im fernsten Teil der Welt dargebracht wird, auch eine Ehrung unseres Vaterlandes bedeutet.

---

[1] Gehalten auf der II. Tagung der Gesellschaft Reichsdeutscher Urologen zu Eisenach, 7. bis 9. X. 1937.

148

In diesem Sinne werden Sie mit Freude und Genugtuung von folgendem, vor kurzem eingetroffenen Brief des Vorsitzenden der Argentinischen Urologischen Gesellschaft, Dr. von der Becke in Buenos Aires, Kenntnis nehmen. Er lautet in der Übersetzung: „Ich habe der Argentinischen Urologischen Gesellschaft Ihre Einladung zur Tagung der Gesellschaft Reichsdeutscher Urologen übermittelt. Wegen der Kürze der Zeit ist leider die Teilnahme

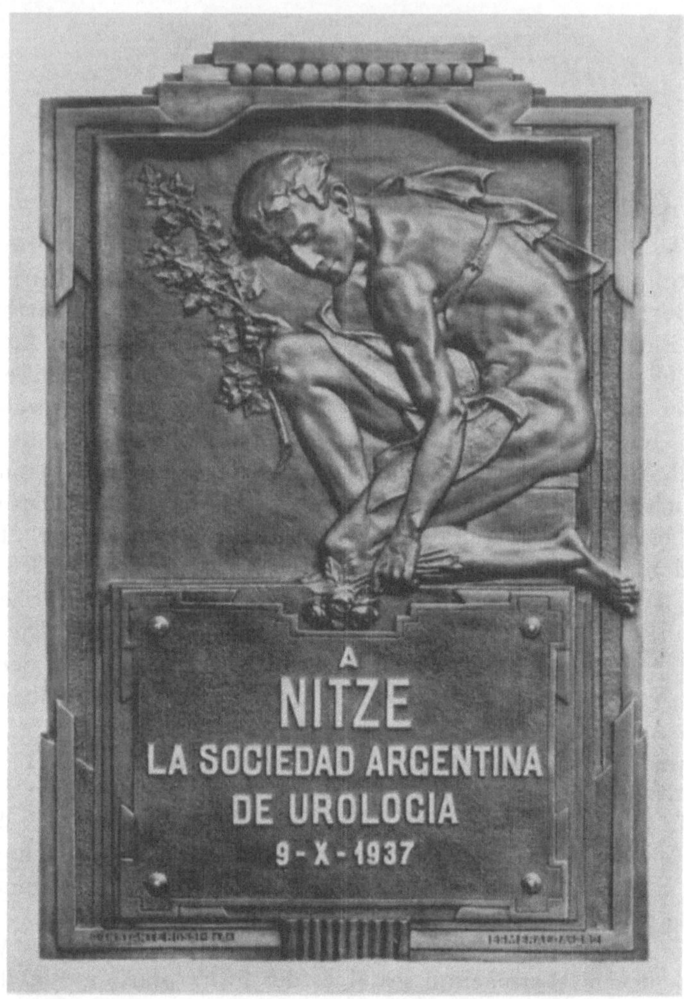

mehrerer Mitglieder nicht möglich. Am 6. Oktober kommt jedoch ein junger Urologe aus Rosario, Dr. Ricardo Ercole, mit dem Dampfer „General San Martin" in Hamburg an; wir haben ihn beauftragt, auf Ihrer Tagung die Gesellschaft der Argentinischen Urologen zu vertreten und dabei Max Nitze, der auf dem Friedhof in Eisenach ruht, eine Huldigung darzubringen. Wir haben eine große Bronzetafel gießen lassen, die eine allegorische Figur und die Inschrift trägt: „A NITZE la Sociedad Argentinia de Urologia 9. 10. 37." Dr. Ercole bringt die Gedenktafel, und wir haben den Wunsch, daß sie am

9. Oktober auf Nitzes Grab enthüllt werde, und zwar in Gegenwart der Kongreßteilnehmer, denn die Widmung soll auch eine Ehrung seitens der argentinischen Urologen für die deutschen Urologen sein und der Ausdruck der Verbundenheit Argentiniens mit Ihrem großen Vaterland." Wir danken der befreundeten Gesellschaft und ihrem Vorsitzenden für die Ehrung Nitzes und freuen uns, Deutschland den Ausdruck freundschaftlicher Gefühle seitens einer großen Nation übermitteln zu dürfen, die uns auch in schwerster Bedrängnis die Freundschaft gehalten hat, indem sie als einziger Staat Amerikas Deutschland nicht den Krieg erklärte. Zum Zeichen dessen bitte ich Sie, am Sonnabend früh 8¹⁄₂ Uhr am Grabe Max Nitzes der Kranzniederlegung durch den Vorsitzenden unserer Gesellschaft und der Enthüllung der herrlichen Gedenktafel beizuwohnen.

Bei dem Überblick über das vergangene erste Jahr unserer jungen Gesellschaft Reichsdeutscher Urologen bedaure ich, Ihnen mitteilen zu müssen, daß wir drei hochgeschätzte Mitglieder durch den Tod verloren haben, den Facharzt für Chirurgie Sanitätsrat Dr. Wilhelm Schultheiss, den Facharzt für Urologie Dr. Caspar Ludowigs und den Facharzt für Urologie Dr. Karl Keydel.

Dr. Schultheiss war lange Jahre der Wildunger Chirurg und hat sich als solcher in reicher erfolgreicher Tätigkeit über die Grenzen Deutschlands hinaus die Anerkennung weitester Kreise erworben.

Dr. Ludowigs war in Karlsruhe ansässig. Nach gründlicher allgemeinärztlicher Ausbildung widmete er sich in Berlin, Paris und London dem speziellen Studium der Urologie. Neben seiner hervorragenden Tätigkeit als Facharzt hat er eine beachtliche Zahl ausgezeichneter Arbeiten veröffentlicht, in deren Würdigung ihn die Internationale Gesellschaft für Urologie in Paris zum korrespondierenden Mitglied ernannt hat.

Dr. Karl Keydel ist vor kurzem im Alter von 72 Jahren verstorben. Er war einer der angesehensten Fachärzte Dresdens, ein alter Pionier der Urologie. Wissenschaftlich hat er sich als Verfasser eines Teils des Handbuches von Oberländer und Kollmann erfolgreich betätigt.

Ich bitte Sie, unserer Trauer über das Hinscheiden der Fachgenossen und unserer Anerkennung ihrer Lebensarbeit Ausdruck zu geben, indem Sie sich von Ihren Plätzen erheben. Ich danke Ihnen.

Erfreulicherweise kann ich Ihnen mitteilen, daß wir eine stattliche Anzahl neuer Mitglieder gewonnen haben. Als solche wurden seit der ersten Tagung aufgenommen die Herren Albring-Berlin, Becker-Chemnitz, Borkenhagen-Berlin, Friedrich-Nürnberg, Hansen-Moers a. Rh., Kunstmann-Nürnberg, Laetsch-Berlin, Mutschler-Karlsruhe, Schröder-Berlin, Schultheiß-Bad Wildungen, und Staehler-Leipzig.

Ich heiße die neuen Mitglieder im Namen des Vorsitzenden der Gesellschaft Reichsdeutscher Urologen herzlich willkommen und bitte Sie um rege Mitarbeit.

Weniger erfreulich ist die Tatsache, daß die Urologie auch heuer, wie schon früher, seitens führender Chirurgen eine, wie ich wohl behaupten darf, wenig sachgemäße öffentliche Erwähnung fand. Ich darf sie Ihnen nach dem Bericht des Deutschen Ärzteblattes vorlesen: „Die Stellung der Chirurgie innerhalb der gesamten sog. Schulmedizin hat sich in den letzten Jahren kaum verschoben. Was macht es schließlich für das große Ganze aus, wenn einige kleinere Gruppen von Sondergebieten der Chirurgie nach mehr Selbständigkeit rufen? So gerne wir bereit sind, Fortschritte und Einzelleistungen von Vertretern solcher kleineren Fächer anzuerkennen, die immer wieder zutage tretende Sucht, die Chirurgie in kleinste Einzelkünste zu spalten, können wir nicht gutheißen. Das gemeinsame Ziel unseres ärztlichen Handelns muß auch in Zukunft bleiben, dem gesamten Volke zu dienen und Kranke zu heilen. Und das kann die große Mutter Chirurgie, auch wenn da und dort ein paar technische Neuerungen hinzugekommen sind, zumeist noch immer so gut wie der kleine Fachspezialist; der Grenzen seines Könnens muß sich letzten Endes jeder Arzt, auch der Chirurg, bewußt bleiben. Der Grenzen ihres Könnens scheinen sich aber nicht alle Vertreter der Sondergebiete bewußt zu sein. Anstatt Grenzen und Gegensätze zu schaffen, sollten sich diese Vertreter von Absonderungswünschen lieber der gemeinsamen Arbeit befleißigen! Wir brauchen den Geist der Zusammenfassung, den Willen zum ganzheitlichen Denken. Das halte ich für eine bessere Gesundheitsführung als den kleinlichen Kampf um Sonderrechte, um Pflichtvorlesungen und neue Prüfungsfächer. Es sind nicht die schlechtesten Vertreter der wissenschaftlichen Heilkunde gewesen, die, wie Paul Ernst in Heidelberg, das Überhandnehmen der Sonderfächer in der Heilkunde als eines der Zeichen unseres Niederganges angesehen haben. (Bemerkung des Vortragenden: „Sollte die Heilkunde sich wirklich im Niedergang befinden?") Wer die Neurochirurgie, die Chirurgie der Lungentuberkulose, die Sportchirurgie, die Kieferchirurgie, die Urologie, die Orthopädie, die Unfallheilkunde roh und rücksichtslos vom Baume der großen Mutter Chirurgie absägen will, der wird bald genug einsehen müssen, daß er damit die verhätschelten Lieblingskinder einer Operation unterzieht, die wir heute an Geistesschwachen und ähnlichen unglücklichen Kranken ausführen. Das kann unmöglich Sinn und Wunsch der Väter dieser Gedanken sein. Nur wer den Tagesfragen und Tagesnöten ganz wirkungsfern steht, kann sich grundsätzlich für solche Bestrebungen einsetzen."

Ich weiß nicht, auf welches Fach diese Äußerungen der Geringschätzung, Überheblichkeiten und Anwürfe gemünzt sind; einige Fächer scheinen sich schon erfolgreich gegen sie verwahrt zu haben, denn es ist festzustellen, daß in dem nach Monaten erschienenen Kongreßbericht die Chirurgie der Lungentuberkulose und die Sportchirurgie fehlen. Jedenfalls aber glaube ich in Ihrem Sinne zu handeln, wenn ich die sicher nicht auf Kenner der tatsächlichen Verhältnisse berechneten, ungewöhnlichen Auslassungen nicht mit der gleichen, leicht zu beschaffenden Münze heimzahle, sondern — in Wahrung des Ansehens der Urologie und zur Förderung ihrer im Interesse der ganzen Heilkunde nötigen Weiterentwicklung — mit folgenden sachlichen Feststellungen beantworte: Die Behüter der großen Mutter Chirurgie, an deren Förderung und Entwicklung wir genau wie sie arbeiten, mögen sich endlich beruhigen; sie kämpfen gegen einen vermeintlichen Widersacher, gegen Windmühlen, die zum Wohl des gesamten Volkes ruhig weitermahlen werden, aber keine Sonderwünsche haben als den, von gelernten Müllern bedient zu werden. Kein vernünftiger Urologe denkt daran, dem Allgemeinchirurgen das bißchen Urologie, das er in Form von Operationen betreibt und betreiben muß, streitig zu machen. Im Gegenteil: Jeder erfahrene Urologe wünscht, jeder Allgemeinchirurg möge sich viel mehr und ernstlicher als bisher mit den Erkrankungen der Harnorgane befassen; dann wird auch er bald zu der Einsicht kommen, daß die Urologie, dieser beliebte Tummelplatz zahlloser gänzlich Unvorbereiteter, nicht ein kleines Sondergebiet ist, auf dem man sich, lediglich mit einigen Schlagwörtern, einem Cystoskop und einem Messer ausgerüstet, erfolgreich betätigen kann, sondern ein recht großes Gebiet; zudem das gefährlichste der ganzen Heilkunde, weil auf ihm — im Gegensatz zu allen anderen — nicht nur bei der Behandlung, sondern schon bei der Untersuchung auf Schritt und Tritt folgenschwere Fehler und Gefahren drohen. — Im übrigen müssen wir dem Allgemeinchirurgen das Recht zur Entscheidung über die Belange der Urologie bestreiten. Die Urologie ist zwar ein naher Verwandter, aber nicht ein Kind der Chirurgie; sie wurzelt viel tiefer und weiter, in allen Teilen der ärztlichen Wissenschaft, nicht zum wenigsten in der „Inneren Medizin". Darum bedeutet Vertiefung in die Urologie und ihre Förderung nicht Absplitterung, sondern im Gegenteil engeren Anschluß an die gesamte Heilkunde, den der Urologe weniger leicht verlieren wird als der bei seiner ausschließlich operativen Tätigkeit leider vielfach einseitige Nurchirurg. Unsere sog. „Sonderrechtforderung" geht dahin, daß jeder Arzt und insbesondere jeder Chirurg wenigstens die Grundzüge der Urologie kennenlerne. Zur Zeit ist das gar nicht möglich, weil es an einer genügenden Anzahl kompetenter Lehrkräfte und Lehrinstitute fehlt. Darunter leidet das Wohl unzähliger Kranker und die ärztliche Ausbildung. Allzu lange sind die Harnorgane das Objekt nur gelegentlicher und daher oberflächlicher Betätigung, ein vernachlässigtes Gebiet der Medizin, in das nur wenige sich wirklich vertiefen, auf dem daher heute noch tagtäglich ungeheurer Schaden angerichtet wird. Eine gründliche Besserung ist nur zu erwarten, wenn — entsprechend der Größe, Bedeutung und Gefährlichkeit unseres Faches — die Urologie obligatorisches Lehr- und Prüfungsfach wird. Die praktische Urologie würde dadurch nicht zu einem „Spezialfach" gemacht, sondern im Gegenteil Allgemeingut der Ärzte werden und damit den ihr heute noch eigenen spezialistischen Charakter verlieren.

Forschungs- und Lehrinstitute aber müssen selbstverständlich immer spezialistischen Charakter haben. Jeder Hochbau-, Tiefbau-, Dampfmaschinen- und Elektromaschineningenieur muß gründlich Mathematik gelernt haben; trotzdem wird es keiner Regierung einfallen, zur „Wahrung der Ganzheit" der Ingenieurwissenschaft kein Spezialinstitut für Dampf- oder Elektromaschinenkunde usw. zuzulassen oder — wenn es schon besteht — mit seiner Leitung einfach einen Mathematiker zu betrauen.

Ich hoffe, daß meine Ausführungen in dieser Angelegenheit zur allgemeinen Aufklärung und zu ersprießlicher Zusammenarbeit zwischen allen Chirurgen einerseits und großen oder kleinen Spezialfächern andererseits beitragen werden. Dann wird zum Wohle unseres Volkes jeder zu seinem Recht kommen ohne daß einem ein Recht genommen wird. Unser, Wahlspruch aber sei: Jeder für Alle, und Alle für Eines, unser Deutschland, durch Einen, unseren Führer Adolf Hitler!

Unser Führer Sieg Heil!

VERHANDLUNGSBERICHT DER UROLOGENTAGUNG IN DÜSSELDORF

VOM 15.—17. SEPTEMBER 1948

VORSITZENDER:

PROF. DR. H. BOEMINGHAUS

DÜSSELDORF

SCHRIFTFÜHRER:

DR. K. TZSCHIRNTSCH

ISERLOHN

MIT 116 ABBILDUNGEN

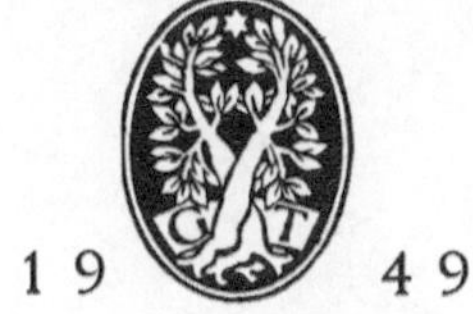

1949

GEORG THIEME VERLAG · STUTTGART

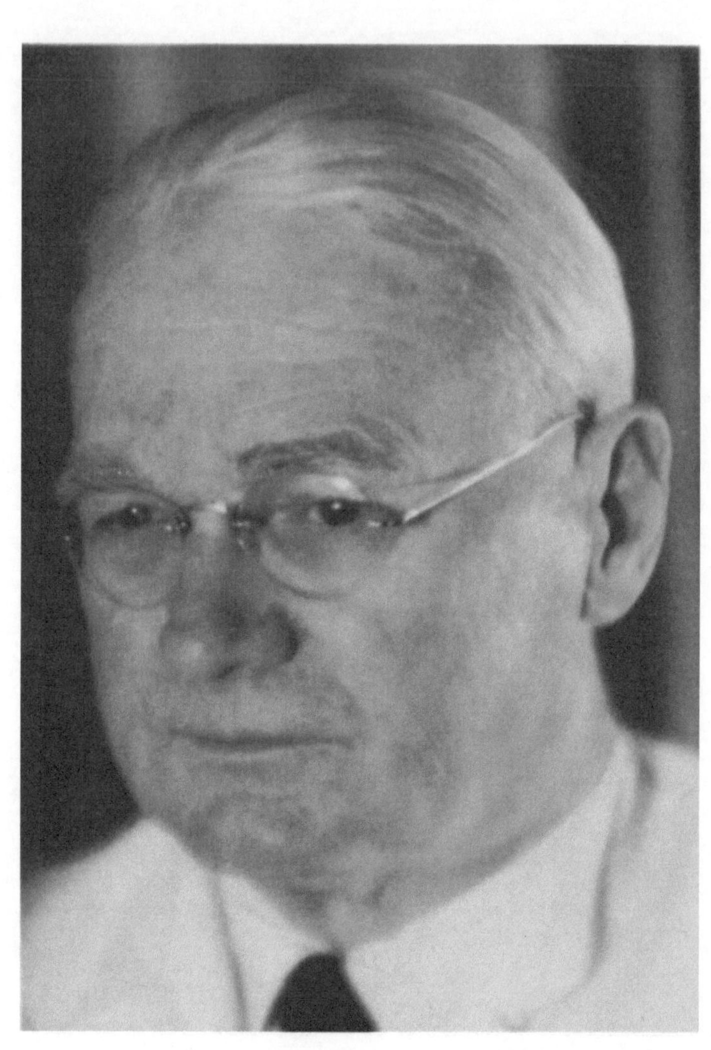

XII. Kongreß
der Deutschen Gesellschaft für Urologie
15.–17. September 1948 in Düsseldorf

Vorsitzender: Professor Dr. Hans Boeminghaus

Geboren am 4. April 1893 in Duisburg-Ruhrort.
Nach Abschluß der Gymnasialausbildung Medizinstudium
von 1912–1919 in Freiburg, Bonn und Heidelberg. Staatsexamen und Promotion zum Dr. med. in Heidelberg im Jahr
1919. Danach ein Jahr pathologisch-anatomisches Institut
in Heidelberg. Es folgten 6 Jahre Assistenzzeit an der Chirurgischen Universitätsklinik Halle/S. unter seinem berühmten Lehrer Prof. Voelcker.
Habilitation für Chirurgie am 8. Februar 1929 in Halle/S. mit
der Arbeit über »Experimentelle Beiträge zur Innervation
der Blase«, veröffentlicht in der »Zeitschrift für experimentelle Medizin«, Heft 3/6, 1933.
Sodann 10 Jahre an der Chirurgischen Universitätsklinik
Marburg/Lahn unter Prof. Klapp, ab 17. 5. 1933 als Oberarzt
und stellvertretender Direktor. Umhabilitierung an der Universität Marburg/Lahn im November 1926.
Ernennung zum a.o. Professor für Chirurgie 10. 7. 1919
Marburg/Lahn.
Ab 1.1. 1939 Leiter der 2. Chirurgischen Klinik am Krankenhaus Westend in Berlin-Charlottenburg.
Hier baute er im Auftrag der Stadt Berlin eine Urologische
Klinik auf. Im Jahre 1940 Erweiterung der Venia legendi für
das Fach Urologie. Ab 1947 leitender Arzt an der Klinik Golzheim Düsseldorf als Nachfolger von Prof. Janssen. Mitglied
des Lehrkörpers der Medizinischen Fakultät der Universität
Düsseldorf als a.o. Professor für Chirurgie und Urologie.
Herausgeber und Redakteur der Zeitschrift für Uorologie
1935–1973. Ehrenmitglied der Deutschen Gesellschaft für
Urologie, der Nordrhein-Westfälischen, der Österreichischen, der Schweizerischen, Italienischen, Französischen
und der Spanischen Gesellschaft für Urologie.
Es ist Boeminghaus zu verdanken, daß im September 1948
zum ersten Mal nach dem Krieg auf seine Initiative und Einladung hin die deutschen Urologen in Düsseldorf wieder
zusammen kamen zu einer wissenschaftlichen Tagung, auf

der die Neugründung der Deutschen Gesellschaft für Urologie beschlossen wurde. Diese Tagung zählt als 12. Kongreß der Deutschen Gesellschaft für Urologie. Der Einladung von Boeminghaus folgten vor allem auch zahlreiche Gäste aus dem Ausland, besonders aus Schweden und Italien.

1950 zum 2. Mal Präsident der Deutschen Gesellschaft für Urologie.

1952 Mitglied der Deutschen Akademie der Naturforscher Leopoldina.

1964 wurde er auf dem Internationalen Kongreß in London zum nächsten Präsidenten des Kongresses der Internationalen Gesellschaft für Urologie in München ernannt.

Prof. Boeminghaus sind zahlreiche wissenschaftliche Veröffentlichungen und Beiträge zu verdanken, 10 Lehrbücher und Monographien, etwa 7 Lehrbuchbeiträge und ca. 350 Publikationen in wissenschaftlichen Fachzeitschriften.

Meine Damen und Herren!

10 Jahre sind vergangen, seit die deutschen Urologen sich das letzte Mal zu einer wissenschaftlichen Tagung vereinigten. Wenn ich Sie zu dieser Tagung eingeladen habe, so geschah das auf vielfache Anregung aus Ihren Kreisen. Unter Zurückstellung aller organisatorischen Fragen unserer Gesellschaft und trotz der zeitbedingten Schwierigkeiten glaubte ich, mich dieser Aufforderung im Interesse unseres Fachgebietes nicht entziehen zu dürfen.

Die große Zahl der Teilnehmer aus allen Teilen Deutschlands — größer als sie früher je eine Urologentagung sah — zeigt eindrucksvoll, wie groß das Bedürfnis nach wissenschaftlichem Austausch ist.

Ich habe die Ehre, als Gäste unserer Tagung begrüßen zu dürfen: Vertreter des Gesundheitsministeriums von Nordrhein-Westfalen, des Oberbürgermeisters der Stadt Düsseldorf, des Stadtgesundheitsamtes, der Medizinischen Akademie, den Vorsitzenden des Ärztevereins und Vertreter der Düsseldorfer Ärzteschaft.

Meine Herren! Durch Ihre Teilnahme ehren Sie unsere Tagung und wir danken Ihnen dafür.

Mit besonderer Freude begrüße ich Herrn Prof. Volhard, sowie die Senioren unseres Faches, die Herren Kielleuthner, Kneise und Schlagintweit. — Mein verehrter Lehrer Herr Prof. Voelcker, der zur Zeit erholungshalber in der Schweiz weilt, wünscht einen erfolgreichen Verlauf der Tagung.

Meiner Einladung sind auch einige Herren aus dem Ausland (Schweden, England, Österreich) gefolgt. Meine Herren! Sie sind den meisten von uns durch Ihre Arbeiten und Ihre Teilnahme an früheren Urologen- und Chirurgenkongressen bekannt. Wie früher, so wollen Sie auch heute durch Vorträge und Aussprachen zur Entwicklung und zum Fortschritt unseres Fachgebietes beitragen. Meine Herren! Wir danken Ihnen, daß Sie die weite und mühevolle Reise zu uns nicht gescheut haben.

Ich hoffe, daß mit der heutigen Tagung der wissenschaftliche Austausch mit Ihnen sich wieder neu belebt und daß auch die alten persönlichen Beziehungen wieder n e u g e k n ü p f t werden.

Ich erhoffe von dieser ersten Tagung nach dem Kriege, daß sie den Anstoß gibt, an die alte, gute Tradition der Deutschen Gesellschaft für Urologie anzuknüpfen und sie fortzuführen.

In diesem Sinne bitte ich Sie alle um Ihre Mitwirkung, und nun wollen wir an die Arbeit gehen.

VERHANDLUNGSBERICHT DER DEUTSCHEN GESELLSCHAFT FÜR UROLOGIE

IN MÜNCHEN VOM 29. SEPTEMBER BIS 1. OKTOBER 1949

VORSITZENDER

DR. F. MAY · MÜNCHEN

SCHRIFTFÜHRER

DR. K. TZSCHIRNTSCH · ISERLOHN

MIT 275 ABBILDUNGEN

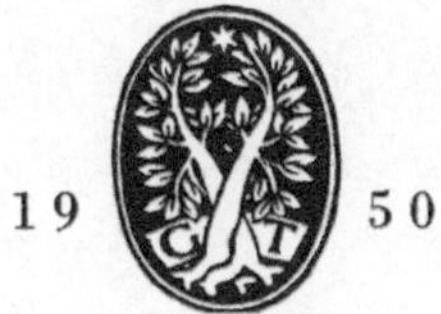

ARBEITSGEMEINSCHAFT MEDIZINISCHER VERLAGE G.M.B.H.

GEORG THIEME / LEIPZIG

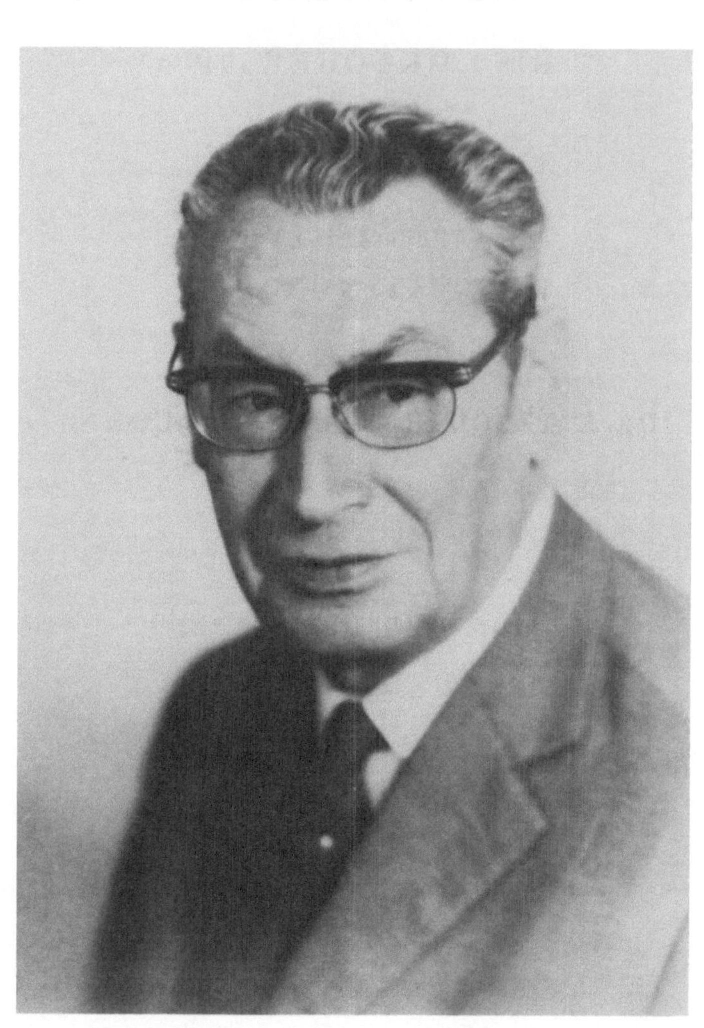

XIII. Kongreß
der Deutschen Gesellschaft für Urologie
29. September bis 1. Oktober 1949 in München

Wiedergründung der Deutschen Gesellschaft für Urologie, die seit 1933 ruhte.
In der Zwischenzeit Weiterführung der Geschäfte durch den Schriftführer Dr. Bernhard Klose/Berlin und den Schatzmeister Dr. Willibald Heyn/Berlin.
Technische Verwaltung der Schriftführer- und Schatzmeister-Angelegenheiten durch die ehemalige Hirschwald'sche Buchhandlung Berlin (später Springer Verlag, Berlin).

Vorsitzender: Dr. Ferdinand May

Geboren am 12. Januar 1898, München.
Gestorben am 28. Juli 1978, München.
Ab 1917 Medizinstudium in München.
1920 in Freiburg.
1922 Med. Staatsexamen in München.
1923 Approbation und Promotion.
Praktisches Jahr: I. Med. Klinik München (Prof. v. Rhomberg), dann Pathologisches Institut München-Schwabing.
Ab Januar 1923 Chirurgische Abteilung Krankenhaus München-Schwabing (Prof. Dax), zuletzt als Oberarzt.
1931 Ausbildung in Urologie am Hedwigs-Krankenhaus Berlin (Prof. v. Lichtenberg).
Ab 1. 12. 1931 Urologische Praxis in München. Urologische Belegbetten in der Diakonissenanstalt, München, Hess-Str.
Ab 1. 12. 1938 Chefarzt des neu geschaffenen Urologischen Krankenhauses München in der Thalkirchner Straße mit 100 urologischen Betten. Wegen Verkleinerung auf 75 Betten nach dem II. Weltkrieg zusätzliche Zweigabteilung mit 100 urologischen Betten im Städt. Krankenhaus rechts der Isar.
1950 Habilitation für Urologie an der Universität München.
1956 Ernennung zum a.pl. Professor.
1958 Berufung auf den neu geschaffenen Lehrstuhl für Urologie an der Universität München.
1966 Emeritierung.
Mitherausgeber der »Zeitschrift für Urologie«, der Zeitschrift »Urologia internationalis« und der Zeitschrift »Das Krankenhaus« sowie im Herausgeberkollegium der »Münchener Medizinischen Wochenschrift«.
1967 Präsident des XIV. Kongresses der Internationalen Gesellschaft für Urologie in München.

Werke: »Die Geschwulstbildung des Blasenhalses und ihre Behandlung«, Berlin-München, 1949. Verfasser des Kapitels »Urologische Chirurgie« in der »Chirurgischen Operationslehre«, Verlag Urban-Schwarzenberg, Wien, Band III, 1957.»Die Chirurgie der Prostatahypertrophie« (mit W. Mauermayer). Documenta Geigy, Series chirurgica, Heft 3, 1958. »Die Urogenital-Tuberkulose« (mit F. Schultze-Seemann), in Deist/Krauss »Die Tuberkulose, ihre Erkennung und Behandlung«, Stuttgart 1959.

Sch.-S.

BEGRÜSSUNG DURCH DEN VORSITZENDEN

Meine Damen und Herren!

Ich eröffne die zweite Tagung der Deutschen Urologen und darf Ihnen dabei nochmals für das große Vertrauen danken, das Sie mir durch die Wahl zum Vorsitzenden erwiesen haben. Ihrem Auftrage entsprechend habe ich die Vorbereitungen für die morgen stattfindende Neugründung der Deutschen Gesellschaft für Urologie getroffen, so daß wir diesen Kongreß wohl als ersten Kongreß der Deutschen Gesellschaft für Urologie bezeichnen können.

Herzlichst heiße ich Sie alle in unserm München willkommen, wobei ich die Hoffnung ausspreche, daß die Tage, die Sie hier verbringen, neben der wissenschaftlichen Arbeit auch Erholung und Entspannung bringen.

Ich begrüße Herrn Reg.-Rat Dr. Hilgart, der Herrn Kultusminister Dr. Hundhammer vertritt, ebenso begrüße ich den Vertreter der Gesundheitsabteilung des Innenministeriums.

S. Magnifizenz, der Rektor der Universität München, Herr Prof. Dr. Gerlach ist verhindert an der Tagung teilzunehmen.

Herrn Dr. Weiler, dem Präsidenten der bayerischen Landesärztekammer, danke ich für sein Kommen.

Als Vertreter der Stadt München begrüße ich Herrn Stadtrat Wiegele.

Eine besondere Ehre ist es für uns alle, Herrn Prof. Volhard bei unserer Tagung zu sehen.

Eine große Freude für uns ist es, daß wir so viele Kollegen aus dem Auslande bei uns begrüßen können. Haben sie nicht nur die Strapazen der weiten Reise auf sich genommen, ja, was vielleicht noch schwieriger war, sie haben sich nicht gescheut, sich die für die Einreise notwendigen Papiere zu erkämpfen.

An erster Stelle nenne ich hier unsere Freunde aus Österreich, weiterhin die Kollegen aus der Schweiz, denen in diesem Jahre die Einreise gelungen ist. Da die beiden Länder zu den Begründern der alten urologischen Gesellschaft gehören, freut es uns besonders, sie bei der Gründung unserer neuen Gesellschaft in unseren Reihen zu haben.

Unsere alten Freunde aus Schweden haben es sich nicht nehmen lassen, auch hierherzukommen, sie seien ebenso herzlich willkommen wie die Gäste aus England.

Von den österreichischen Kollegen grüßen die Herren Gagstätter, Glingar, Kroiss, Pleschner und wünschen der Tagung einen guten Verlauf.

An der Teilnahme verhindert sind außerdem von den Schweizer Kollegen die Herren Suter, Blangey und Mayor. Ersterer bedauert besonders nicht hier weilen zu können, da er doch Gründungsmitglied der früheren Gesellschaft war. Herr Allemann hat gestern noch telegraphisch abgesagt.

Ebenso darf ich Ihnen Grüße von den Herren Mingazzini und Nicolich aus Italien und Herrn Cibert aus Frankreich übermitteln, die aus technischen Gründen nicht kommen konnten.

Die Herren Voelcker und König bedauern, aus gesundheitlichen Gründen nicht anwesend sein zu können und lassen die Versammlung herzlichst grüßen. Ebenso sind die Herren Pflücker, Scheele, Wohlrabe am Kommen verhindert.

Eine besondere Freude ist es aber für uns alle, daß wir in diesem Jahre eine große Anzahl Kollegen aus der Ostzone hier sehen können. Auch sie seien herzlich willkommen, ich hoffe, daß sie sich überzeugen können, daß wir in der Westzone sie nicht vergessen haben.

Ich glaube aber in Ihrer aller Sinne zu sprechen, wenn ich heute nochmals den Herren Boeminghaus und Tzschirntsch danke, die im vorigen Jahre den ersten Kongreß einberufen und damit die Gründung unserer neuen Gesellschaft eingeleitet haben. Herr Tzschirntsch hat sich sogar bereit erklärt in diesem Jahre die Geschäfte des Schriftführers nochmals zu übernehmen.

Wollen wir hoffen, daß dieser Kongreß die Tradition der alten Gesellschaft fortsetzt, daß der Besuch der Herren aus dem Auslande die früheren wissenschaftlichen Beziehungen mit dem Auslande wieder anknüpft als Ausdruck der internationalen Verbundenheit der Wissenschaft.

Meine Damen und Herren!

Gedenken wir derer, die in diesem Jahre uns der Tod entrissen hat!

Am 8. Juni dieses Jahres schloß Dr. Portwich, Kiel, die Augen. Im ersten Weltkrieg zum Kapitänleutnant befördert, studierte er nach seiner Entlassung Medizin und war nach dem Staatsexamen Assistent bei Pöhlchen in Zeitz, Stoekkel in Leipzig und Anschütz in Kiel. Seine urologische Ausbildung erhielt er bei Praetorius in Hannover. Mit eigener Kraft schuf er sich in Kiel eine urologische Klinik, die durch die Sorgfalt seiner Arbeit, seine Zielstrebigkeit und seinen Arbeitseifer in Schleswig-Holstein besten Ruf genoß. Eine Reihe chirurgischer und urologischer Arbeiten hat er herausgegeben. Noch in den letzten Wochen seines Lebens legte er die praktischen Erfahrungen aus seiner Arbeit schriftlich zur Veröffentlichung nieder. Seit Februar 1948 krank, konnte ein operativer Eingriff im Dezember nur mehr ein inoperables Magenkarzinom feststellen. Sein Ende klar voraussehend, hat er dies mit aller Nüchternheit und Klarheit seiner Person hingenommen.

Ganz besonders möchte ich aber meines verehrten Lehrers Prof. Dr. Alexander von Lichtenberg gedenken, der, entgegen früheren Meldungen, am 12. April dieses Jahres in Mexiko verschieden ist. In Budapest geboren und aufgewachsen, promovierte er dort zum Doktor der Medizin. Seine weitere Ausbildung in Chirurgie und Orthopädie erfolgte in Heidelberg und Straßburg bei Czerny, wo er mit achtundzwanzig Jahren Privatdozent wurde. Aus dieser Zeit stammen die grundlegenden urologischen Arbeiten über die Indigokarminprobe und die Röntgendarstellung der Harnwege, Untersuchungen, die er gemeinsam mit Joseph und Voelcker durchführte. Während des Weltkrieges war er als Chefarzt an chirurgischen und orthopädischen Lazaretten tätig. Nach dem Kriege wurde er an das Hedwigskrankenhaus Berlin berufen. Hier baute er aus kleinen Anfängen eine urologische Abteilung, die Weltruf hatte und von Kranken und Ärzten aus aller Welt besucht wurde. Als Mitherausgeber des Handbuches für Urologie und der Zeitschrift für urologische Chirurgie hatte er das große Verdienst, die Fortschritte der deutschen Wissenschaft mit zu verbreiten, war doch damals dieses Handbuch das richtunggebende Werk für alle Urologen und die Zeitschrift die wissenschaftlich hochstehendste. Es ist heute noch ein großer Genuß, die Aufsätze aus seiner Feder zu lesen, die in ihrem klaren Stil bei einer ausgezeichneten Diktion kaum übertroffen werden können. Neben vielen wissenschaftlichen Arbeiten aus dieser Zeit verdienen seine Bemühungen um die Darstellung der Harnwege durch intravenös eingespritzte Konstrastmittel besondere Erwähnung. Vor zwanzig Jahren konnte er in diesem Saale über diese seine Arbeiten berichten. Neben den von ihm entwickelten Fortschritten in der Nierenchirurgie ist aber seine Auffassung der Erkrankungen der Harnwege als Systemerkrankung hervorzuheben. Mit diesem Begriff lehrte er uns das gesamte Krankheitsgeschehen zu erfassen und, wie ich es nennen möchte, urologisch zu denken. Damit wurde die Behandlung der urologischen Erkrankungen auf eine wesentlich breitere Basis gestellt. 1937 siedelte von Lichtenberg unter dem Zwange der politischen Verhältnisse nach Budapest über, um 1939 einer Einladung des mexikanischen Wohlfahrtsministeriums folgend, nach Mexiko auszuwandern. Ununterbrochen bis 1949 dort tätig, erlag er einer Nierenerkrankung in Verbindung mit seinem Diabetes.

Die äußere Anerkennung seiner wissenschaftlichen Bedeutung war, neben großen Vortragsreisen ins Ausland, die Ernennung zum Ehrenmitglied fast aller in- und außereuropäischen urologischen Gesellschaften. Besondere Freude bereitete ihm die Ernennung zum Dr. h. c. der Universität Philadelphia.

Entsprechend seiner eigenen großen Arbeitskraft stellte er an seine Mitarbeiter große Ansprüche. Gerne kam man aber diesen Forderungen nach, da man sich immer bewußt war, welch bedeutenden Lehrer man hatte. Die Zeit, die ich am Hedwigskrankenhause verbringen durfte, ist mir unvergeßlich geblieben, und ich darf wohl sagen, daß ich das, was ich heute bin, meinem verehrten Lehrer von Lichtenberg verdanke. Er wird allen, die ihn kannten, unvergessen bleiben.

Heute erhielt ich die Nachricht, daß Herr Dr. Carl Schramm in Dortmund am 23. 9. 49 im Alter von 73 Jahren verschieden ist. Gebürtiger Bayer, erhielt er nach abgeschlossenem Studium seine Fachausbildung bei Wossidlo in Berlin und Albarran, Paris.

1905 ließ er sich in Dortmund als Facharzt für Urologie nieder, 1906 gründete er eine urologische Abteilung am Krankenhause der Barmherzigen Brüder für männliche Patienten, später eine kleinere Abteilung am Sanatorium für weibliche Patienten.

Selbstverständlich hatte er als Bahnbrecher wesentliche Widerstände von seiten der Internisten und Chirurgen zu überwinden, doch gelang es ihm, sich vollkommen durchzusetzen und seine Spezialabteilungen zu großer Bekanntheit und Beliebtheit zu bringen. Es ist ihm als einem der ersten gelungen, die volle Anerkennung der Urologie als Spezialfach zu erreichen.

Als fast einziger Urologe der westlichen Gebiete Deutschlands nahm seine Praxis einen großen Umfang an, trotzdem aber hat er umfangreiche wissenschaftliche Arbeiten und Kongreßreferate vollendet, wobei sein Spezialgebiet die Entleerungsstörungen der Blase beim Manne war. Hier hat er wertvolle Beiträge durch die Bearbeitung seines großen Krankenmateriales gebracht. Das „Schrammsche Zeichen" wird stets an seine Arbeiten erinnern.

Nachdem er seine Frau nach kurzer Ehe durch den Tod verloren hatte, war er seiner Tochter Vater und Mutter zugleich. Sein größter Schmerz war, daß ihm diese vor einem Jahr durch den Tod entrissen wurde.

Eines der ältesten Mitglieder der Urologischen Gesellschaft ist mit ihm von uns gegangen.

Meine Damen und Herren, darf ich Sie bitten, mit mir der Verstorbenen zu gedenken und sich zu ihrer Ehrung von den Sitzen zu erheben!

Wenn nach so langer Pause endlich wieder Kongresse stattfinden, so ist es schwer, eine geeignete Wahl der Vorträge zu treffen. Es liegen eine Menge von einzelnen Arbeiten vor, die in diesen Jahren entstanden sind, die der Veröffentlichung harren. Auf den meisten Kongressen mußte man aber durch die große Fülle des Gebotenen eine Unübersichtlichkeit erleben, die eine klare Linie vermissen ließ. Ich habe deshalb bei der Aufstellung des Programmes versucht, nur einzelne wesentliche Kapitel der Urologie zur Besprechung zu bringen, die aber damit auf einer breiten Diskussionsbasis nach Möglichkeit zu einer vollkommenen Klärung kommen sollten. Wenn dieses Prinzip durchgeführt wird, kommen wir wohl auf dem schnellsten Wege dazu, eine Übersicht über die Arbeit der letzten Jahre zu gewinnen und schwebende Fragen zu klären. Besonders danken möchte ich den Kollegen aus dem Aus-

lande, die sich so bereitwillig für Referate und Vorträge zur Verfügung gestellt haben, so daß uns Gelegenheit gegeben ist, die uns bisher verschlossenen Erkenntnisse aus berufenem Munde zu erfahren. Auf diese Weise ist uns die beste Möglichkeit gegeben, die Verbindung mit den dortigen Arbeiten zu bekommen.

Die Mehrzahl der Kollegen ist auf meine Bitte, nur zu den gestellten Themen zu sprechen, verständnisvoll eingegangen, und ich darf diesen Herren, die meine Absichten so unterstützt haben, bestens danken. Wenn ich trotzdem einige andere Vorträge noch aufgenommen habe, so lag dies an dem unabweislichen Wunsche der Vortragenden, dem ich nachgeben zu müssen glaubte.

Ich hoffe, daß aber trotzdem die einheitliche Linie gewahrt bleibt und daß am nächsten Kongreß die Themen, die ich heuer ausgeschlossen habe, zu einer Besprechung kommen. Ich glaube sicher, daß damit auch die Wirkung der einzelnen Vorträge gewinnen wird.

Die weitgehende Entwicklung der Urologie in den letzten zwanzig Jahren hat es noch mehr wie früher mit sich gebracht, daß die Urologie als selbständiges Spezialfach anzusehen ist. Wenn auch kein Urologe auf eine gründliche chirurgische Ausbildung verzichten kann und es eine wesentliche Aufgabe der Gesellschaft sein wird, durch eine Regelung der Facharztfrage gerade für eine chirurgische Grundausbildung des Nachwuchses zu sorgen, so ist es heute doch kaum mehr möglich, daß der allgemein arbeitende Chirurg die Urologie nur nebenher mitmacht. Oft ist es doch so, daß ein Assistent die urologische Abteilung zur Betreuung bekommt, sich langsam einigermaßen einarbeitet, um dann womöglich als Facharzt sich selbständig zu machen. Nach seinem Weggang fängt das Versuchen wieder von neuem an! Daß aber in manchen Kliniken erkannt wird, daß dort die Urologie nicht erlernt werden kann, sehe ich daraus, daß ich ständig einige Assistenten chirurgischer Häuser, zur Fachausbildung beurlaubt, an meinem Krankenhause auszubilden habe. An sich ist diese Ausbildung zu begrüßen, doch wie soll aber ein Assistent nach einer höchstens einjährigen urologischen Ausbildung den Anforderungen gerecht werden, die eine größere urologische Abteilung stellt? Inwieweit einem solchen Kollegen die Facharztanerkennung später genehmigt werden soll — und besonders aber auch den nur chirurgisch ausgebildeten Kollegen — ist noch eine weitere Frage, die der Klärung bedarf.

Wäre dem Wohle der Kranken nicht besser gedient, wenn ein gut ausgebildeter Urologe solche Abteilungen zu leiten bekäme? Die Chirurgen wollen aber auf die urologischen Fälle wegen der Ausbildung ihrer Studenten und Assistenten nicht das Recht über diese Stationen verlieren. Hiergegen ist zu sagen, daß gerade die Ausbildung der Studenten im urologischen Fache sehr zu wünschen übrigläßt. Unbedingt notwendig ist es, daß auch hier eine Verbesserung des Lehrplanes erreicht wird, daß sowohl theoretische Vorlesungen wie auch praktische Kurse durch

168   *Fachurologen abgehalten werden, um dem Studenten die für die Praxis notwendigen Kenntnisse nahezubringen. Ich möchte so weit gehen, die Urologie sogar als Prüfungsfach zu fordern.*

Dies kann aber nur erreicht werden, wenn wir selbst auf unserem Fachgebiet beste Leistungen erzielen und vor allem dafür Sorge tragen, daß der Nachwuchs nach einer soliden chirurgischen Ausbildung eine gute urologische Schulung erhält.

Nur durch gute Leistungen der Urologen wird es gelingen — wie dies in anderen Ländern schon der Fall ist — die Errichtung von urologischen Spezialabteilungen zu erreichen. Dies sehe ich, neben der ständigen wissenschaftlichen Fortbildung, als eine der wichtigsten Aufgaben der Deutschen Gesellschaft für Urologie an.

Gründungssitzung der Deutschen Gesellschaft für Urologie

am 30. September 1949, München, Anatomie

Vorsitzender: May, München

Ich eröffne die heutige Nachmittagssitzung. Als erster Punkt der Tagesordnung ist die Gründung der Deutschen Gesellschaft für Urologie zu vollziehen. Sie haben mir im vorigen Jahr in Düsseldorf den ehrenvollen Auftrag gegeben, die vorbereitenden Arbeiten durchzuführen.

Ich darf daran erinnern, daß die alte deutsche urologische Gesellschaft gemeinsam von deutschen, österreichischen und Schweizer Kollegen gegründet wurde.

Es ist mir eine besondere Freude, eine große Anzahl dieser Herren hier begrüßen zu können und Ihnen noch mitzuteilen, daß die Kollegen, die ich gestern bereits als verhindert genannt habe, der neuen Gesellschaft ihre besten Wünsche senden.

In Zusammenarbeit mit den Herren Kielleuthner, Boeminghaus, Tzschirntsch habe ich eine Satzung vorbereitet, die wir bewußt möglichst einfach gehalten haben.

Ich darf Ihnen diese vorlesen und bitte Sie über die einzelnen Abschnitte noch abzustimmen, ob sie Ihre Billigung finden. Wenn die Satzungen fertiggestellt sind, werde ich die Eintragung der Gesellschaft beim Registergericht vollziehen. (Satzungen siehe Seite IX.)

Diskussion zu § 4

Für 1949 wird ein Beitrag nicht erhoben. Da es aber notwendig ist, ein gewisses Vermögen anzusammeln, schlage ich vor, neben dem Eintrittsgeld von 10.— DM einen Jahresbeitrag von 20.— DM zu erheben. Auch von Assistenten ist dieser Beitrag zu zahlen.

Kneise, Halle: Wie ist die Zahlungsweise der Herren aus der Ostzone vorgesehen?

May, München: Bei diesen Herren müssen wir wohl 20.— DM = 20.— Ostmark setzen. Die Abstimmung ergibt einstimmige Annahme des Antrages.

Erb, Gelsenkirchen: Ich möchte vorschlagen, daß die Assistenten einen verminderten Beitrag zahlen.

Funfack, Dresden: Diesen Vorschlag möchte ich unterstützen.

May, München: Es ist die Frage, ob Assistenten schon Mitglieder der Gesellschaft sein sollen. Wir wollen doch eigentlich nur vollausgebildete Ärzte als Mitglieder. Wenn ein Assistent unbedingt eintreten will, kann er vorgeschlagen werden, aber er muß dann die Konsequenzen tragen. Ich bitte über den Antrag Erb und Funfack abzustimmen.

Der Antrag wird einstimmig abgelehnt, auch Assistenten haben den Beitrag von 20.—DM zu zahlen.

Erb, Gelsenkirchen: Man könnte den Zusatz machen, daß Urologen aus der Ostzone oder den Assistenten auf Antrag der Beitrag ermäßigt oder erlassen wird.

May, München: Ich bitte über den Antrag abzustimmen.

Der Antrag wird einstimmig abgelehnt.

Zu § 10 und 11:

Der erste Vorsitzende bleibt nur von seiner Wahl bis zur nächsten Hauptversammlung im Amt. Nach der Neuwahl des 1. Vorsitzenden wird er nach den Satzungen für die nächste Amtsperiode 2.Vorsitzender. Es dürfte sich aber empfehlen, die Schriftführer und den Kassenwart für die Dauer von 3 Jahren zu wählen, um nicht durch einen zu häufigen Wechsel die Geschäfte zu erschweren. Die ausscheidenden Vorsitzenden kommen in den Ausschuß. Ergänzend möchte ich vorschlagen, daß die Herren, die in der alten Gesellschaft für Urologie Vorsitzende waren, auch in den Ausschuß gewählt werden, es handelt sich um die Herren Kielleuthner, Pflaumer und Voelcker. Ich bitte über diesen Antrag abzustimmen.

Der Antrag wird einstimmig angenommen.

May, München: Im § 10 wird von drei Ausschußmitgliedern gesprochen. Wir ändern die Satzung in „Ausschußmitglieder“, das Wort „drei“ wird gestrichen.

Der Antrag wird einstimmig angenommen.

May, München: Es ist die Frage, ob damit der Ausschuß nicht zu groß wird. Es wird aber immer möglich sein, dies durch eine Satzungsänderung zu beschränken.

Zu § 17 ist die Frage zu klären, in welchem Abstand die Kongresse gehalten werden sollen. Es hat sich früher gezeigt, daß eine zweijährige Pause für das wissenschaftliche Niveau von Nutzen war. Es ist aus diesem Grunde in der Satzung von einem 1—2jährigen Zeitraum zwischen den Kongressen gesprochen. Es wird wohl am besten sein, diese Entscheidung von Fall zu Fall festzulegen.

Der Antrag wird angenommen.

Damit sind die Satzungen verlesen. Ich stelle nochmals zur Abstimmung, ob die Satzungen in dieser Fassung angenommen werden.

Der Antrag wird bei Gegenprobe einstimmig angenommen.

Meine Damen und Herren, damit ist die Deutsche Gesellschaft für Urologie begründet.

Wir schreiten nun zur Wahl des Vorstandes. Nachdem Herr Boeminghaus mit Herrn Tzschirntsch durch die Einberufung der vorjährigen Tagung die Anregung zur Gründung der Gesellschaft gegeben hat, glaube ich, daß er auch unser erster Vorsitzender sein soll.

Der Antrag wird einstimmig angenommen.

Boeminghaus, Düsseldorf: Der Auftrag der Gesellschaft ehrt mich außerordentlich; ich weiß das zu würdigen und nehme an.

May, München: Wir alle freuen uns darüber, damit ist die Frage des Tagungsortes gleichzeitig entschieden. Nachdem satzungsgemäß die Wahl des 2. Vorstandes geregelt ist, habe ich folgende Vorschläge zu machen:

Herr Tzschirntsch hat im vorigen Jahr den Posten des Schriftführers übernommen und hat mir bereitwilligst auch in diesem Jahr für dieses arbeitsreiche Amt zugesagt. Ich schlage deshalb Herrn Tzschirntsch als 1. Schriftführer vor.

Der Antrag wird einstimmig angenommen.

Als Wahlvorschläge für den 2. Schriftführer gebe ich bekannt: Keller, Dresden, Funfack, Dresden, Stolze, Halle. Als Kassenwart: Schultheis, Marburg, Damm, Wiesbaden. Ich bitte die ausgegebenen Wahlzettel auszufüllen und dann einzusammeln.

Die Wahl ergibt für den zweiten Schriftführer

Keller   47 Stimmen,
Funfack   45 Stimmen,
Stolze   23 Stimmen.

Für den Kassenwart   Schultheis 62 Stimmen,
                            Damm   50 Stimmen.

Ungültig 8 Zettel.

Damit ist Herr Keller, Dresden, als 2. Schriftführer und Herr Schultheis, Marburg, als Kassenwart gewählt. Nehmen die Herren die Wahl an?

Zusage von allen Gewählten.

Es ist für uns Jüngere immer eine große Freude, daß wir so viele Herren unter uns haben, die in jahrzehntelanger Mitarbeit sich so große Verdienste um die urologische Gesellschaft erworben haben. Wir wollen unsere Dankbarkeit dadurch erweisen, daß wir diese Herren zu Ehrenmitgliedern der Gesellschaft wählen.

Vor 20 Jahren hatte Herr Prof. Dr. Kielleuthner den Vorsitz der urologischen Gesellschaft an dieser Stelle, einer der bekanntesten Vertreter der deutschen Urologie. Ihn möchte ich Ihnen als ersten zum Ehrenmitglied vorschlagen (Beifall). Weiterhin schlage ich Ihnen vor Herrn Hofrat Dr. F. Schlagintweit (Beifall), Herrn Prof. Dr. E. Pflaumer (Beifall), Herrn Prof. Dr. O. Kneise (Beifall).

Der Antrag wird einstimmig angenommen.

Von den hier nicht anwesenden Herren schlage ich Ihnen als Ehrenmitglieder noch vor: Herrn Prof. Dr. Voelcker, Bühl bei Immenstadt, Herrn Dr. B. Klose, Berlin und Dr. Gg. Klose, Wildungen, und, da wir uns fachärztlich nicht zu eng begrenzen wollen, Herrn Prof. Dr. Volhard. Als Gründungsmitglieder nenne ich Ihnen noch Prof. Suter, Basel, Primarius Dr. Kroiss, Loosdorf bei Melk, Prof. Pleschner, Seefeld/Tirol (Beifall bei allen Nennungen).

Der Antrag wird einstimmig angenommen.

Kneise, Halle: Ich muß mich noch eines gewissen Auftrages entledigen, der mir überbracht worden ist. Während des Krieges ist zu seinem 70. oder 75. Lebensjahr Geheimrat Stoeckel, Berlin, zum Ehrenmitglied ernannt worden, Ringleb hat ihm im Auftrag der Urologischen Gesellschaft die Ehrenmitgliedschaft überbracht und es ist wohl richtig, daß wir ihn zum Ehrenmitglied der neuen Deutschen Gesellschaft für Urologie ernennen.

Der Antrag wird einstimmig angenommen.

Erb, Gelsenkirchen: Ich bin Mitglied vieler Gesellschaften und es ist mir bisher noch nie so angenehm aufgefallen, daß die Fachärzte des Auslandes so zahlreich erschienen sind. Ich möchte anregen, daß die ausländischen Gäste besonders hervorgehoben werden.

May, München: Der Antrag des Herrn Erb ist von mir bereits überlegt worden. Nachdem wegen der ordentlichen Mitgliedschaft der Herren aus dem Auslande sowieso Schwierigkeiten bestehen, wollen wir die Verbundenheit mit den Kollegen aus dem Auslande damit zeigen, daß wir sie zu korrespondierenden Mitgliedern ernennen (Beifall).

Es sind anwesend aus Österreich die Herren Prof. Dr. Hryntschak, Prof. Dr. Übelhör, Dozent Dr. Deuticke, Dr. Bibus, Dr. Chwalla, Dr. Henninger, Doz. Dr. Weber; aus der Schweiz Prof. Dr. Heusser, Prof. Dr. Minder, Priv.-Dozent Dr. Wildbolz; aus Schweden Prof. Dr. Ljunggren; aus England Dr. Williams. Ferner nenne ich Herrn Dr. Perez Castro, Madrid, der mir liebenswürdigerweise die spanische urologische Zeitschrift zugesandt hat. Sind Sie einverstanden, wenn wir diese Herren zu korrespondierenden Mitgliedern machen? (Beifall)

Der Antrag wird einstimmig angenommen.

Pflaumer, Breitbrunn: Ich kann wohl sagen, daß der größte Teil meiner langjährigen Arbeit außer dem Wohl der Kranken in erster Linie der Förderung der Urologie gewidmet war. An dieser Lebensaufgabe könnte ich jetzt vielleicht besser als je weiterarbeiten, wenn nicht Kriegsereignisse mich meines enormen Bestandes an literarischen Bausteinen beraubt hätten. Meine Untersuchungen aller nur erdenklichen urologischen Krankheitszustände, die ich in jahrzehntelanger Arbeit gewonnen habe, sowie mein zum Studium anatomisch und röntgenologisch geschaffenes wissenschaftliches Material sind restlos vernichtet worden. Ich bin dadurch literarisch vollkommen lahmgelegt, denn ich stelle grundsätzlich keine Behauptung auf, die ich nicht sofort auch beweisen kann. Nun wissen Sie, warum ich notgedrungen und ungewollt ein schweigsames oder schweigendes Mitglied der Deutschen Urologengesellschaft sein werde.

Staehler, Tübingen: Besteht die Möglichkeit, daß die Verhandlungsberichte etwas früher herausgebracht werden?

Boeminghaus, Düsseldorf: Die Form, in der die letzten Verhandlungen aus Düsseldorf im Druck vorliegen, hat dem Verlag und auch mir große Schwierigkeiten bereitet. Die Kapazität der Druckereien im Westen ist sehr gering, daher diese Schwierigkeiten. Wenn wir die Druckarbeiten in Leipzig durchführen lassen könnten, dann würde es schneller vor sich gehen.

Tzschirntsch, Iserlohn: Ich möchte dazu sagen, daß die Verhandlungsberichte um so eher herausgebracht werden, je schneller wir die Beiträge hereinbekommen.

May, München: Ich möchte Sie deshalb bitten, Ihre Referatsbeiträge und auch die Diskussionsbemerkungen möglichst schnell abzuliefern.

Herr Heyn, Berlin, hat sich bemüht alte Unterlagen der früheren Urologischen Gesellschaft zu finden. Es ist ihm gelungen, ein altes Exemplar der Satzungen mit dem Mitgliederverzeichnis zu entdecken, außerdem festzustellen, daß die Gesellschaft ein nicht unbeträchtliches Vermögen hatte. Ich bitte ihn uns darüber zu berichten.

W. HEYN · BERLIN

Kassenabrechnung der alten Deutschen Gesellschaft für Urologie

Die ehemalige „Deutsche Gesellschaft für Urologie" bestand bis zum Jahre 1933. Der letzte Präsident war Prof. Hans Rubritius, Wien, Schriftführer Arthur Lewin, Berlin, Schatzmeister Rothschild, Berlin. Als im Jahre 1933 die Stellung der seinerzeit sogenannten „nichtarischen" Ärzte in Deutschland unhaltbar wurde, übernahm laut Beschluß des damaligen Vorstandes Herr Bernhard Klose, (Berlin N 54, Brunnenstr. 5) von Herrn Arthur Lewin die Geschäfte des Schriftführers, und ich von Herrn Rothschild die Geschäfte des Schatzmeisters (14. 12. 1933).

Eine offizielle Liquidierung der ehemaligen Gesellschaft ist niemals erfolgt, zum Teil wohl aus dem Grunde, weil die damaligen Machthaber sich vielleicht doch scheuten, das Vermögen des Vereins, das zu einem sehr erheblichen Teil aus „nichtarischen" Beiträgen stammte, an sich zu reißen. Praktisch bestand die Gesellschaft jedoch nicht mehr. Es wurden keine Tagungen mehr abgehalten und keine Mitgliedsbeiträge mehr erhoben. Die technische Verwaltung der Schriftführer- und Schatzmeisterangelegenheiten wurde von der ehemaligen Hirschwaldschen Buchhandlung geführt, die auch die „Deutsche Gesellschaft für Chirurgie" und die „Berliner Chirurgische Gesellschaft" betreute. Sie lag in den bewährten Händen des damaligen Prokuristen, Herrn Otto Müller und Fräulein Johanne Vahlteich. Den großen Bemühungen von Frl. Vahlteich ist es zu verdanken, daß ich Ihnen heute über das ehemalige Vermögen der Gesellschaft Rechenschaft geben kann. Es ließen sich schließlich noch unter alten, größtenteils verbrannten Akten Unterlagen finden, die über das ehemalige Vermögen der Gesellschaft Auskunft geben. Nach Mitteilung der Deutschen Bank, Depositenkasse P, Berlin W, Lützowstr. 34, vom 15. 9. 1949 sind für das Konto der Deutschen Gesellschaft für Urologie per 21. 4. 1945 folgende Konten nachzuweisen:

Konto ord. lfd. Konto		Guthaben RM		1610.79
Konto	festes Geld	„	„	8000.—
Konto	festes Geld	„	„	8036.05

Konto M. Nitze-Stiftg.

	lfd. Konto	„	.,	3225.45
Konto	festes Geld	„	,,	4016.19

d. h. bares Geld in Höhe von zusammen   RM 24888,48

Dazu kommen folgende Wertpapiere:

Depot Nr. 20925 (Dt. Gesellschaft für Urologie)

RM   100.— Deutsche Ablösungsanl. + Auslosungsscheine

GM   3500.— 4 % Landschaftliche Centr. Gold Pfbr. A/O
                                   GM 500.— gel. p. 1. 4. 45

RM   400.— $4^1/_2$% Württemberg. Hyp. Bank Pfbr. Ser. 18 J/J

RM   4300.— 4% 22. Dte. Centr. Bod. Kred. Komm. Obl. A/O
                               RM 1200.— gel. p. 1. 4. 45

Depot Nr. 20926 Sep. Depot Max Nitze-Stiftung

RM   3000.— 4% 20. Dte. Centr. Bod. Kred. Komm. Obl. K/J

zusammen RM 11300.—   RM 1000.— gel. p. 1. 4. 45

Somit beträgt das gesamte Vermögen der Gesellschaft RM 36188.48.

Es bleibt abzuwarten, in welcher Höhe diese Summe aufgewertet wird und juristisch zu klären, ob die heute gegründete neue Gesellschaft das Vermögen übernehmen kann. Ich habe das damals übernommene Vermögen pflichtgemäß verwaltet und in gemeinsamer Beratung mit Herrn Müller und der Deutschen Bank das flüssige Geld zum Teil in oben angegebenen Wertpapieren angelegt. An Ausgaben erfolgten während meiner Amtsführung unter dem bekannten Druck lediglich einige jährliche Spenden von 200.— RM für das sogenannte „Winterhilfswerk". Diese Ausgabe war unseres Erachtens damals unbedingt erforderlich, um nicht das ganze Vermögen aufs Spiel zu setzen.

Es liegt mir sehr viel daran, für meine damalige Kassenführung Entlastung zu erhalten und die Amtsgeschäfte einem geeigneteren Nachfolger zu übergeben.

May, München: Es ist wohl am besten, wenn sich Herr Schultheis als Kassenwart mit Herrn Heyn in Verbindung setzt, um die Reste dieses Vermögens für die neugegründete Gesellschaft zu retten. Jedenfalls danke ich Herrn Heyn für die große Mühe im Interesse unserer Gesellschaft.

Als letzter Punkt der Tagesordnung ist über den Zeitpunkt der nächsten Tagung zu entscheiden. Darf ich Herrn Boeminghaus bitten sich darüber zu äußern.

Boeminghaus, Düsseldorf: Ich bitte, den nächsten Kongreß erst in 2 Jahren stattfinden zu lassen. Es wird im Interesse der Leistungen gut sein, wenn wir in Abständen von 2 Jahren tagen. Ich glaube, nachdem wir jetzt 2 Tage hintereinander getagt haben und sehr wesentliche Teile der Urologie besprachen, daß es nicht im Leistungsprinzip liegen kann, wenn wir den nächsten Kongreß bereits im nächsten Jahr abhalten.

174

Heusch, Aachen: Diese Frage ist am besten bis zum Schluß des Kongresses auszusetzen und dann durch einfache Abstimmung darüber zu entscheiden.

Kielleuthner, München: Wir hatten früher alle 2 Jahre einen Kongreß, und es wurden sehr gute Erfahrungen gemacht. Ich persönlich bin dafür, alle 2 Jahre einen Kongreß abzuhalten.

May, München: Wir wollen morgen durch eine Abstimmung darüber entscheiden.

Wenn keine weiteren Anträge gestellt werden, schließe ich die Gründungsversammlung der Deutschen Gesellschaft für Urologie.

VERHANDLUNGSBERICHT DER DEUTSCHEN GESELLSCHAFT FÜR UROLOGIE

DÜSSELDORF, 19.–21. SEPTEMBER 1951

MIT 292 ABBILDUNGEN

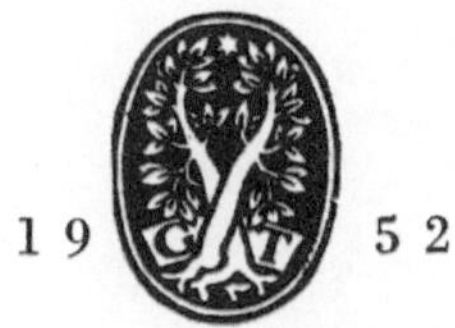

ARBEITSGEMEINSCHAFT MEDIZINISCHER VERLAGE G.M.B.H.

GEORG THIEME · LEIPZIG

der Deutschen Gesellschaft für Urologie
19.–21. September 1951 in Düsseldorf

Vorsitzender: Professor Dr. Hans Boeminghaus

Lebenslauf siehe Seite 155.

EINLEITUNGSVORTRAG DES VORSITZENDEN

Meine Damen, Gäste, Kollegen und Freunde!

Ich eröffne die Tagung der Deutschen Gesellschaft für Urologie und heiße Sie herzlichst willkommen.

Es ist uns eine Ehre unter unseren Gästen begrüßen zu dürfen:
Herrn Prof. G e r f e l d t als Vertreter des Sozialministers von Nordrhein-Westfalen,
Herrn Oberregierungs-Medizinalrat J o s t e n als Leiter des Gesundheitswesens der Regierung,
Herrn Dr. W e i s e, Präsident der Ärztekammer von Nordrhein-Westfalen,
die Herren der Medizinischen Akademie
und die Vertreter der Düsseldorfer Ärzteschaft.

Wir können auf der heutigen Tagung wieder eine größere Anzahl von Kollegen aus dem Ausland, so aus Spanien, Italien, England, Norwegen, Schweden, Österreich, der Schweiz, Holland und Dänemark willkommen heißen, von denen ein Teil heute zum erstenmal unter uns weilt. Ich begrüße Sie auf das herzlichste und hoffe, daß Sie sich bei uns wohlfühlen werden.

Die Anmeldungen unserer Mitglieder aus der DDR waren in diesem Jahre besonders groß, doch mußten sehr viele in den letzten Tagen absagen. Ich heiße die Kollegen, die aus der DDR kommen konnten, herzlich willkommen.

Als besondere Ehre empfinden wir die Anwesenheit unserer verehrten Ehrenmitglieder:
Professor V o e l c k e r,
Professor K i e l l e u t h n e r und
Professor K n e i s e.
Meinem hochverehrten Lehrer V o e l c k e r sage ich von ganzem Herzen Dank, daß er unsere heutige Tagung durch seine Gegenwart beehrt.

Herzliche Grüße und Wünsche zur Tagung haben übersandt, unsere Ehrenmitglieder:
Professor K l o s e, Professor S u t e r, Professor K r o i ß, Professor P f l a u m e r.

Meine Herren, unser diesjähriges Programm, das durch drei Hauptthemen schon ohnehin als umfangreich zu betrachten war, scheint kaum zu bewältigen, angesichts der zahlreichen Zusatzvorträge zu diesen Themen und der zahlreichen Vortragsanmeldungen frei gewählter Art.

Die angemeldeten Vorträge waren noch wesentlich zahlreicher, und ich mußte aus Zeitmangel eine Anzahl Kollegen bitten, auf ihre angemeldeten Vorträge zu verzichten. Ich habe eine Reserveliste von Vorträgen, die ich, wenn es möglich ist, in der Reihenfolge der Anmeldung aufrufen werde.

Die Hauptthemen der heutigen Tagung sind von großer praktischer Bedeutung.

Auf dem Gebiete der medikamentösen Behandlung der Urogenitaltuberkulose wurden wesentliche Fortschritte erzielt, und beim Blasenkrebs, der offensichtlich im Zunehmen begriffen ist, versuchte die operative Behandlung neben der Behandlung mit radioaktiven Isotopen erneut durch Einsatz radikaler Methoden zu besseren Dauerergebnissen zu kommen.

Diese Themen waren auch auf den Tagungen der Urologischen Gesellschaften des Auslandes in diesem und im vergangenen Jahr, so in Italien, Spanien und Frankreich Gegenstand der Verhandlungen. Ein stattliche Zahl von Arbeiten liegen über diese Themen vor, so daß die heutige Behandlung dieser Frage sich auf reichliche Erfahrungen stützen kann.

Auch die freien Themen unserer diesjährigen Tagung behandeln eine große Anzahl von aktuellen und interessanten urologischen Problemen.

Meine Herren, wenn es möglich sein soll das Programm durchzuführen, dann nur, wenn sich jeder Redner mit Rücksicht auf den anderen bemüht, seine Ausführungen zu konzentrieren. Ich darf dazu bemerken, daß ein Vortrag noch nie durch seine Länge oder durch Wiederholungen gewonnen hat. Eine charakteristische Kurve und eine Tabelle genügen zur Darstellung und zur Übersicht. Ich bitte Verständnis dafür zu haben, wenn ich darauf dringe, daß die gegebene Sprechzeit eingehalten wird.

Bevor wir beginnen, habe ich die traurige Pflicht, der seit der vorigen Tagung verstorbenen Mitglieder zu gedenken. Drei unserer Ehrenmitglieder sind von uns gegangen. Die Zeitschrift für Urologie hat ihnen ehrenvolle Nachrufe gewidmet.

Es sind das:

Professor Dr. Hans Gallus Pleschner,
Hofrat Dr. Felix Schlagintweit und
Professor Dr. med., Dr. h. c. Franz Volhard.

Professor Dr. Hans Gallus Pleschner wurde am 3. I. 1883 in Karlsbad geboren.

Er studierte an der deutschen Universität in Prag und später in Heidelberg. Nach seiner Promotion war er zunächst als Demonstrant an der Anatomie und am pathologischen Institut der Prager Universität tätig.

Seine urologische Fachausbildung erhielt er bei Prof. Casper, Berlin, und Prof. Dr. Otto Zuckerkandl, Wien. Im Jahre 1909 trat er in die urologische Abteilung der Universitätsklinik in Wien ein.

Er nahm am ersten Weltkrieg teil und wurde mehrfach ausgezeichnet.

Nach seiner Rückkehr an die Klinik wurde er im April 1920 zum Dozenten für Urologie ernannt.

Er hat eine große Zahl von wissenschaftlichen Arbeiten verfaßt, und im Deutschen Handbuch der Urologie von Lichtenberg, Voelcker und Wildbolz hat er das Kapitel „Nierenabszeß, Nierenkarbunkel und paranephritische Eiterungen" bearbeitet. Besonderer Beliebtheit erfreute sich das von ihm verfaßte „Urologische Vademekum für Studierende und Ärzte".

1921 übernahm er als Primarius die urologische Station des Kaiserin-Elisabeth-Spitals in Wien, wo er bis zum Jahre 1938 wirkte. Um politischen Konflikten auszuweichen, zog er sich damals von der Öffentlichkeit zurück und übersiedelte in sein geliebtes Landhaus in Seefeld in Tirol.

1945 wurde er zum a.o. Professor für Urologie ernannt. Das Angebot, wieder in Wien tätig zu sein, schlug er aus gesundheitlichen Gründen aus. Er wurde zum Präsidenten der Österreichischen Urologischen Gesellschaft bei deren Wiedergründung nach dem Kriege gewählt.

Im Frühjahr 1950 erkrankte er und starb kurz darauf am 1. IV. 1950. Wir, und insbesondere die österreichischen Urologen haben an ihm einen hochqualifizierten Arzt, Lehrer und Meister verloren, wir werden ihm stets ein ehrendes Andenken bewahren.

Felix Schlagintweit wurde am 21. IX. 1868 in Bamberg geboren und erreichte ein Alter von 82 Jahren. Er studierte in Erlangen, München und Berlin, entwickelte dann in Bad Brückenau eine bald in Süddeutschland und weit darüber hinaus bekannte urologische Tätigkeit. Während er in Brückenau in der Badesaison tätig war, übte er im Winter seine Praxis in München aus. Häufig führte ihn sein Drang zur wissenschaftlichen Fortbildung nach Wien, Berlin und Paris, der damaligen Hochburg der Urologie unter ihrem bekannten Chef Guyon. Neben dem Besuch im Hôpital Necker fand er auch den Weg in die Bibliotheken und Museen dieser Zentrale der Kultur, und beim Suchen nach den Blasensteintrümmern Napoleons III. und der damaligen zeitgenössischen Literatur entstand sein erstes großes Buch „Napoleon, Eugenie und Lulu".

Neben seinem regen Interesse für sein ärztliches Fachgebiet, das in zahlreichen Arbeiten und in seinem Werk „Urologie des praktischen Arztes" zum Ausdruck kam, war er eine von der Natur reich begabte musische Persönlichkeit. Er hat sich als Musiker und Dichter mit Erfolg betätigt. Alle, die ihm nahe standen, kannten seine glückhafte Natur. Er war ein Lebenskünstler ungewöhnlichen Formates und dabei ein ausgezeichneter, geschickter und vielseitig begabter Arzt. Uns allen war er bekannt als ein ständiger Mitarbeiter und witziger Redner bei unseren Tagungen.

Sein sprühendes, lebhaftes, geistreiches Fluidum wird uns in Erinnerung bleiben. Ein ausgezeichneter Arzt und ein reich begabter, künstlerisch veranlagter Mensch ist mit ihm von uns gegangen.

182

Franz Volhard, der im vergangenen Jahr an den Folgen eines tragischen Verkehrsunfalles im Alter von 79 Jahren aus dem Leben schied, ist uns von den beiden letzten Tagungen in Düsseldorf und München, an denen er mit bewunderungswürdiger Frische und unvergleichlicher Vitalität teilnahm, noch lebhaft gegenwärtig.

Er war Privatdozent in Gießen, übernahm dann die Leitung des Städt. Krankenhauses in Mannheim und wurde von dort 1918 auf den Lehrstuhl der Inneren Medizin nach Halle berufen. Ich habe es nicht nötig, Ihnen zu sagen, wie sehr die Pathologie und Klinik der Nierenerkrankungen durch Volhard gefördert wurde. Auf diesem Gebiet sowie auf dem Gebiet der Kreislaufpathologie war er in der ganzen Welt als der führende deutsche Forscher bekannt.

Auch Volhard war nicht nur ein großer Forscher und Kliniker, sondern auch als Mensch eine große Persönlichkeit. Seine ungeheure Vitalität, sein sprühender Witz, seine Schlagfertigkeit begeisterten alle, die mit ihm in näheren Kontakt kamen. Studenten, Mitarbeiter und Schüler hingen an ihm und vergötterten ihn.

Wir, die wir ihn auf den beiden letzten Tagungen noch unter uns sahen und die wir durch die Verleihung der Ehrenmitgliedschaft unserer Gesellschaft ihm unsere Hochachtung und Verehrung bekundeten, sind tief erschüttert, daß ein tragisches Schicksal das Leben dieses großen Mannes vorzeitig beendete.

Ferner verstarb am 16. VI. 1951 Herr Dr. Hans Tittel, Facharzt für Urologie in Leipzig, Ehrensenator der Universität Leipzig.

Er wurde am 27. VII. 1877 in Somsdorf bei Dresden als Sohn eines Kantors geboren. Er verbrachte sein gesamtes Universitätsstudium in Leipzig. 1902 bestand er das Staatsexamen und promovierte. Zunächst übernahm er eine Reihe von Vertretungen und lernte dann die Welt als Schiffsarzt beim Norddeutschen Lloyd kennen.

Seine Fachausbildung erhielt er bei Israel, Kollmann, Oberländer und Keydel. Er war der erste Facharzt für Urologie, der sich in Leipzig niederließ.

Durch kollegiale Zusammenarbeit, durch Vorträge in der Medizinisch-Wissenschaftlichen Gesellschaft an der Universität und durch eine hochherzige Stiftung an die Universität blieb er stets mit dem akademischen Leben seiner Alma mater eng verbunden. 1930 erfolgte seine Ernennung zum Ehrensenator der Universität Leipzig.

Sein Haus war über Jahrzehnte Mittelpunkt geistigen Lebens, bis am 4. XII. 1943 ein Bombenangriff seinen privaten und auch beruflichen Lebenskreis zerstörte. Es gelang ihm nach dem Kriege unter den größten persönlichen Opfern sein Haus und seinen Beruf nochmals aufzubauen, aber er war ein körperlich und seelisch kranker Mann geworden.

Die Deutsche Gesellschaft für Urologie verliert in ihm einen ihrer bekanntesten und erfolgreichsten Praktiker.

Meine Herren, ich bitte Sie, sich zu Ehren der Verstorbenen zu erheben und ihrer zu gedenken.

Ich danke Ihnen.

VERHANDLUNGSBERICHT DER DEUTSCHEN GESELLSCHAFT FÜR UROLOGIE

AACHEN, 21.–25. SEPTEMBER 1953

VORSITZENDER

DOZENT DR. MED. HABIL. K. HEUSCH, AACHEN

SCHRIFTFÜHRER

DR. K. TZSCHIRNTSCH, ISERLOHN

MIT 273 ABBILDUNGEN

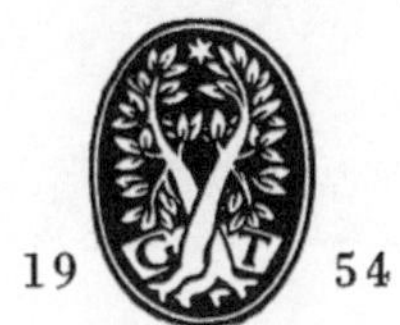

1954

VEB GEORG THIEME · LEIPZIG

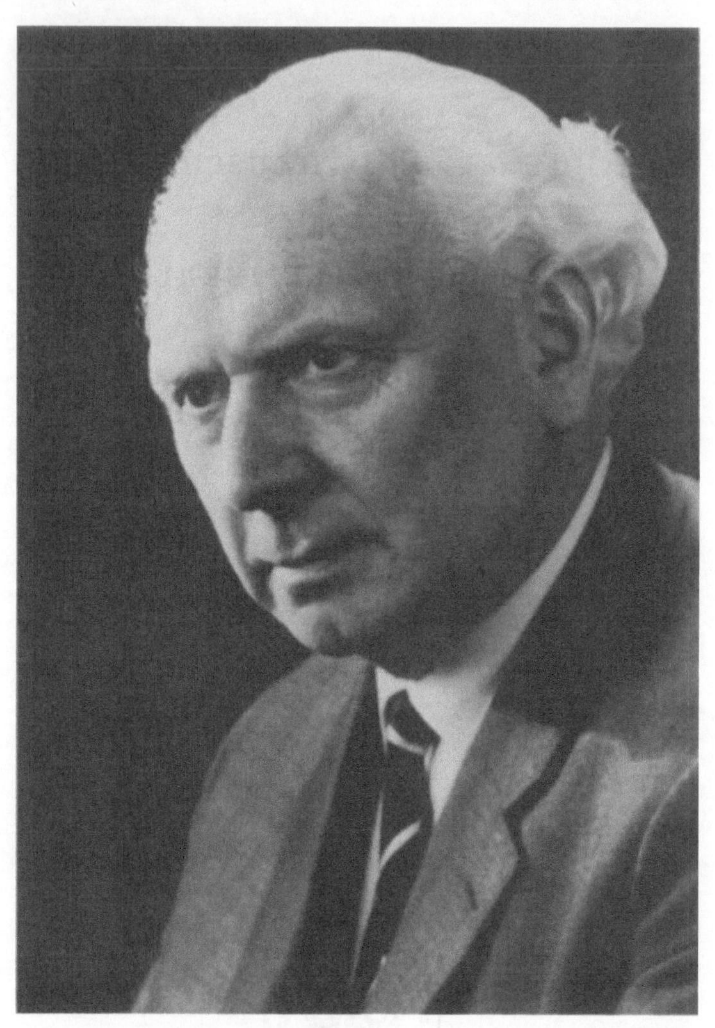

XV. Kongreß
der Deutschen Gesellschaft für Urologie
21.–25. September 1953 in Aachen

Vorsitzender: Dozent Dr. Karl Heusch

Geboren am 6. 7. 1894 in Aachen.
Ab 1914 Medizinstudium in Genf, Berlin, Bonn und Köln.
1921 Medizinisches Staatsexamen, Promotion und Approbation in Köln.
Ab Juli 1922 Chirurgische Universitäts-Klinik der Charité, Berlin (Professor Hildebrand, später Professor Sauerbruch).
Dort von 1925–1933 Assistent, später Oberarzt der Urologischen Abteilung der Chirurgischen Universitäts-Klinik der Charité (Professor Ringleb).
März 1933 Gründung einer ersten städtischen Urologischen Klinik am Rudolf-Virchow-Krankenhaus Berlin (104 Urologische Betten).
1934 Dozent der Akademie für ärztliche Fortbildung in Berlin.
Leitete 1935 und 1936 die Internationalen Fortbildungskurse der Urologen im Kaiser-Friedrich-Haus zu Berlin.
Seit 1941 Mitherausgeber der »Zeitschrift für Urologie«.
17. 2. 1942 erste rein urologische Habilitation an der Medizinischen Fakultät der Universität Berlin: »Klinische Beiträge zum Krebs der Harnblase«.
15. 3. 1942 Dozent für Urologie an der Friedrich-Wilhelm-Universität Berlin.
September 1943 nach Zerstörung der Urologischen Abteilung des Rudolf-Virchow-Krankenhauses Berlin durch Luftangriff Aufbau einer 150 Betten umfassenden Urologischen Ausweich-Abteilung in Karlsbad bis 1945.
1. 10. 1945 frei praktizierender Urologe in Berlin und Consiliarius.
Ab Februar 1946 Gründung und Chefarzt einer neuen Urologischen Abteilung im damaligen Siemens-Krankenhaus, jetzt »Rotes-Kreuz-Krankenhaus Jungfernheide, Berlin«.
Ab 1. 4. 1948 bis 1963 Chefarzt der Urologischen Klinik Aachen.
Juni 1951 Professor h. c. des Urologischen Lehrstuhles an der Universität Madrid.

1963 Verleihung des Professortitels durch die Regierung des Landes Nordrhein-Westfalen.
Karl Heusch war der Gründer von vier Urologischen Abteilungen, Ehrenmitglied der Deutschen Gesellschaft für Urologie und des Berufsverbandes Deutscher Urologen.

Sch.-S.

ERÖFFNUNGSANSPRACHE

des Präsidenten

Dozent Dr. med. habil. Karl Heusch

Herr Regierungspräsident!

Meine Damen und Herren!

Mir ist die hohe Ehre zuteil geworden, Ihnen, meine Damen und Herren, in dieser feierlichen Stunde den Willkommensgruß der Deutschen Gesellschaft für Urologie darzubringen. Mit großer Freude erfüllt uns der Anblick so zahlreicher Gäste von nah und fern, die dem Ruf zum Aachener Urologenkongreß gefolgt sind.

Bedeutende Persönlichkeiten des öffentlichen Lebens, der Wissenschaft und der ärztlichen Standesverbände verleihen dem Auftakt dieser unserer Tagung Würde und Höhe.

An erster Stelle begrüße ich den Vertreter der Landesregierung Nordrhein-Westfalen, Herrn Regierungspräsident Dr. Brand.

Mit besonderem Dank empfangen und begrüßen wir sodann den Herrn dieses gastlichen Hauses, den Rektor der Technischen Hochschule Aachen, Seine Magnifizenz Professor Dr. Schwarz.

Ferner begrüße ich den Bundestagsabgeordneten Herrn Mathias Moll, den Landtagsabgeordneten und Vorsitzenden des Kulturausschusses im Landtag Nordrhein-Westfalen, Herrn Dr. Hofmann, den Oberbürgermeister der Stadt Aachen, Herrn Hermann Heusch, den Oberstadtdirektor der Stadt Aachen, Herrn Albert Servais, den Herrn Oberregierungs- und Medizinalrat Dr. Vogt von der Regierung Aachen, den Leiter des Städt. Gesundheitswesens, Herrn Obermedizinalrat Dr. Niermann, sowie die zahlreich vertretenen Vorsitzenden der ärztlichen Organisationen.

Die Deutsche Gesellschaft für Urologie dankt Ihnen für die Ehre Ihrer Anwesenheit und die damit offenbarte Geneigtheit, unser ärztlich-wissenschaftliches Streben anzuerkennen und zu fördern.

Willkommen auch Sie, unsere Mitarbeiter und Freunde aus aller Welt! Nicht weniger als 13 Staaten Europas und Amerikas haben ihre Fachvertreter nach Aachen entsandt. Sie kamen aus Belgien, England, Finnland, Frankreich, aus Holland, Italien, Jugoslawien, Österreich, aus Portugal, Schweden, der Schweiz, Spanien und den Vereinigten Staaten von Nordamerika. Wir grüßen Sie alle als unsere liebwerten Gäste und wir schließen in unser Willkommen für jeden von Ihnen ein: Den Gruß an sein Heimatland. Die Künste und die Wissenschaften entwachsen zwar dem heimatlichen Boden, dessen Merkmale sie immer tragen mögen; aber sie entfalten sich und wirken frei im übernationalen Raum. Da dulden sie nurmehr die Fesseln der Freundschaft. Ihr Ideal ist der Frieden; ihr Ziel ist das bessere Leben aller Menschen. In der Friedensstadt an der Dreiländerecke werden, – des bin

190 *ich gewiß –, alte Freundschaften am Born der Wissenschaft erstarken; neue werden aufkeimen.*

Ihnen, meine lieben ostdeutschen Kollegen, kommen wir mit besonderer Herzlichkeit entgegen! Ihre diesmal größere Zahl sagt uns, daß auch drüben, jenseits der künstlichen Grenze, die übernationale Sprache der Wissenschaft gehört und verstanden wird. Die entgegenkommende Geste Ihrer Behörden bestärkt in uns den Wunsch und die Hoffnung, daß die nunmehr geschlagene Brücke von Tag zu Tag an Festigkeit zunehme. So dienen wir auf beiden Seiten allein mit dem bescheidenen Anteil unserer stillen Arbeit dem Frieden zwischen Ost und West.

Weiter begrüße ich unsere hochverehrten Ehrenmitglieder, den Ordinarius für Urologie der Universität Madrid, Herrn Professor Dr. Alfonso de la Peña, Herrn Professor Dr. Einar Ljunggren aus Göteborg, Herrn Professor Dr. Kielleuthner aus München.

Haben Sie Dank für Ihre uns ehrende Freundschaft und treue Mitarbeit!

Als mir wohlvertraute Gäste heiße ich die Herren Chefärzte der Krankenanstalten von Aachen-Stadt und Aachen-Land willkommen, sodann alle Ärzte meiner engeren und weiteren Heimat, Urologen und Nicht-Urologen, die Gefährten früherer Dienststellen, Kongresse und Fortbildungskurse, und – mit besonderem Dank – die Herren der Fach- und der Tagespresse.

Meine Damen und Herren!

Wir gedenken jetzt unserer in den verflossenen zwei Jahren verstorbenen Mitglieder. Wir betrauern: Unser Ehrenmitglied, Professor Dr. med. Otto Kneise (Halle/Saale), unser korrespondierendes Mitglied, Professor Dr. med. Theodor Hryntschak (Wien), sowie unsere Mitglieder Chefarzt Dr. med. Ernst Wilke (Essen), Chefarzt Dr. med. Otto Thiel (Dresden, früher Marienbad), Professor Dr. med. Willibald Heyn (Berlin-Ost).

Obgleich die Fachzeitschriften das Leben und Wirken dieser Männer in ausführlichen Nachrufen würdigen, so erscheint es mir doch als eine Ehrenpflicht, die Persönlichkeiten der Verstorbenen für einen Augenblick Ihnen zu vergegenwärtigen.

***Otto Kneise** wurde am 9. August 1875 in Hemma am Kyffhäuser als der älteste Sohn einer geschwisterreichen Pfarrersfamilie geboren. Lange schwankte der Münchener Student zwischen dem Medizinstudium und der Malerei, der er auch später als Arzt in eigenartiger Weise treu blieb: Er malte die zystoskopischen Bilder, die er sah. Daraus entstand eines seiner bedeutendsten Werke, das soeben durch die Mitarbeit seines Schülers Stolze in neuer Auflage erscheint.*

Kneise wurde Schüler und Freund des genialen Gynäkologen Bumm. Als Frauenarzt in Halle niedergelassen, beteiligte er sich an der Gründung jener berühmten Klinik „Am Weidenplan", in der er bis zu seinem Ende tätig war. Das besondere Interesse für alle optischen Verbesserungsmöglichkeiten in der Medizin führte ihn, den Maler und Pionier der Farbenphotographie, schon frühzeitig in das Lager der durch Max Nitzes Erfindung angebahnten modernen Urologie. Im treuen Verein mit Stoeckel erarbeitete er die gynäkologische Urologie, um sich fortan ganz der Urologie zu widmen.

Überaus fruchtbar war neben der segensreichen ärztlichen und operativen auch seine literarische Tätigkeit. Mehr als 100 Originale zeugen davon. Seine bedeutendsten Werke waren der schon genannte „Handatlas der Cystoskopie", der mit Schober herausgebrachte Atlas „Röntgenuntersuchungen der Harnorgane", der gynäkologisch-urologische Teil des Voelcker-Wossidlo sowie Teile im „Handbuch der biologischen Arbeitsmethoden" von Abderhalden. Hervorzuheben bleibt sein Sonderverdienst um die Wiederbelebung der „Zeitschrift für Urologie" nach 1945.

Kneise, den wir mit Stolz zu unseren Ehrenmitgliedern zählen, war als Arzt und Forscher eine aufrechte, unbestechliche, gegen sich selbst und andere wahre Persönlichkeit, dessen verantwortungsbewußte Kritik niemals verletzte. Jedem Ratsuchenden, besonders auch den Jüngeren unter uns, begegnete er mit Geduld, Güte und nimmermüder Hilfsbereitschaft. Den Wundern der Natur wie den schönen Künsten war dieser hochbegabte Arzt-Maler zeitlebens nahe. Am 4. Januar 1953 endete seine Lebensbahn, kurz vor dem 78. Geburtstag. In ihm verschied ein getreuer Ekkehard unseres Standes und unserer Fachwissenschaft, ein Weiser unter Wissenden.

Theodor Hryntschak *wurde am 15. Juli 1889 als Sohn eines Arztes in Wien geboren. Nach seinem 1913 in Wien abgelegten Staatsexamen reifte er als Schüler von v. Eiselsberg, später von Viktor Blum zum Dozenten für Urologie heran und wurde 1939 a. o. Professor. 1944 übernahm er als Nachfolger von Rubritius die Leitung der urologischen Abteilung der Wiener Poliklinik. In dieser Tätigkeit und während er die Präsidentschaft der österreichischen Gesellschaft für Urologie innehatte, erlag er, 63jährig, am 28. Juni 1952 einem tückischen Leiden.*

Hryntschaks beweglicher Geist spiegelte sich in der Vielfalt seiner Bewährung. Er wurde nicht nur als Sekretär der Internationalen Gesellschaft für Urologie rühmlichst bekannt; weit darüber hinaus beeindruckte er die Fachkollegen der Welt durch den Ideenreichtum seiner 109 wissenschaftlichen Arbeiten. Bezeichnend für seinen unbestechlichen Charakter ist die sichere, kritische Stellungnahme in wissenschaftlichen Fragen, auch als Einzelgänger. Gerade in seinen letzten Lebens- und Schaffensjahren erntete er auf dem Gebiet der operativen Methodik, unbekümmert um das laute Vordrängen modischer Varianten seinen Weg verfolgend, einen späten und nachhaltigen Erfolg.

Die liebenswürdige Persönlichkeit Hryntschaks, der zeitlebens ein glänzender Gesellschafter war, wird durch eine harmlose, ihn aber kennzeichnende Leidenschaft verklärt: Durch seine Liebe zu den Blumen. Inmitten seiner herrlichen bunten Beete erlöste er sich von den Spannungen des Operateurs und den unausbleiblichen Wirrungen des Denkers.

Mit unseren österreichischen Freunden betrauern wir aufs tiefste den frühen Tod des unvergeßlichen Weggenossen.

Ernst Wilke *wurde am 16. Dezember 1889 in Grüne bei Iserlohn geboren. Nach dem in München bestandenen Staatsexamen war er kurze Zeit in Dresden tätig. Dann wurde er Schüler von Praetorius in Hannover, der ihm eine ausgezeichnete urologische Fachausbildung vermittelte. 1924 ließ er sich als erster Urologe in Essen nieder. Im gleichen Jahre begründete er am dortigen evangelischen Krankenhaus eine urologische Abteilung, der er bis zu seinem Tode, also fast dreißig Jahre, als*

Chefarzt vorstand. Im besten Mannesalter und auf der Höhe seiner Leistungsmöglichkeit stehend, verschied der unermüdlich Arbeitende, der so vielen helfen durfte, am 7. September 1952 nach kurzer Krankheit im Alter von 63 Jahren.

__Otto Thiel,__ der am 6. Mai 1953 im Alter von 66 Jahren plötzlich infolge Herzinfarktes verstarb, war früher 25 Jahre lang Primarius der urologischen Abteilung im Krankenhaus Marienbad (Sudetenland). Thiel erfreute sich im Böhmerland eines hohen Ansehens bei seinen Kollegen und großer Liebe und Verehrung bei den Patienten. Nach dem tragischen Verlust seiner Wahlheimat im Jahre 1945 leitete er die urologische Poliklinik am Stadtkrankenhaus Dresden-Johannstadt.

Thiel gehörte zu den feinen, musischen Naturen, denen auch im Leben die Dissonanz unerträglich ist. Die unbarmherzigen Schicksalsschläge, die mit dem jähen Verlust seiner Wirkungsstätte einsetzten, haben ihn gesundheitlich zermürbt. Jetzt ruht Otto Thiel, der ehemalige Wiener Sängerknabe, an der Seite seines geliebten Carl Maria von Weber auf dem katholischen Friedhof zu Dresden.

__Willibald Heyn__ verstarb erst vor wenigen Tagen, am 10. September 1953, im 63. Lebensjahr plötzlich zu Berlin-Lichtenberg, während er sich schon zur Reise nach Aachen rüstete. Bei der Kürze der seit seinem Hinscheiden verstrichenen Zeit stehen mir die genauen Daten seines Lebens noch nicht zu Gebote. Wohl ist es m i r , seinem ständigen Adlatus im letzten Kriege, nach einer langjährigen ungetrübten Freundschaft aus p e r s ö n l i c h e r Kenntnis möglich, ein Charakterbild des Verstorbenen kurz aufzuzeichnen.

Heyn, der pommersche Pastorensohn, gehörte zu jenen urwüchsigen, etwas rustikalen und dennoch phantasiereichen Naturen, deren Geist auch dann weiterzuwirken pflegt, wenn die Hände einmal ruhen. Daher sein nimmer versiegendes literarisches Schaffen, seine Bewährung am Vortragspult der Kongresse und Fortbildungskurse, Dinge, die der kluge und begabte Schüler Moritz B o r c h a r d t s n e b e n seiner mit letzter Präzision erfüllten Chefarztpflicht großer chirurgischer Abteilungen meisterte. Zum jetzt beginnenden Urologenkongreß hatte er trotz einer, nach Apoplexie zurückgebliebenen kleinen Sprachstörung, einen Kurzvortrag angemeldet. Zahlreiche Themen der operativen Urologie hat er früher in Einzelbeiträgen angesprochen. Für die angehenden Chirurgen ist seine Neubearbeitung jener „Kleinen Chirurgie“, die 1948 als K u r t z a h n - H e y n bei Urban & Schwarzenberg in 12. Auflage erschien, ein bewährtes Studien- und Nachschlagewerk. Der Verstorbene besaß ein ausgesprochenes pädagogisches Talent, das auch während schwieriger Eingriffe niemals ruhte. Seine Ernennung zum Professor und zum Lehrer der Chirurgie wurde in Fachkreisen mit großer Befriedigung vermerkt.

Der Mensch Heyn war ein Original im besten Sinne: Der gläubige Christ und zärtliche Familienvater verwandelte sich im vertrauten Freundeskreise in einen Schalk voll sprühenden Humors, stets zu munterem Schabernack bereit und einem guten Tropfen nicht abhold. Seinen Kameraden bis zu den einfachen Soldaten blieb er immer der gütige, warmherzige und unermüdlich helfende Freund. Die T r u p p e war es, die ihm, dem Herrn Oberstabsarzt, bei peinlicher Wahrung jedes schuldigen Respekts, den von seiner Seite mit gutem Humor quittierten Ehrentitel verlieh: „Vadding Heyn“. Daraus sprechen Hochachtung, Liebe und Vertrauen: Eine köst-

liche Ernte höchstverantwortlichen Wirkens! Und als „Vadding Heyn" wird er uns alten Zeitgenossen unvergeßlich bleiben.

Meine Damen und Herren!

Ich bitte Sie, sich zu Ehren der Verstorbenen von Ihren Sitzen zu erheben ... Ich danke Ihnen.

Nur noch wenige Worte zu dem anlaufenden Kongreß!

Inhaltlich führt er den Hörer über medizinisch-historische, technische, interne und operative Themen zur Erörterung sozial-medizinischer Probleme. Einige Stunden sind freigewählten Kurzvorträgen eingeräumt, die ebenfalls manche Anregung versprechen.

Förmlich unterscheidet sich dieser Kongreß von manchem anderen in deutschen Landen. Der Architekt des Tagungsprogramms war und ist der Meinung, daß ein regelmäßiger Wechsel von intensiver geistiger Arbeit und angemessener Erholung keinen Zeitverlust bedeutet. Im Gegenteil scheint ihm dies die einzig gesunde Lebensform zu sein, die ein regelmäßiges, erfolgversprechendes und freudiges Tagewerk verbürgt.

„Darum sage ich: daß nichts besser ist, denn daß der Mensch fröhlich sei in seiner Arbeit, denn das ist sein Teil."

Und mit diesem Geleitspruch des weisen Königs Salomo eröffne ich nunmehr den Urologenkongreß 1953.

VERHANDLUNGSBERICHT DER DEUTSCHEN GESELLSCHAFT FÜR UROLOGIE

VOM 2. BIS 6. SEPTEMBER 1955 IN HAMBURG

VORSITZENDER

DR. MED. PETER BISCHOFF, HAMBURG

MIT 450 ABBILDUNGEN

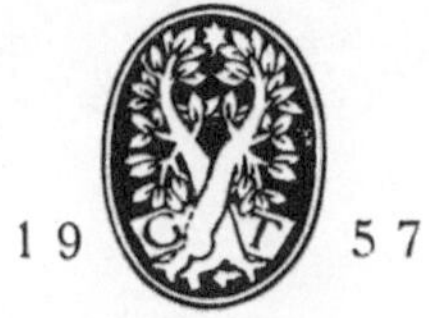

1 9 5 7

VEB GEORG THIEME · LEIPZIG

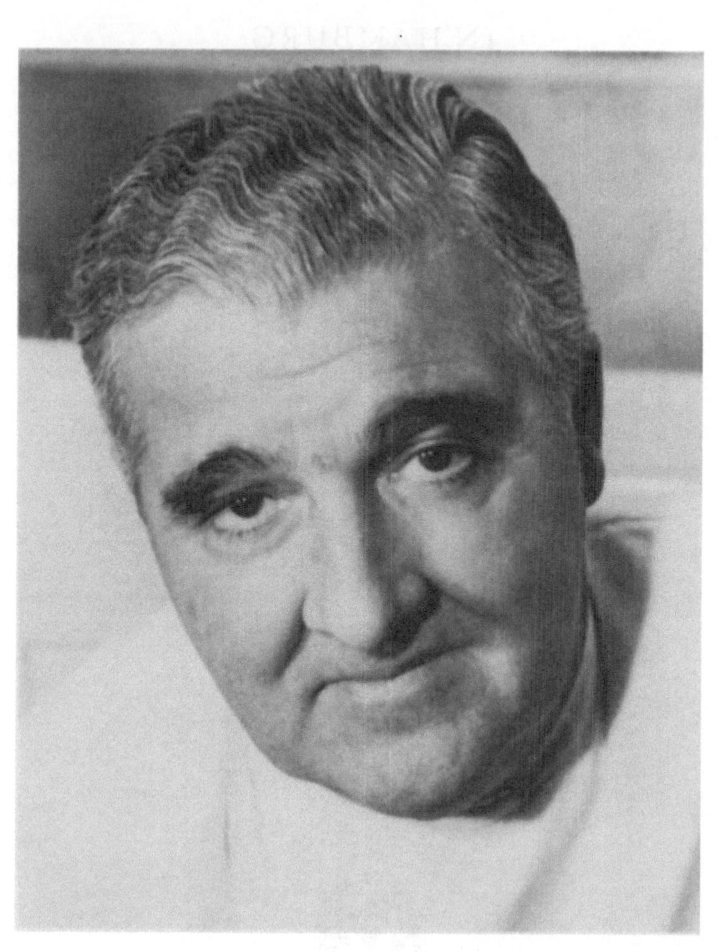

XVI. Kongreß
der Deutschen Gesellschaft für Urologie
2.–6. September 1955 in Hamburg

Vorsitzender: Dr. Peter Bischoff

Geboren am 24. 3. 1906 in München, gestorben am 1. Juli 1976.
Gymnasium und Medizinstudium in München und Berlin.
Staatsexamen 1930.
Danach Medizinalpraktikant der inneren Medizin bei Prof. Kerschensteiner der Pathologie bei Prof. Oberndorfer, München.
Promotion Juni 1931, München.
1931–38 chirurgisch-urologische Ausbildung an der Chirurgischen Universitätsklinik der Charité, Berlin (Geheimrat Sauerbruch), zuletzt Oberarzt der Urologischen Abteilung der Chirurgischen Universitätsklinik der Charité (Prof. Ringleb). Von 1938–45 Urologische Facharztpraxis und Konsiliartätigkeit in verschiedenen Berliner Kliniken.

Seit 1954 Chefarzt der Urologischen Abteilung des Elisabeth-Krankenhauses in Hamburg, zusätzlich seit 1957 der Urologischen Kinderklinik im Kinderkrankenhaus Hochallee in Hamburg (nach deren Schließung 1973 im Kinderkrankenhaus Rothenburgsort in Hamburg).

1955 Präsident der Deutschen Gesellschaft für Urologie.
1960 Habilitation an der Universität Hamburg für Urologie.
1964 Member elected der Royal Society of Medicine, Mitglied der Britischen Gesellschaft für Urologie im Royal College of Surgeons.
1966 Ehrenprofessor der Universität Madrid.
1966, 1968 Gastprofessor in Los Angeles und an der Mayo-Klinik, San Francisco und New York.
Mitglied und Ehrenmitglied in- und ausländischer wissenschaftlicher Gesellschaften.
Spezielle Arbeitsgebiete:

Urogenitalembryologie, Mißbildungen der Harnwege, Säuglings- und Kinderurologie, speziell kindliche Harnentleerungsstörungen, vesiko-ureteraler Reflux und Megaureter, Entwicklung operativer Methoden der plastischen organerhaltenden Harnwegschirurgie.

Eröffnungsansprache des Vorsitzenden

Meine sehr verehrten Anwesenden,

verehrte Damen,

meine lieben Kollegen und Freunde aus dem In- und Auslande!

Im Namen der Gesellschaft für Urologie heiße ich Sie willkommen.

Die Hansestadt Hamburg sieht zum ersten Mal die Deutsche Gesellschaft für Urologie in ihren Mauern.

Ich schätze mich glücklich, als ihr Mittler heute vor Ihnen stehen zu dürfen, um Sie in diesen Tagen die Gastfreundschaft meiner Wahlheimat erleben zu lassen.

Trotz des anstrengenden wissenschaftlichen Programmes werden Sie Gelegenheit finden, den Reiz und die Eigenart dieser schönen Stadt auf sich wirken zu lassen, die – im Herzen die Alster, umflossen von der Elbe, zwischen Nord- und Ostsee gelegen – dem Wasser und der Schiffahrt mit allen Fasern verhaftet ist.

Es ist uns eine besondere Ehre, unter den Gästen des heutigen Tages Herrn Senator Biermann-Ratjen begrüßen zu dürfen, der uns den Willkommengruß des Senates der Hansestadt Hamburg überbringen wird und zugleich offiziell die Gesundheitsbehörde Hamburg vertritt.

Wir begrüßen als Vertreter der Universität Hamburg Seine Spektabilität den Dekan der medizinischen Fakultät der Hansestadt Hamburg, Herrn Professor Kimmig; den Präsidenten der Ärztekammer Hamburg, Herrn Dr. Parow, der gleichzeitig im Namen des Präsidenten des Deutschen Ärztetages und der Westdeutschen Ärztekammern, Professor Neuffer, einige Worte an Sie richten wird.

Ich begrüße unsere deutschen Kollegen aus dem Westen und dem Osten; letztere ganz besonders herzlich, die sie allen Schwierigkeiten zum Trotz in so großer Zahl hierhergekommen sind und sich damit – fern aller Politik – zur deutschen Wissenschaft und zur Einheit des deutschen Geistes bekennen.

Mit besonderer Freude und Herzlichkeit begrüßen wir auch unsere Gäste aus dem Ausland. Viele von ihnen sind ständige Teilnehmer unserer Tagungen und gehören zum festen Bestand unserer Gesellschaft; viele aber auch sind das erste Mal hier, und manche haben Tausende von Kilometern zurückgelegt und viele Schwierigkeiten überwunden, um unter uns sein zu können.

Meine sehr verehrten Anwesenden!

Wir sind in der Deutschen Gesellschaft für Urologie zusammengeschlossen, um echtem Arzttum und weltweiter Wissenschaft zu leben. Wir schätzen uns glücklich, durch starke wissenschaftliche, freundschaftliche und persönliche Bindungen zu den Kollegen des Auslandes unseren Tagungen wieder ein internationales Gepräge geben zu können.

200   Denken wir aber daran, daß die internationale Tradition unserer vor einem halben
Jahrhundert von Österreichern, Schweizern und Deutschen gegründeten Gesellschaft
nur den ständigen Bemühungen um wissenschaftliche Zusammenarbeit und persönlichen Gedankenaustausch auf dem Boden echter Freundschaften zu danken ist. Ihre
Pflege soll darum nach längerer Störung und Unterbrechung gerade heute mehr denn
je unsere vornehmste Aufgabe sein, als unser Beitrag zur Verständigung zwischen den
Völkern, im Interesse der Wissenschaft und zum Wohle der uns anvertrauten Kranken.

So wollen wir zuerst unseren Gast aus dem fernsten Lande begrüßen, das Vorstands-
mitglied der japanischen Gesellschaft für Urologie, Herrn Tamura aus Tokio.

So begrüßen wir Herrn Patton, den offiziellen Vertreter der amerikanischen Gesellschaft für Urologie, der diese ehrenvolle Aufgabe an Stelle der erkrankten Herren
Campbell und Rinker übernommen hat.

Ich begrüße die Vorstandsmitglieder der Türkischen Gesellschaft für Urologie,
Herrn Serav aus Ankara, Herrn Korkud aus Taksim und Herrn Ulukök aus Izmir,
den Sekretär des Internationalen Urologenkongresses 1955 Herrn Kairis aus Athen.

Wir sind erfreut, auf unserer Tagung erstmalig Kollegen aus der Sowjetunion und den
Oststaaten begrüßen zu können; so gilt unser Willkommengruß dem Leiter der sowjet-
russischen Delegation Herrn Pytel aus Moskau, Herrn Gasparian aus Leningrad und
Herrn Zulukidse aus Tiflis; den Delegierten der Polnischen Gesellschaft für Urologie
Herrn Wesolowski aus Warschau und Herrn Michalowski aus Krakau; dem Dele-
gierten der Tschechoslowakischen Gesellschaft für Urologie, Herrn Bedrna aus Prag;
dem Vorsitzenden der Bulgarischen Gesellschaft für Urologie, Herrn Enfedjieff aus
Sofia, sowie dem Delegierten der Jugoslawischen Gesellschaft für Urologie, Herrn
Petković aus Belgrad, und den Herren Sestić aus Rijeka und Racovec aus Laibach.

Von unseren französischen Freunden möchte ich mit ganz besonderer Herzlichkeit
Herrn Darget aus Bordeaux begrüßen.

Der Sekretär der Französischen Gesellschaft für Urologie, Herr Couvelaire, und
der Generalsekretär der Internationalen Gesellschaft für Urologie, Herr Küss, werden
erst am Sonntag eintreffen.

Mit den belgischen Kollegen darf ich den Präsidenten der Belgischen Gesellschaft für
Urologie, Herrn Defort, und aus Holland Herrn Aghina aus Eindhoven und Herrn
Vlietstra aus Rotterdam begrüßen.

Aus England freuen wir uns, zahlreiche Mitglieder der Englischen Gesellschaft für
Urologie hier zu sehen, unter ihnen die Vorstandsmitglieder Herrn Dix und Herrn
Hanley aus London und Herrn Band aus Edinburgh.

Ihnen gilt unser Gruß ebenso wie unseren zahlreichen Freunden aus Schweden, unter
ihnen dem Ehrenmitglied unserer Gesellschaft, Herrn Ljunggren aus Göteborg, sowie
den Vertretern der Norwegischen Gesellschaft für Urologie, Herrn Mathisen aus Oslo,
und der Dänischen Gesellschaft für Urologie, Herrn Aalkjaer aus Aarhus.

Wir begrüßen unsere Freunde aus Italien, den Präsidenten der Italienischen Gesellschaft für Urologie, Herrn Nicolich aus Genua, Herrn Sorrentino aus Neapel und
Herrn Girandano aus Turin, Herrn Dell'Adami und Herrn Ravasini aus Padua.

Unter unseren alten Freunden aus der Schweiz begrüßen wir den alten und den neuen
Vorsitzenden der Schweizer Gesellschaft für Urologie, Herrn Heusser, Basel, und
Herrn Wildbolz, Bern.

Last not least unsere zahlreichen Freunde aus Österreich – unter ihnen begrüße ich besonders herzlich den Präsidenten der Österreichischen Gesellschaft für Urologie, Herrn Henninger, sowie die Vorstandsmitglieder Herrn Deuticke und Herrn Übelhör.

Danken möchte ich den Kollegen aus dem In- und Auslande, die sich der Mühe unterzogen haben, ein Referat auszuarbeiten und die damit zum Gelingen unserer Tagung einen wertvollen Beitrag liefern werden.

In unsere Freude über Ihr zahlreiches Erscheinen mischt sich auch das Bedauern über einige Absagen in letzter Minute, besonders über die von Herrn Campbell aus Florida, der sich einer Operation unterziehen mußte.

Damit entfällt das Hauptreferat des letzten Tages. Wir bedauern es nicht nur wegen des Interesses an dem Thema, sondern ganz besonders, weil wir der Freude beraubt werden, den erfahrensten und bedeutendsten Kinderurologen unter uns sehen zu dürfen.

Ebenso bedauern wir die Absage von Herrn Gil Vernet, der vor 8 Tagen einen Autounfall erlitten hat, und wünschen ihm baldige Genesung.

Meine sehr verehrten Anwesenden! Es ist mir eine traurige Pflicht, derer zu gedenken, die der Tod seit der letzten Tagung in Aachen aus unseren Reihen gerissen hat.

Am 19. März 1955 verstarb nach Vollendung seines 82. Lebensjahres Fritz Voelker an einem Herzinfarkt. Mit ihm verlor die deutsche Urologie einen ihrer bedeutendsten Vertreter und großen Lehrmeister. Die Zeitschrift für Urologie hat dem Verstorbenen einen ehrenvollen Nachruf gewidmet. Voelker, der seinem Wesen nach Chirurg war und von 1919 an als Ordinarius für Chirurgie den Lehrstuhl in Halle bekleidete, hatte stets ein ganz besonderes Interesse und eine besondere Liebe zur Urologie.

Mit dem Namen Voelkers sind verbunden die Entwicklung der Zystographie, der retrograden Pyelographie sowie der Chromozystoskopie – Untersuchungsmethoden, welche mit die Voraussetzungen für die moderne Urologie schufen und noch heute in aller Welt angewandt werden.

Ebenso gibt es auf urologisch-chirurgischem Gebiet kaum eine Operationsmethode oder einen Operationszugang, den Voelker nicht in irgendeiner Weise vereinfachte oder verbesserte. Es sei hier nur an den parasakralen und ischiorektalen Zugang zu Rektum, Prostata und Samenblasen erinnert, der für die Chirurgie des Rektums ebenso bedeutungsvoll wurde wie für die Chirurgie von Prostata, Samenblasen, Blase und Ureter.

Die großen Erfahrungen Voelkers fanden ihren Niederschlag in einer „Urologischen Operationslehre" und im „Handbuch für Urologie" – dem ersten grundlegenden Gesamtwerk der deutschen Urologie–, welches er mit Wildbolz und v. Lichtenberg herausgab und an dessen Gestaltung er als Mitarbeiter wesentlichen Anteil hatte.

1913 begründete er als Herausgeber die Zeitschrift für chirurgische Urologie.

Neben vielen Ehrungen als Chirurg wurde Voelker 1921 Vorsitzender der Deutschen Gesellschaft für Urologie. Er war Ehrenmitglied der Ungarischen, der Spanischen, der Österreichischen und der Deutschen Gesellschaft für Urologie.

202 Die Größe dieses Mannes lag in einem glücklichen und harmonischen Zusammenwirken von begnadeter Anlage, Fleiß, Erfahrung und hohem Verantwortungsgefühl, das ihn als einen der bedeutendsten Ärzte seiner Epoche und als Mitbegründer der modernen Urologie in die Geschichte der Medizin eingehen läßt.

Wir gedenken ferner unserer verstorbenen Mitglieder Hans-Joachim Alius, Theodor Wohlleben, Hans Weidenkaff, Heinrich Köhler, Karl Wendorff.

Meine Damen und Herren! Darf ich Sie bitten, sich zum Gedenken der Verstorbenen von Ihren Plätzen zu erheben. – Ich danke Ihnen.

Meine sehr verehrten Damen und Herren!

Im Programmheft unseres Kongresses werden Sie finden, daß die Deutsche Gesellschaft für Urologie bei ihrer nächsten Tagung auf ihr 50jähriges Bestehen zurückblicken kann.

Wenn wir daran denken, daß bereits den Griechen der Gebrauch des Katheters und der perineale Steinschnitt bekannt waren, und wenn wir damit den Stand der Urologie um die Mitte des vorigen Jahrhunderts vergleichen, so müssen wir feststellen, daß in diesen über 2000 Jahren nennenswerte Fortschritte kaum gemacht wurden.

Erst seit dem Ausgang des vorigen Jahrhunderts hat sich mit der Erfindung des Blasenspiegels durch den Berliner Arzt Nitze und dem allgemeinen Aufschwung der medizinischen Wissenschaft – vor allem der Chirurgie – die Urologie zu einer bedeutenden und selbständigen Fachwissenschaft der Medizin entwickelt.

Und wenn schon Hippokrates lehrte, man solle die Steinleidenden den Leuten überlassen, die sich damit besonders befassen – also den Spezialisten –, so mutet es humorvoll an, daß die Selbständigkeit der Urologie bis in unsere Tage hinein noch keineswegs unumstritten ist.

Um so erfreulicher sind die in allerletzter Zeit sichtbaren Zeichen, daß sich nun auch in Deutschland hier eine grundlegende Wandlung anzubahnen scheint.

Der Tatsache Rechnung tragend, daß der Urologie in Praxis und Klinik der ärztlichen Versorgung unserer Bevölkerung dieselbe Bedeutung zukommt wie etwa der Orthopädie, der Dermatologie oder der Augenheilkunde, hat die Deutsche Gesellschaft für Chirurgie in allerjüngsten Besprechungen Verständnis und Bereitwilligkeit gezeigt, unserem Fach auch in Lehre und Forschung die ihrer Bedeutung entsprechende Selbständigkeit zu gewähren.

Die Deutsche Gesellschaft für Urologie begrüßt diese Entwicklung auf das wärmste. Es ist zu hoffen, daß damit den beiden bisher einzigen Lehrstühlen für Urologie in Ost-Berlin und im Saarland offizielle Lehrstätten auch an den Universitäten des Bundesgebietes folgen werden.

Meine sehr verehrten Anwesenden!

Das wissenschaftliche Programm unserer Tagung sieht für den heutigen Tag die Biochemie der Sexualhormone und ihre Anwendungsmöglichkeiten in Klinik und Praxis vor. Es ist kein Zufall, daß wir neben Vertretern unseres eigenen Fachgebietes führende Ärzte und Wissenschaftler der Nachbardisziplinen zu Referaten über diese Fragen eingeladen haben. Wollen Sie sich vor Augen halten, daß auch der 2. Tag unseres Kongresses den Fragen der sogenannten inneren Nierenerkrankungen und den Problemen des Mineralstoffwechsels und des Elektrolythaushaltes vorbehalten ist und daß bei Behandlung dieser Themen in weitem Umfange Pathologen und Internisten zu Worte kommen. Das bedeutet nicht, daß wir über unsere Grenzen hinaus in andere Fachgebiete eindringen wollen, sondern daß wir die intensive Beschäftigung mit den Nachbardisziplinen zur Lösung unserer spezialistischen Aufgaben geradezu als eine Lebensnotwendigkeit erkannt haben.

Die Urologie ist nun einmal auf Grund der Topographie, der Physiologie und der Pathologie der Urogenitalorgane mehr als eine andere Fachdisziplin geeignet, nicht trennend, sondern verbindend in die anderen Fachgebiete überzugreifen.

Gerade diese Überschneidungen mit innerer Medizin und Dermatologie, mit Chirurgie und Gynäkologie verführen immer wieder, die Urologie von der Peripherie aus sehen zu wollen, während die zentrale Betrachtungsweise allein den zahlreichen Problemen unseres Faches fruchtbar gerecht zu werden vermag.

Aus dieser Schau heraus sind auch die Themen des 3. und 4. Tages zu verstehen; hier sind den chirurgischen Problemen physiologische, biologische und allgemeinmedizinische Gedankengänge übergeordnet.

Meine Damen und Herren! Wenn man sich als Kliniker und als Praktiker im täglichen Leben mit den hier angeschnittenen Fragen und Problemen auseinandersetzen muß, wird man sich seiner eigenen Grenzen bewußt und sehr bescheiden.

Diese Einkehr läßt uns zu der Erkenntnis kommen, daß die Ziele der modernen Urologie nur durch ein Spezialistentum im besten Sinne des Wortes zu erreichen sind, wenn dieses sich im Teamwork mit den anderen Disziplinen befruchtet.

Lassen Sie uns diesen Gedanken als eine Verpflichtung für unsere ärztlichen und wissenschaftlichen Aufgaben in uns aufnehmen.

Damit eröffne ich die XVI. Tagung der Deutschen Gesellschaft für Urologie.

VERHANDLUNGSBERICHT DER DEUTSCHEN GESELLSCHAFT FÜR UROLOGIE

VOM 2. BIS 7. SEPTEMBER 1957
IN WIEN

VORSITZENDER

PROF. DR. DEUTICKE, WIEN

MIT 280 ABBILDUNGEN

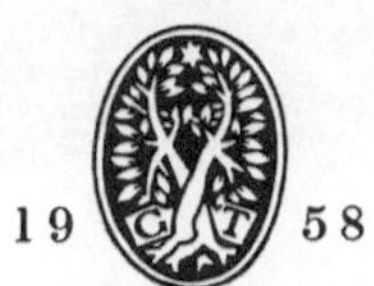

19 58

VEB GEORG THIEME · LEIPZIG

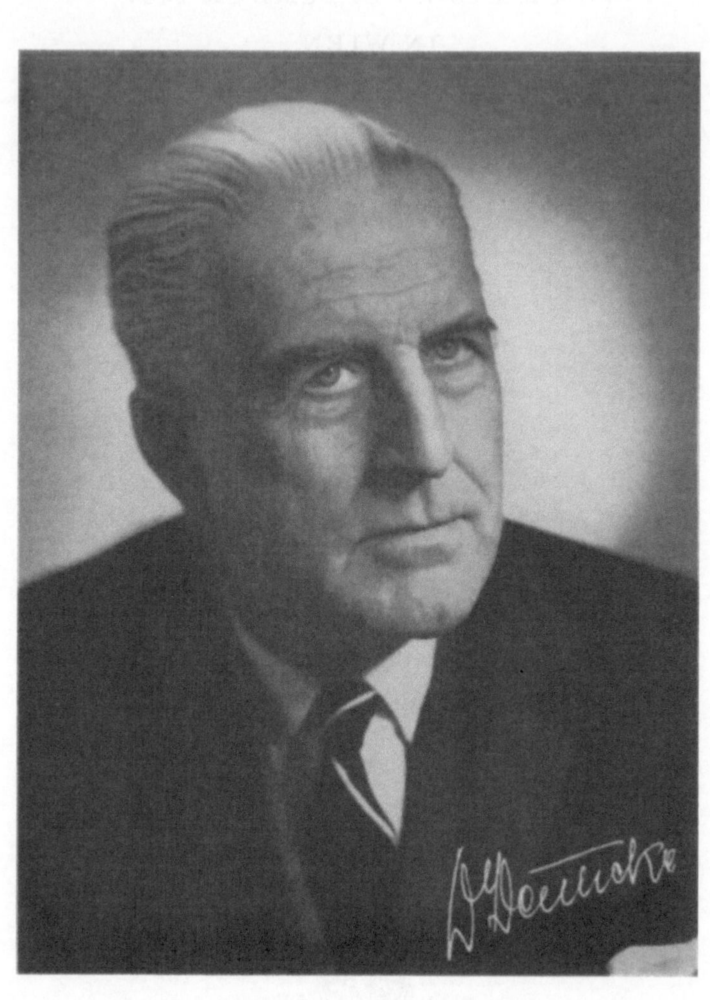

Vorsitzender: Professor Dr. Paul Deuticke

geboren in Wien am 21. April 1901.
Nach Medizinstudium an der Universität Wien und Freiburg/
Breisgau Promotion Oktober 1925.
1926–1928 Interne Medizin, Klinik Chvostek (Prof. Welt-
mann) und Pharmakologie.
1928–1953 I. Chirurgische Universitätsklinik unter von
Eiselsberg, Demel, Ranzi, Schönbauer (10 Jahre als Fach-
arzt für Chirurgie).
1953–1967 Primarius der Urologischen Abteilung an der
Wiener Städtischen Poliklinik.
1957 Präsident der Deutschen Gesellschaft für Urologie.
Besondere Arbeitsgebiete:
Röntgenologisch-urologische Diagnostik einschließlich
angiographischer Untersuchungen.
(Lehrbuch: Die Röntgenuntersuchung der Niere und des
Harnleiters in der urologischen Diagnostik).

ERSTER VERHANDLUNGSTAG

(Dienstag, den 3. September 1957)

Festsitzung anläßlich des 50jährigen Jubiläums der Deutschen Gesellschaft für Urologie

Eröffnungsansprache des Vorsitzenden Prof. Dr. Paul Deuticke

Verehrte Festgäste!

Heute in einem Monat, am 3. Oktober, ist es genau 50 Jahre her, daß die Deutsche Gesellschaft für Urologie in dem nahen Gebäude der Gesellschaft der Ärzte, unter dem Ehrenschutz seiner kaiserlichen Hoheit, des Erzherzogs Rainer, ihren ersten feierlichen Kongreß abgehalten hat. Gegründet durch die Initiative führender Berliner und Wiener Urologen umfaßte die Gesellschaft damals alle deutsch sprechenden Vertreter unseres Faches, gleichgültig, ob sie im Deutschen Reich, in der Donaumonarchie oder in der Schweiz ihre Heimat hatten. Seit jener Zeit hat sich vieles geändert. Durch das Unglück zweier Weltkriege, durch gewaltige politische Umwälzungen wurden manche alte Bande gelöst oder zerrissen. So haben die Schweizer 1944 ihre eigene Gesellschaft für Urologie gegründet, so hat sich knapp nach dem 2. Weltkrieg, als die Beziehungen zwischen Österreich und Deutschland durch unglückliche innere Spannungen und schweren äußeren Druck fast völlig unterbrochen waren, die Österreichische Gesellschaft für Urologie konstituiert. Wenn auch die Beziehungen dieser Gesellschaften untereinander heute, Gott sei Dank, wieder die alte Herzlichkeit aufweisen, so ist doch leider der Kontakt mit unseren Kollegen aus den Oststaaten auch heute noch fast völlig unterbrochen. So bedaure ich es aus ganzem Herzen, daß nur ein kleiner Teil unserer Mitglieder aus der DDR die Möglichkeit gefunden hat, zum Jubiläumskongreß ihrer eigenen Gesellschaft zu uns nach Wien zu kommen. — All diese Ereignisse haben nun aber dazu geführt, daß die Struktur unserer Gesellschaft in diesen 50 Jahren eine gewaltige Wandlung erfahren hat und sich der Stock der ordentlichen Mitglieder auf die Bundesrepublik und die DDR beschränkt.

Unter diesen Umständen habe ich es als eine ganz besondere Auszeichnung und Ehre empfunden, daß Sie, meine deutschen Kollegen, mich, den Wiener und Österreicher zum Vorsitzenden Ihres Kongresses bestimmt haben. Wenn ich auch selbst reichsdeutscher Abstammung und bis zu meinem Hochschulstudium Staatsbürger

210 des Deutschen Reiches gewesen, durch 100 verwandtschaftliche und freundschaftliche Bande mit Deutschland innig verbunden bin, so hänge ich doch mit allen Fasern meines Herzens an meiner Heimat Österreich und meiner geliebten Geburtsstadt Wien. Gerade darum aber mußte ich es als persönliches Glück empfinden, daß Sie aus einem Gefühl für Tradition und alte Zusammengehörigkeit Ihren Kongreß wieder nach Wien verlegt haben. Sie haben damit mir, oder, besser gesagt, meiner österreichischen Hälfte, die Möglichkeit gegeben, Ihnen zu zeigen, daß man in dieser Stadt neben ernster Arbeit auch die Schönheiten des Lebens in all ihrer Mannigfaltigkeit zu schätzen und zu lieben weiß. Ich habe mich daher bemüht, Ihnen ein reichhaltiges wissenschaftliches Programm vorzulegen; es war aber daneben mein Streben, Ihnen auch die Atmosphäre dieser Stadt mit ihrer jahrhundertealten Kultur, mit ihren alten Kirchen und Palästen, aber auch ihrem jugendlichen, ungebrochenen Aufbauwillen, mit ihrer klingenden Musikalität und nicht zuletzt mit dem heiter-fröhlichen und doch auch wieder ernst-besinnlichen Wesen ihrer Einwohner nahe zu bringen. So habe ich Ihnen in doppelter Hinsicht zu danken: für die Auszeichnung und Ehre, die Sie mir persönlich und andererseits mir als Wiener durch Ihre Wahl erwiesen haben.

Doch wenn ich nunmehr als der Präsident der Deutschen Gesellschaft für Urologie weiterspreche, so ist es mir eine besondere Freude, den Herrn Minister für Unterricht der Bundesrepublik Österreich, Herrn Dr. Drimmel, in unserer Mitte begrüßen zu dürfen, der in liebenswürdigster Weise den Ehrenschutz unseres Kongresses übernommen hat. Ich begrüße seine Exzellenz, Herrn Mueller-Graaf, den Botschafter der Bundesrepublik Deutschland, Herrn Bürgermeister Lois Weinberger, seine Magnifizenz, den Rektor der Alma mater Rudolfina, Herrn Prof. Schima, Seine Spektabilität, den Dekan der Medizinischen Fakultät, Herrn Prof. Bieling. Ich möchte allen diesen Herren meinen herzlichsten Dank für die großzügige Förderung und Unterstützung ausdrücken, die sie mir bei der Vorbereitung und Durchführung dieses Kongresses haben zuteil werden lassen. Ich begrüße Herrn Prof. Kunz und Prof. Schönbauer, die Vertreter unserer großen Schwester oder besser unserer Mutter, der großen Chirurgie und nicht zuletzt meine österreichischen Kollegen der Urologie und an ihrer Spitze Prof. Übelhör, den Präsidenten der Österreichischen Gesellschaft für Urologie.

Eine ganz besondere Freude aber ist es mir, daß so zahlreiche Gäste aus dem Ausland gekommen sind, den Jubiläumskongreß unserer Gesellschaft persönlich mit uns zu feiern. Ich begrüße die Delegationen ausländischer urologischer Gesellschaften sowie einzelne Kollegen aus Ägypten, Argentinien, Belgien, Bulgarien, der CSR, aus Dänemark, Griechenland, Großbritannien, Israel, Italien, Japan, Jugoslawien, Luxemburg, aus den Niederlanden, aus Norwegen, Polen, Schweden, der Schweiz, aus Spanien, der Türkei, aus Ungarn und aus den Vereinigten Staaten von Amerika. Viele von Ihnen sind korrespondierende oder Ehrenmitglieder unserer Gesellschaft, ständige Teilnehmer unserer Tagungen und liebe, alte, herzliche Freunde. Von denen, die zum ersten Male bei uns sind, hoffe ich, daß sie noch recht oft wiederkommen mögen.

Seien Sie alle in unserer Stadt herzlich willkommen! Ich danke Ihnen, daß Sie nach Wien gereist sind und danke Ihnen auch, daß Sie sich durch zahlreiche Mittei-

lungen und Vorträge an unserer wissenschaftlichen Arbeit beteiligen. Möge unser
Kongreß fruchtbringend sein und Sie alle, meine Festgäste, an diese Tage in Wien
ein gutes Andenken bewahren!

Und nun zum Schluß ein ganz spezieller Wunsch: Möge unser Geburtstagskind,
möge unsere Gesellschaft für Urologie, die heute in die 2. Hälfte ihres ersten Jahrhunderts eintritt, auch das volle Jahrhundert erleben und, darüber hinaus, recht,
recht alt werden! Möge sie aber dabei immer jung bleiben durch den Geist, das
Interesse und die Arbeit ihrer gegenwärtigen und zukünftigen Mitglieder, damit
die Deutsche Urologie auch weiterhin den ehrenvollen Platz einnehme und ausbaue,
den sie bisher eingenommen hat, zum eigenen Ruhm und zum Wohle der Menschheit!

VERHANDLUNGSBERICHT DER DEUTSCHEN GESELLSCHAFT FÜR UROLOGIE

VOM 7. BIS 12. SEPTEMBER 1959 IN BERLIN

VORSITZENDER

PROF. DR. M. STOLZE, HALLE (SAALE)

MIT 374 ABBILDUNGEN

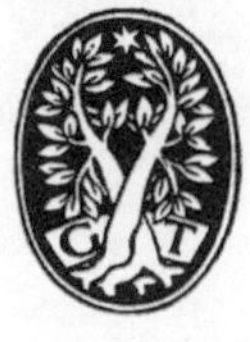

VEB GEORG THIEME · LEIPZIG · 1961

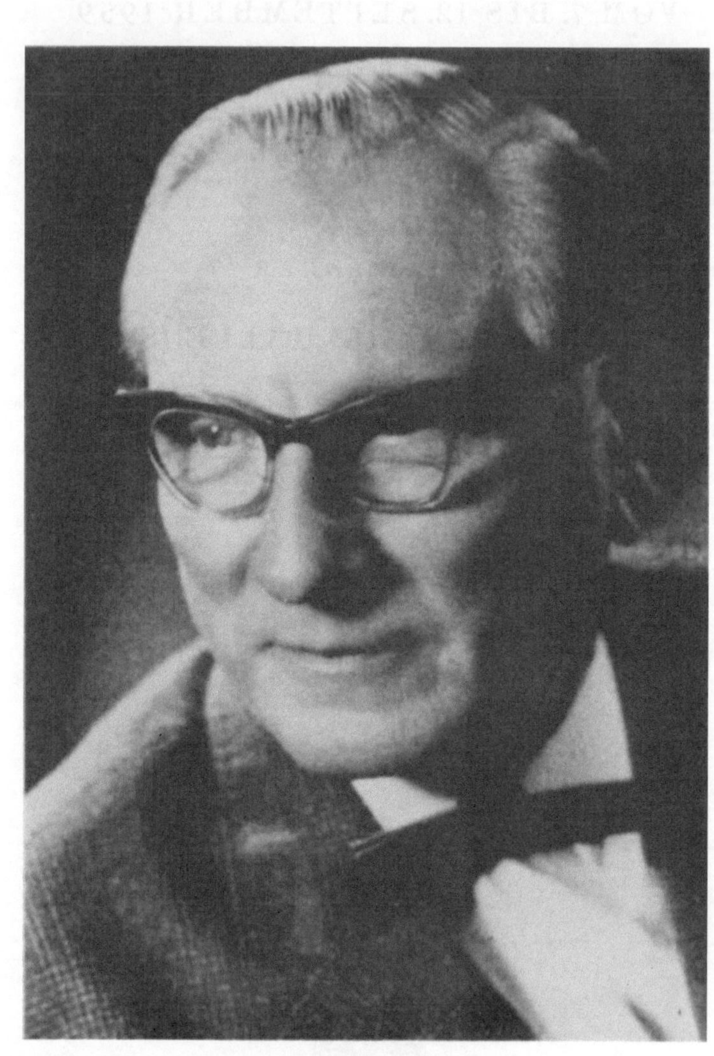

XVIII. Kongreß
der Deutschen Gesellschaft für Urologie
7.–12. September 1959 in Berlin

Vorsitzender: Professor Dr. Martin Stolze

Geboren am 3. 8. 1900 in Helbra bei Mansfeld.
Medizinstudium in Halle, München und Würzburg.
1924 Medizinisches Staatsexamen.
Chirurgische Ausbildung bei Stieda und Voelcker in Halle/
Saale und bei Schmieden in Frankfurt/Main.
Urologische Ausbildung bei E. R. W. Frank in Berlin. Dann
Privatklinik in Dresden. Sanitätsoffizier im II. Weltkrieg.
Durch die Zerstörung Dresdens setzte Stolze seine Urolo-
gische Ausbildung bei seinem Onkel Otto Kneise in Halle/
Saale – Heilanstalt Weidenplan – fort.
1951 Habilitation.
1952 Venia legendi.
1955 Professor mit Lehrauftrag.
Oktober 1958 Professor mit Lehrstuhl für Urologie an der
Universität Halle.
Bevorzugte Arbeitsgebiete:
Kinder-Urologie und Gynäkologische Urologie.
1965 Emeritierung, seitdem Chefarzt der Urologischen Kli-
nik des Krankenhauses Weidenplan Halle/Saale.
Mitarbeit am Atlas der Cystoskopie und der Urethrocysto-
skopie, 3. Auflage 1953 (mit Otto Kneise).
Mitherausgeber der »Zeitschrift für Urologie«.

Sch.-S.

BEGRÜSSUNGSANSPRACHEN

PROF. DR. M. STOLZE

Hochansehnliche Kongreßversammlung, sehr verehrte Gäste, meine lieben Kollegen und Kolleginnen, meine Damen und Herren!

Nach Wien — Berlin! Das war der Tenor der Generalversammlung anläßlich des Jubiläumskongresses vor 2 Jahren in Wien und der Wunsch des größten Teiles der Mitglieder unserer Gesellschaft! Die Anregung, die alte Tradition, 1907 begonnen und 1928 nach viermaliger Folge abgeschlossen, einmal wieder aufleben zu lassen, nämlich auf einen Wiener Kongreß wieder einen Berliner folgen zu lassen, fiel auf fruchtbaren Boden.

Ich verdanke dieser Anregung, diesem Beschluß und Ihrem Vertrauen die Ernennung zum Präsidenten unserer Gesellschaft, die für mich eine außerordentliche Ehre bedeutete. Es ist mir heute eine große Freude und Genugtuung, daß ich das Versprechen, das ich Ihnen in Wien anläßlich der Generalversammlung geben konnte, den kommenden Kongreß in Berlin abzuhalten, zur Tatsache habe werden lassen können.

Wir stehen hier auf altehrwürdigem Kongreßboden, denn unser altes Berlin hat in den Jahren vor dem Kriege zahllose Kongreßveranstaltungen verschiedener gesamtdeutscher wissenschaftlicher Gesellschaften erlebt und unsere Gesellschaft hat in den Jahren 1909, 1913, 1924 und 1928 ja ebenfalls hier ihren Kongreß abgehalten.

Es ist für uns immer noch schmerzlich und betrüblich festzustellen, daß diese Stadt genauso wie unser Vaterland in zwei Hälften gespalten ist. Wir dokumentieren mit unserem Berliner Kongreß mit vollem Bewußtsein und mit aller Deutlichkeit die Zusammengehörigkeit der beiden Sektoren und drücken damit auch den Wunsch aus, daß in absehbarer Zeit nicht nur Berlin, sondern auch unser Vaterland wieder eins werde! Wir Wissenschaftler und Ärzte verstanden das von je her am besten; für uns hat es nie auf unseren Tagungen Unterschiede gegeben, aber die Sorge vor einer Entfremdung der beiden Hälften des Vaterlandes hat uns die ganzen letzten Jahre nicht losgelassen. Es war uns aber immer wieder eine Freude zu sehen, mit welcher Selbstverständlichkeit wir Ärzte und Wissenschaftler innerhalb unseres Landes zusammengehören. Gerade auf unseren Kongressen hat es sich immer wieder gezeigt, daß, bei aller Würdigung nationaler Eigenheiten unserer ärztlichen Forschung, die medizinische Wissenschaft international ist und daß wir uns alle, sowohl In- wie Ausländer, gut auf dieser Basis verstanden haben.

Ich begrüße Sie alle im Namen der Deutschen Gesellschaft für Urologie auf das herzlichste in Berlin und freue mich, daß Sie uns die Ehre erwiesen haben, in so großer Zahl Gäste der Stadt Berlin zu sein. Für viele ist es nach langen schmerzlichen Jahren der Trennung ein Wiedersehen mit ihren alten Arbeits- und Ausbildungsstätten. Wie immer sind unsere Kongresse auch eine Gelegenheit, sich alle

218 zwei Jahre im edlen Wettstreit zu messen, zugleich aber alte Freundschaften zu festigen und neue Freundschaftbande zu knüpfen. So begrüße ich in aller Herzlichkeit unsere österreichischen Freunde, unsere Schweizer Kollegen, unsere schwedischen und norwegischen Fachkollegen. Ich freue mich besonders, auch zu unserem Kongreß Gäste und Delegationen der UdSSR und den Volksdemokratien bei uns zu sehen, ferner Urologen aus den USA, unsere italienischen und spanischen, unsere holländischen, belgischen und dänischen Kollegen. Es ist mir kaum möglich, Sie alle einzeln namentlich zu begrüßen, dazu ist Ihre Zahl zu groß. Eine besondere Freude ist es mir, unser Mitglied Herrn Koll. Forssmann zu begrüßen, der durch die Verleihung des Nobelpreises für seine Erstversuche an seiner eigenen Person zur Herzkatheterisierung auch das Ansehen unserer Gesellschaft in der Welt gefördert hat! Ich möchte aber unserer herzlichsten Freude darüber Ausdruck geben, daß Sie so zahlreich erschienen sind, um wieder mit uns wie alle zwei Jahre Rechenschaft abzulegen über das, was in dieser Zeit Neues auf unserem Fachgebiet erforscht worden ist, sowie um Altbewährtes zu überprüfen, ob es den derzeitigen modernen Anforderungen unserer ärztlichen Kunst und Wissenschaft noch gewachsen ist.

Ich habe ferner die Ehre zu begrüßen den Herrn Senator für das Gesundheitswesen in Westberlin, Dr. Schmiljan, der uns heute Nachmittag noch persönlich im Rathaus Schöneberg empfangen wird..

Ich darf nochmals meiner Freude und Genugtuung darüber Ausdruck geben, daß wir heute alle hier in unserem Berlin zu Gast sind und den Kongreß als eine Gelegenheit ansehen wollen, festzustellen, was an rühriger Aufbauarbeit seit dem Ende des Krieges hier in Berlin geleistet worden ist.

Unser Dank für die gewährte Gastfreundschaft auf dem Boden des Westsektors gebührt in erster Linie dem Hausherrn, der uns diese schönen Räume zur Verfügung gestellt hat, Seiner Magnifizenz, dem Herrn Rektor der Universität, Herrn Prof. Dr. Neumann.

Wie vorausgesehen, boten sich bei den organisatorischen Vorbereitungen des Kongresses mancherlei Schwierigkeiten, auch eine Folge der unseligen politischen Spaltung. Ich möchte besonders bereits an dieser Stelle allen Damen und Herren in beiden Sektoren meinen herzlichsten Dank für ihre rührige Mithilfe und ihren unermüdlichen Eifer aussprechen, insbesondere Herrn Hellenschmied und Herrn Franke, Herrn Hagemann und all ihren Mitarbeitern. Verläuft der Berliner Kongreß zu Ihrer Zufriedenheit, so haben wir es in erster Linie den genannten Damen und Herren zu verdanken.

Für uns gibt es heute keine Sektorengrenzen, keine unüberbrückbaren Meinungsverschiedenheiten! Mögen einst auch unsere Politiker auf friedlicher Basis den Weg zueinander finden!

Das ist unser sehnlichster Wunsch!

VERHANDLUNGSBERICHT DER DEUTSCHEN GESELLSCHAFT FÜR UROLOGIE

19. TAGUNG
VOM 4. BIS 6. SEPTEMBER 1961 IN KÖLN

TAGUNGSLEITUNG

C. E. ALKEN
HOMBURG A. D. SAAR

REDIGIERT DURCH DEN SCHRIFTFÜHRER

DER DEUTSCHEN GESELLSCHAFT FÜR UROLOGIE

H. DETTMAR
DÜSSELDORF

MIT 173 ABBILDUNGEN UND 29 TABELLEN IM TEXT

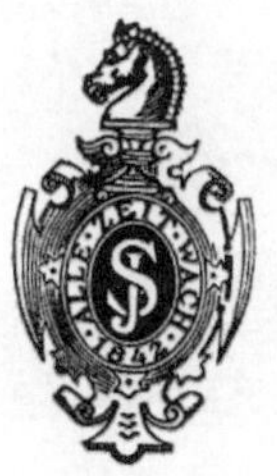

SPRINGER-VERLAG

BERLIN · GÖTTINGEN · HEIDELBERG

1962

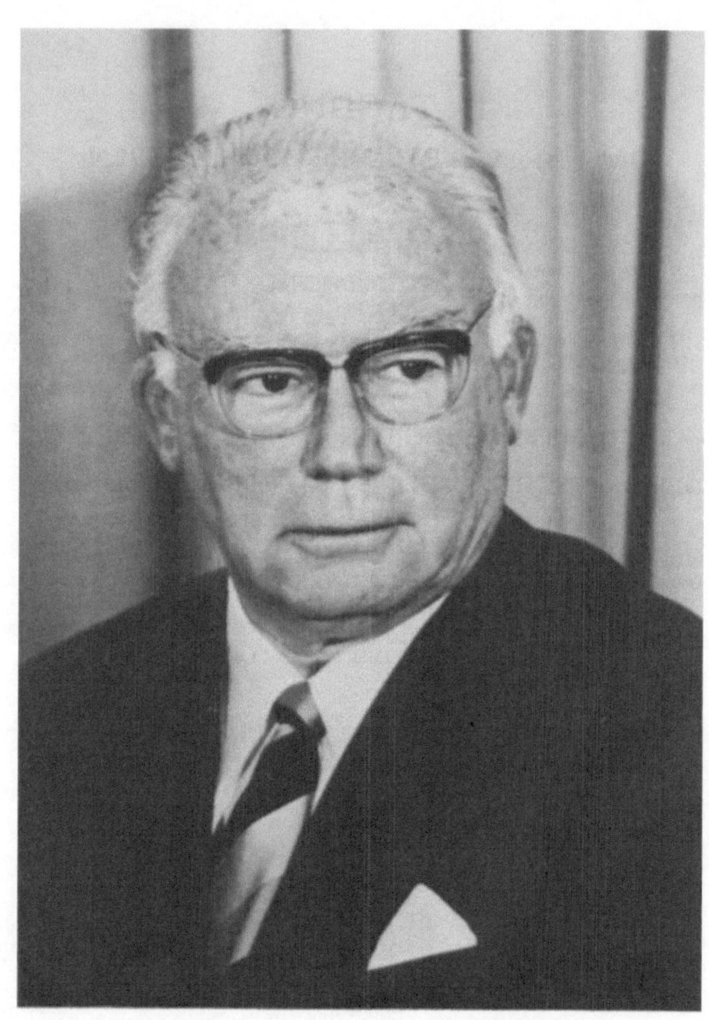

XIX. Kongreß
der Deutschen Gesellschaft für Urologie
vom 4.–6. September 1961 in Köln

Vorsitzender: Professor Dr. Carl-Erich Alken

Geboren am 12. Oktober 1909 in Hönningen/Ahr.
Schule und Abitur in Trier. Studium der Medizin in Deutschland und Österreich.
Staatsexamen, Promotion und Beginn der klinischen Ausbildung in Köln.
Urologische Fachausbildung unter Prof. von Lichtenberg und Heckenbach in Berlin.
Allgemeine chirurgische Weiterbildung unter Prof. Bronner in München.

Bei Kriegsbeginn als Stabsarzt d. R. Chef einer Mot. San. Abt. der Luftwaffe. Vorübergehend uk.-gestellt, als Oberarzt an der Berliner Urologischen Klinik. Vorübergehend Kommandierung zum Führungsstab der OT. Bei Kriegsende als Oberstarzt d. R., Leitender Sanitätsoffizier und beratender Urologe in Italien.

1946 Beginn des Aufbaus einer Urologischen Klinik und Poliklinik im Landeskrankenhaus Homburg/Saar.
1948 Erwerb der venia legendi an der Medizinischen Fakultät Paris als Professor agregé.

1952 Berufung als o. ö. Prof. auf den Lehrstuhl für Urologie an der Medizinischen Universität des Saarlandes. Erster urologischer Lehrstuhl im deutschsprachigen Raum (als Lehr- und Prüfungsfach).

In der weiteren Entwicklung Neubau einer Klinik mit 140 Betten, Poliklinik, Kinder- und Tuberkuloseabteilung, eigene Röntgenabteilung, sowie Routine- und Forschungslabor.

Wissenschaftliche Schwerpunkte: Urogenital-Tuberkulose, Nephrolithiasis, Systempathologie und funktionelle Urologie, Renovasographie, Organerhaltende Urochirurgie. Entwicklung von speziellen Röntgeneinheiten und Untersuchungsstühlen.

Standespolitisch über Fakultätentag, Fachkommissionen und Ressortministerien, hochschulpolitische Selbständigkeit und Integration der Urologie als Lehrfach in der neuen

222 Approbationsordnung. Gesundheitspolitisch Integration in
die onkologische Vorsorge. Initiator des Berufsverbandes.
Initiator und Mitbegründer des internationalen Handbuches
der Urologie (Springer-Verlag). Gründer des »Urologen«.
Klinische Urologie (Alken, Staehler), Leitfaden der Urologie
(siebente und achte Auflage zusammen mit Sökeland
(Thieme-Verlag). Langjähriges Mitglied des Deutschen Se-
nats für ärztliche Fortbildung und Vorsitzender des Wissen-
schaftlichen Beirates der Bundesärztekammer. Ehrenmit-
glied zahlreicher wissenschaftlicher Gesellschaften des In-
und Auslandes. Mitglied der Leopoldina, Halle. 1961 Präsi-
dent der Deutschen Gesellschaft für Urologie.
Auszeichnungen:
Großes Verdienstkreuz der Bundesrepublik Deutschland.
Palmes academiques der französischen Republik.
Paracelsus-Medaille und
Bergmann-Plakette der deutschen Ärzteschaft.
Ehrendoktor der Medizinischen Fakultät der Technischen
Universität München.
Geheimer Sanitätsrat.
Senator h. c. der Universität des Saarlandes.
1974 freiwillige Emeritierung und Übernahme der Med.
wiss. Red. des Deutschen Ärzteblattes.

Erster Sitzungstag

Montag, den 4. September 1961, 9.00 Uhr und 15.00 Uhr

Vorsitzender: Herr C. E. ALKEN (Homburg a. d. Saar)

Eröffnungsansprache

des Vorsitzenden der Deutschen Gesellschaft für Urologie und Präsidenten
der 19. Tagung

C. E. ALKEN (Homburg a. d. Saar)

Meine Damen und Herren!

Als Vorsitzender der Deutschen Gesellschaft für Urologie und Präsident der
19. Tagung möchte ich Sie auf das herzlichste begrüßen.

Es ist mir eine besondere Ehre, in Vertretung des Oberbürgermeisters der
colonia agrippina, Herrn Bürgermeister Dr. LEMMENS bei uns zu sehen und ihm
unseren Dank für seine persönliche Unterstützung und die Gastlichkeit seiner
kongreßfreundlichen Stadt zum Ausdruck zu bringen. Ferner begrüße ich seine
Magnifizenz, den Rektor der Universität Köln, Herrn Prof. TÖNNIS, in Vertretung
seiner Spektabilität, des Dekans der Medizinischen Fakultät Köln, Herrn Prof.
HACKENBROICH, die anwesenden Professoren der Medizinischen Fakultäten von
Köln, Bonn und Düsseldorf sowie unseren Ehrengast, Herrn Prof. DERRA, der
trotz seiner Verpflichtungen auf dem Internationalen Chirurgenkongreß in Dublin
unserer Einladung zur heutigen Eröffnungssitzung gefolgt ist. Mein besonderer
Gruß gilt unseren ausländischen Freunden und Mitgliedern aus Argentinien,
Belgien, England, Frankreich, Italien, Japan, Jugoslawien, Luxemburg, Mexico,
Norwegen, Österreich, Schweden, Schweiz, Spanien und den USA. La Science
n'a pas de patrie! Wissenschaft kennt keine Grenzen! Im Sinne dieses Wortes
heiße ich Sie alle sehr herzlich willkommen und wünsche Ihnen, daß über die
wissenschaftliche Arbeit hinaus alte Freundschaften vertieft und neue freundschaftliche Bande geknüpft werden.

Verehrte Anwesende! Ich habe nunmehr die traurige Pflicht, der seit der
Berliner Tagung verstorbenen Mitglieder zu gedenken.

Es sind die Ehrenmitglieder

Primarius Dr. F. KREISS
Prof. Dr. F. SUTER
Prof. Dr. W. STOECKEL

sowie die ordentlichen und korrespondierenden Mitglieder

> Dr. O. BERG
> Prof. Dr. J. BITSCHAI
> Dr. DOBRITZ
> Dr. W. ERDMANN
> Dr. C. HAMMESFAHR
> Dr. P. HELL
> Prof. Dr. H. JUNKER
> Dr. P. F. KLOOCK

Ich bitte Sie, sich zu Ehren der Verstorbenen zu erheben und ihrer zu gedenken. Ich danke Ihnen.

La Science n'a pas de patrie!

Meine Damen und Herren!

Das Manuskript meiner Begrüßungsansprache habe ich vor dem 13. August entworfen. Inzwischen haben wir bitter und schmerzlich erfahren müssen, daß in unserem eigenen Vaterlande auch der Wissenschaft Grenzen gezogen werden können. Wie mir vor einigen Tagen von Prof. STOLZE (Halle), dem stellvertretenden Vorsitzenden unserer Gesellschaft, mitgeteilt wurde, können unsere Mitglieder, Kollegen und Freunde aus der DDR an unserer heutigen Tagung nicht teilnehmen. Wir bedauern dies sehr und fühlen uns mit unseren Mitgliedern, Kollegen und Freunden jenseits der Grenze, ungeachtet der politischen Spannungen, zutiefst verbunden und wollen der Hoffnung Ausdruck verleihen, daß sie beim nächsten Kongreß in 2 Jahren wieder mit uns zusammen sein können.

Erstmalig in der 50jährigen Geschichte unserer Gesellschaft findet der Kongreß auf meinen Vorschlag hin in Köln statt. Dies hat verschiedene Gründe: Einmal ist eine kleine Universitätsstadt wie Homburg für den Rahmen einer solchen Veranstaltung zu klein, zum anderen habe ich an Köln sehr starke menschliche und berufliche Bindungen. Ich bin zwar nicht mit Rheinwasser getauft, habe aber vom Elternhaus meiner Mutter aus im Mühlheimer Rheinhafen das Schwimmen gelernt. Ich habe in Köln studiert, promoviert und hier auch in einem Untersuchungszimmer der Lindenburg urologisch das Licht der Welt erblickt, indem ich erstmalig in meinem Leben durch ein Cystoskop sehen durfte, ein Erlebnis, das für meine Berufswahl entscheidend war. Wenn ich hier an dieser Stelle und in dieser Stadt 30 Jahre später die Ehre habe, den Kongreß der Deutschen Gesellschaft für Urologie zu präsidieren und sich damit für mich ein Lebensring geschlossen hat, so empfinde ich dies mit einer starken inneren Bewegtheit und dem tiefen Gefühl des Dankes an meine alten, längst verstorbenen Lehrer, deren Persönlichkeit und Schule mir Weg und Ziel gewiesen haben.

Mein erster urologischer Lehrer war Prof. FISCHER, Oberarzt der Chirurgischen Klinik der Lindenburg unter HABERER. KARL FISCHER, wegen seines hohen ärztlichen Könnens und seiner menschlichen Güte bei Kollegen und Patienten gleichermaßen geschätzt und beliebt, wurde mein Doktor-Vater und gab mir den entscheidenden Rat, zur weiteren Ausbildung nach Berlin zu ALEXANDER VON LICHTENBERG ins Hedwigskrankenhaus, dem damaligen Mekka der deutschen Urologie, zu pilgern.

LICHTENBERG nahm mich an. Seine Klinik mit 240 Betten, damals wohl die größte in der Welt, wurde von Ärzten aus allen Ländern besucht. Meine persönliche Freundschaft mit GIRONCOLI, HEUSSER, KAIRIS LJUNGGREN, PÉREZ CASTRO, WILDBOLZ, und vielen anderen stammt aus dieser Berliner Zeit. Die Person LICHTENBERGS und sein Werk sind für die deutsche und internationale Urologie ein Begriff. Sein Hauptverdienst ist die Einführung der intravenösen Urographie in die urologische Diagnostik und die auf ihr basierende klinische Konzeption der Systemerkrankung des Urogenitalapparates. Nach der Ära der Organpathogenese und einer stärkeren Betonung des Instrumentell-Operativen beginnt damit die funktionelle Denkweise in der Urologie. Zwangsläufig führt sie von der Analyse des Spezialfaches wieder zur Synthese und zur allgemein-medizinischen Denkweise, die unsere heutige Arbeits- und Forschungsrichtung bestimmt. Was ich neben dem Fachlichen an Lebensweisheit und Lebenskunst im Bannkreis seiner starken Persönlichkeit erfahren durfte, habe ich sehr viel später als älterer Mann verstehen und nutzen gelernt. Sein Schicksal ist bekannt, er starb 1945 im Exil in Mexico. Auf einen Brief, in dem ich ihm schrieb, daß wir, seine Schüler, ihn nicht vergessen haben, und daß seine Arbeit und sein Lebenswerk weiterleben, erhielt ich von den Angehörigen die Todesnachricht mit den Worten, daß mein Brief ihm das Sterben leicht gemacht habe.

Nachfolger von LICHTENBERG wurde sein früherer Oberarzt, WALTER HECKENBACH, der den alten Kölnern als früherer Chef in Hohenlind ein Begriff ist. Als Arzt, Wissenschaftler und Mensch brachte er alle Voraussetzungen mit, um die Kontinuität der Lichtenbergschen Schule und die Tradition der Klinik zu wahren. Seine grundlegenden Arbeiten über die Teilresektion der Blase, die Polresektion der Nieren, die Entleerungsstörungen usw., kamen nicht mehr zur Veröffentlichung. Zum Beginn einer vielversprechenden Laufbahn starb er im Juli 1939 kurz vor Ausbruch des Krieges mit 39 Jahren an einem inoperablen Magencarcinom.

Wenn ich an dieser Stelle, der Tradition folgend, meiner Lehrer in Dankbarkeit gedenke, erinnere ich mich gern meiner Ausbildungszeit bei Prof. HANS BRONNER im Schwabinger Krankenhaus, der Professoren DOBBERTIN und WOLF in Berlin und last not least, meines Freundes, FERDINAND HÜDEPOHL. Nach den Bindungen langjähriger gemeinsamer Assistentenzeit, vertieft durch die Kameradschaft der gemeinsamen militärischen Grundausbildung, war ich sein Oberarzt, als er nach dem Tode HECKENBACHS die Berliner Klinik übernahm. Ihm verdanke ich sehr viel an klinischem Denken und operativer Technik.

Erfahrungsgemäß ist es für einen jungen Mediziner sehr schwer, wenn er in einem Zeitraum von 10 Jahren drei seiner Lehrer verliert und beruflich verwaist ist. Als ich nach dem Kriege, wie viele von uns, völlig alleinstehend meine Existenz aufbauen mußte, habe ich mich an Herrn BOEMINGHAUS gewandt. Sein Rat und seine Unterstützung waren in der damaligen schweren Zeit eine wertvolle Hilfe, für die ich ihm stets dankbar bin.

Meine Damen und Herren! In dem Zeitraum von rund 30 Jahren, den ich in meinen Ausführungen kurz umrissen habe, ist ein gutes Teil Geschichte der Deutschen Urologie enthalten. Die medizinische Entwicklung in dieser Zeit kann man im wesentlichen wie folgt zusammenfassen:

226

Die Prostatektomie, vor 30 Jahren meist noch zweizeitig ausgeführt, hatte eine durchschnittliche Liegedauer von 4 bis 6 Wochen mit einer Mortalität von 10 bis 15%. Heute ist mit den Variationen der operativen Technik, die in der Hand des Erfahrenen gleichwertige Ergebnisse haben, die Liegezeit auf 2 bis 3 Wochen reduziert, die Mortalität auf 2 bis 3 %.

Die Nierentuberkulose, deren Diagnose gleichbedeutend mit der Nephrektomie war, kann in einem sehr hohen Prozentsatz aller Fälle konservativ bzw. organerhaltend behandelt werden. Ihr irreparabler Endzustand mit chronischem Siechtum ist ausgesprochen selten geworden. Die Vielzahl anderer einseitiger Nierenerkrankungen, die in der Regel ebenfalls zur Entfernung der Niere führten, werden heute organerhaltend behandelt. Die plastische Uro-Chirurgie hat hier zu Ergebnissen geführt, die wir selbst vor 30 Jahren nicht für möglich hielten. Man kann sagen, daß im Vergleich zu früher bei den gleichen Krankheitsbildern etwa 50% weniger Nephrektomien ausgeführt werden. Heminephrektomie, Polresektion, Nierenbecken-, Ureter- und Blasenplastiken sind Routineeingriffe geworden. Bezeichnend ist der Ausspruch eines bekannten Schweizer Pathologen, der bei einer klinischen Demonstration erfolgreich operierter Megaureteren ausführte, daß er diese Fälle bisher nur auf dem Sektionstisch erlebt habe.

Die angeborenen Anomalien des männlichen Genitales, deren operative Behandlung früher zu alraunartigen Gebilden führte ohne Anspruch auf funktionelle, geschweige denn kosmetische Qualität, sind durch die Einführung neuer Operationsmethoden therapeutisch kein Problem mehr. Parallel zur operativen Technik lief die Entwicklung der endovesicalen instrumentellen Behandlungsmethoden, Elektroresektion der Prostata, der Blasentumoren, die Steinextraktion usw., die ich im einzelnen nicht ausführen kann.

Diese Entwicklung der therapeutischen Möglichkeiten und Erfolge sind uns Urologen selbstverständlich bekannt, haben aber in der medizinischen Fachwelt relativ wenig Beachtung gefunden. Ich halte es für zweckmäßig, in der augenblicklichen standespolitischen Situation unseres Faches darauf hinzuweisen, da die positiven Folgerungen in bezug auf Lebensfähigkeit, Lebenserwartung sowie Arbeits- und Berufsfähigkeit unserer Patienten auch für die Öffentlichkeit von Interesse sind.

Charakteristisch für die damalige Zeit war die Tatsache, daß die Schwerpunkte unseres Faches hochschulfern in karitativen und allgemeinen Krankenhäusern lagen. Für die Hochschule war symbolisch, daß Prof. RINGLEB, uns alten Berlinern ein besonderer Begriff, in den Keller der Charité verdammt war und dort die Urologie der Berliner Universitätskliniken betrieb. An keiner Universität Deutschlands existierte eine selbständige Urologische Klinik.

Heute bestehen in der Bundesrepublik vier urologische Lehrstühle, zwei weitere in Göttingen und Heidelberg sind nach den Empfehlungen des Wissenschaftsrates in der Planung. An anderen Fakultäten bahnt sich die Erkenntnis an, daß, wie FREY es einmal formuliert hat, ein Hirn und zwei Hände nicht mehr ausreichend sind, um allen Gebieten der Chirurgie gerecht zu werden. Mein Dank gilt an dieser Stelle den Chirurgen, wie unserem heutigen Ehrengast, Prof. DERRA, die in klarer Erkenntnis der realen Gegebenheiten und unter Verzicht auf Doktrinen der Jahrhundertwende die heutige Entwicklung gefördert haben. Die notwendige allgemein-medizinische Synthese operativer Spezialdisziplinen im besten

Sinne des Teamworks ist meiner Ansicht nach ein Problem der Persönlichkeit, die das freie Spiel der Kräfte steuert und nicht eine Frage der amtlich bestallten und beamteten Hierarchie.

In den Streitschriften und Diskussionen um die Stellung der Urologie an der Hochschule wird immer wieder die Selbständigkeit des Faches in Frage gestellt. Es muß einmal ex cathedra und in aller Deutlichkeit gesagt werden, daß die Urologie seit 30 Jahren bereits ein selbständiges Spezialfach ist, mit einer festliegenden Facharztordnung und der sich selbstverständlich daraus ergebenden Anerkennung in der gesamten deutschen Ärzteschaft, den Standesorganisationen, im Versicherungs- und öffentlichen Gesundheitswesen. Damit ist die vom Wissenschaftsrat geforderte Eigenständigkeit des Faches de jure et de facto gegeben. Wenn einzelne chirurgische Fachvertreter und Fakultäten dies nicht anerkennen wollen, so handeln sie in völliger Unkenntnis der innerdeutschen und internationalen Situation und hemmen damit eine Entwicklung, die im Viereck Paris - New York - Moskau - Tokio bereits vor 30 Jahren abgeschlossen wurde. Ein international anerkanntes Spezialfach muß auch in Deutschland an der Hochschule verankert sein, um von dort aus die Impulse zu erhalten, die Praxis und Klinik brauchen, einmal, um dem ihr anvertrauten Krankengut nach bestem Wissen gerecht zu werden, zum anderen, um sein Niveau auf dem internationalen Standard halten zu können. Jedem Erfahrenen und Berufenen wird es klar sein, daß die dynamische Entwicklung einer Disziplin nur über die wissenschaftliche Arbeit und Forschung an der Hochschule möglich ist. Damit wird dieses Problem für die deutsche Urologie zu einer Existenzfrage. Dabei geht es uns nicht um materielle Dinge oder rein akademische Positionen, sondern um die Freiheit in Lehre und Forschung, die wir als Ärzte brauchen, um mit unseren besten Kräften dem Gesetz zu dienen, unter dem wir alle stehen: Salus aegroti suprema lex!

Professor Dr. C. E. ALKEN, Direktor der Urologischen Universitätsklinik, Homburg a. d. Saar

Ehrengast Prof. E. DERRA (Düsseldorf):

Ihr Präsident, Herr Prof. Dr. ALKEN, hat mir die Gunst erwiesen, mich zur 19. Tagung der Deutschen Gesellschaft für Urologie als Ehrengast einzuladen und anzusprechen. Über die Einladung habe ich mich sehr gefreut. Ich bedanke mich dafür herzlich. Beim Gedanken, daß ich als Ihr Ehrengast gelte, werde ich aber beinahe rot vor Verlegenheit. Ich weiß nämlich nicht, wodurch ich mir diese Ehre verdient habe. Daß ich mir in den letzten Jahren Gedanken gemacht habe über die Einordnung der Urologie in den Gesamtrahmen der Medizin bei uns zu Lande, betrachte ich als keine Leistung. Sie ergaben sich ganz von selbst angesichts der gewichtigen Ausweitung der medizinischen Erkenntnisse in den letzten Dezennien, die aufgenommen, ausgewertet und weiter entwickelt werden wollen und müssen. Ich habe Zweifel bekommen, ob die Intelligenz eines einzelnen Menschen, mag sie so groß sein, wie sie will, noch ausreicht, um die Unzahl von Aufgaben und Problemen, vor die uns die neueste Zeit in einer stürmischen Entwicklung gestellt hat, bestmöglich zu erfüllen oder gar die äußerst komplexen Gebiete, die sich in vieler Hinsicht aufgetan haben, forscherisch vorwärts zu treiben. Aus diesen Tatsachen resultiert mein Eintreten für eine vernünftige Spezialisierung und Arbeitsverteilung.

Auf dem deutschen Krankenhaustag hier in Köln im Jahre 1958 habe ich in meinem Referat: „Krankenhaus, Arzt und Medizin" mich darüber ausgelassen, was ich unter einer Spezialisierung verstehe, und am Beispiel des Krankenhauses meine Vorstellung über die Aufgliederung aufgezeigt. Cum grano salis gilt das für die ärztliche Praxis überhaupt. Mit Recht wehrt man sich in Deutschland gegen eine bis in kleine Verzettelungen gehende Spezialisierung unseres Berufes, wie sie in anderen Ländern geschehen ist. Man darf nicht vergessen, daß der ausübende Arzt bei übertriebener Spezialisierung leicht den Blick auf das Ganze verliert. Ebenso unmißverständlich wiederhole ich, daß wir nicht umhin können, eine Ausrichtung und Umstellung im Hinblick auf den Erfolg ärztlicher Betätigung vor allem im Krankenhausbetrieb als unumgänglich anzusehen, natürlich unter Berücksichtigung der besonderen Bestimmung des jeweiligen Hauses. Ich spreche vor Ihnen als Chirurg. Ich bilde mir ein, daß meine Begabung, meine Auffassungsfähigkeit, mein Gedächtnis und mein Fleiß nicht unter dem Mittelmaß liegen. Und trotzdem bekenne ich für meine Person: Es wäre eine Selbsttäuschung, wollte ich mich in dem Glauben wiegen, die aseptische Chirurgie im klassischen Sinne, die plastische, die Gesichts-, die Kiefer-, die Knochen-, die traumatologische, die orthopädische, die Neuro-, die thorakale, die vasculäre, die endokrinologische, die urologische und die septische Chirurgie in gleicher Weise bis zur Vollendung zu beherrschen. Allein das Schrifttum, dessen laufendes Studium doch die Voraussetzung ist zur Auffüllung des Wissens und zur Entgegennahme von Anregungen, ist für jeden dieser Zweige fast unübersehbar geworden. Neue Operationsmethoden haben viele vordem nur konservativ zu betreuende Gebrechen der chirurgischen Therapie zugänglich gemacht mit der Folge, daß das Arbeitsquantum der Chirurgie absolut erheblich gewachsen ist. Die Forschungsmethoden sind vielseitiger, komplizierter und zeitraubender geworden. Es ist mir eine Beruhigung, von Ihrem Herrn Präsidenten vernommen zu haben, daß auch nach Herrn FREY ein Hirn und zwei Hände nicht mehr ausreichend sind, um allen Gebieten und, was ich wohl ergänzend unterstellen darf, Erfordernissen der Chirurgie gerecht zu werden. Ich habe aus dieser Einsicht und Erkenntnis die Konsequenzen gezogen. Die Sprossen, die mir lebensfähig erscheinen, habe ich abgegeben, die Neurochirurgie, die Gesichts-, die plastische Chirurgie und die Urologie, und in Lehrstühle, verbunden mit Klinikdirektoraten, umwandeln lassen. Diese unsere Düsseldorfer Regelung soll kein Dogma sein. Ich gebe zu, daß es Kollegen gibt, die, wie ich neben der allgemeinen Chirurgie als Hobby die Thoraxchirurgie pflege, vielleicht in der Urologie ihr Steckenpferd sehen. Sie mögen dieselbe behalten! Grundsätzlich bin ich aber der Meinung, daß die Neurochirurgie, die Gesichts-, die plastische Chirurgie und die Urologie so wohlfundierte Arbeitsgebiete sind, daß sie ihre Eigenständigkeit verdienen und beanspruchen dürfen. Aus dieser meiner Überzeugung habe ich nie ein Hehl gemacht. Namentlich hinsichtlich der Urologie bin ich, weil es mehr als sonst erforderlich war, unumwunden bei jeder Gelegenheit, auch außerhalb Düsseldorfs, dafür eingetreten, daß sie nicht nur in der Praxis oder an größeren Krankenhäusern, sondern auch an den Hochschulen im Interesse der Lehre und Forschung zu den Zweigen der Medizin gezählt wird, für die, falls nicht besondere personelle Bedingungen bestehen, selbstverantwortliche Stellungen einzurichten sind. Das urologische Krankengut ist bekanntlich sehr umfangreich und vielseitig. Es kann wie für alle Verrichtungen des

Lebens nicht bestritten werden, daß bei der Handhabung der mit diesem Zweig verbundenen therapeutischen Maßnahmen demjenigen der Vorzug gebührt, der sich fachlich und alltäglich nur mit diesen so häufigen Leiden beschäftigt. Die Urologie erstreckt sich nicht nur auf das chirurgische Feld. Sie hat Berührungen mit der inneren Medizin, der Endokrinologie usw. Das alles beschäftigt einen Fachmann mehr als voll. Darüber hinaus ist der Fachmann, der mit seinem umfassenden Fachwissen die offenen und brennenden Fragen ohne anderwärtige Ablenkungen am sichersten übersieht, vorzüglichst dazu angetan, um als Forscher neuen Ideen und Möglichkeiten nachzugehen.

Mag man mich wegen dieses meines Standpunktes einen Ketzer nennen! Ich kann nicht anders als erklären, daß ich ihn für nützlich erachte. Ich tröste mich. Nützliche Eroberungen für das Gedeihen und das Wohl der Menschheit haben sich immer durchgesetzt, auch wenn anfangs Widerstände zu überwinden waren. Das lehrt die Geschichte.

Professor Dr. E. DERRA, Direktor der Chirurgischen Klinik der Medizinischen Akademie, Düsseldorf

VERHANDLUNGSBERICHT DER DEUTSCHEN GESELLSCHAFT FÜR UROLOGIE

20. TAGUNG
VOM 16. BIS 19. SEPTEMBER 1963 IN WIEN

TAGUNGSLEITUNG

R. ÜBELHÖR
WIEN

REDIGIERT DURCH

DEN WISSENSCHAFTLICHEN SEKRETÄR DER TAGUNG

S. RUMMELHARDT
WIEN

MIT 229 ABBILDUNGEN UND 65 TABELLEN IM TEXT

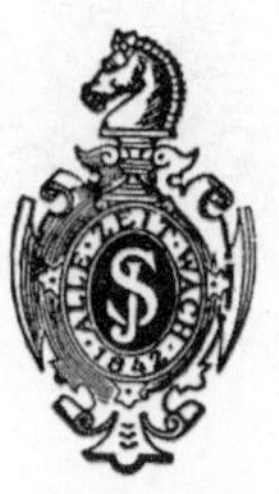

SPRINGER-VERLAG

BERLIN · HEIDELBERG · NEW YORK

1965

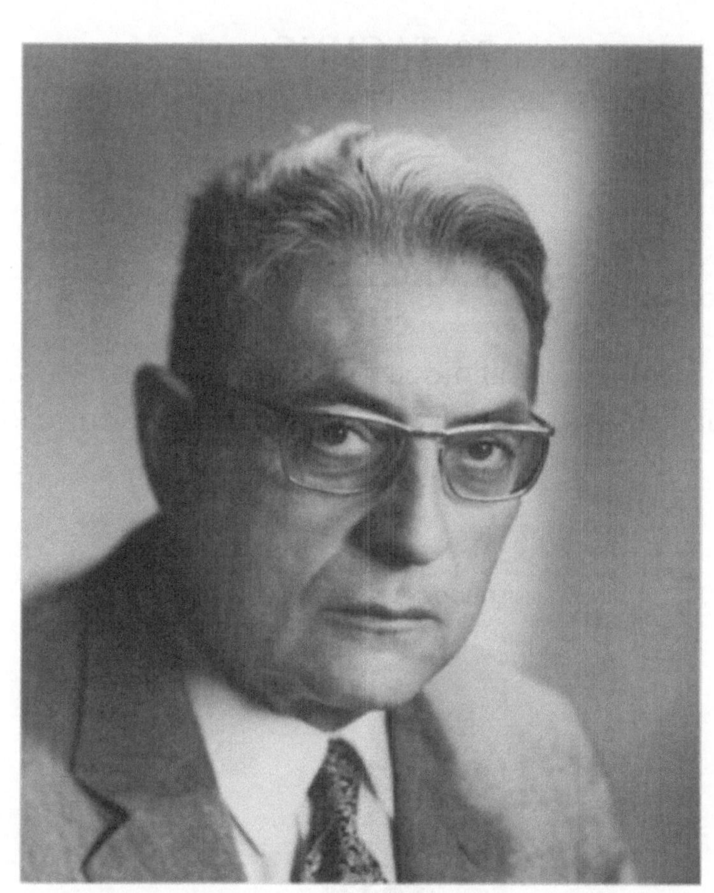

XX. Kongreß
der Deutschen Gesellschaft für Urologie
vom 16.–19. September 1963 in Wien

Vorsitzender: Professor Dr. Richard Übelhör

Geboren am 4. Juli 1901, gestorben am 15. September 1977. Absolvent des humanistischen Gymnasiums, Wien XIII., Fichtnergasse (Matura 1920), Studium der Medizin an der Universität Wien, Promotion am 23. 3. 1926. Vorher längere Studien an der Prosektur des Krankenhauses Lainz bei Prof. Dr. Anton Priesel.

Ausbildung als Turnusarzt in der Krankenanstalt Rudolfsstiftung bei Denk, Fleckseder, Weibel, Gagstatter und Hanke von 1926 bis 1928. Von 1928 bis 1931 klinischer Hilfsarzt, später Assistent an der Chirurgischen Universitätsklinik Graz bei Prof. Denk.

Von 1931 bis 1937 Assistent an der II. Chirurgischen Universitätsklinik in Wien bei Prof. Denk. Ab April 1937 Primarius der Urologischen Abteilung des Krankenhauses der Stadt Wien in Lainz.

1937 Habilitation für Chirurgie an der Universität Wien. Frühjahr 1939 Enthebung von dem Primariat am Krankenhaus Lainz.

Herbst 1939 Einberufung zur Wehrmacht. Dienst bei der Wehrmacht bis Jänner 1945. Abrüstung als Oberstabsarzt. Von Jänner 1945 bis Juli 1945 vorübergehender Dienst an der II. Chirurgischen Universitätsklinik bei Prof. Denk.

Von Juli 1945 bis jetzt Vorstand der Urologischen Abteilung im Krankenhaus der Stadt Wien in Lainz.

November 1945 Ernennung zum Tit. a. o. Professor.

Mitglied der Österr. Gesellschaft für Urologie. Präsident der Österr. Gesellschaft für Urologie von 1945 bis 1947 und 1956 und 1957. Korrespondierendes Mitglied der Deutschen Gesellschaft für Urologie. Korrespondierendes Mitglied der Italienischen Gesellschaft für Urologie. Fellow of the international College of Surgeons.

1962 bis 1971 Vorstand der Urolog. Universitätsklinik Wien. 1963 Präsident der Deutschen Gesellschaft für Urologie e. V.

Nach Ernennung zum ordentlichen Professor für Urologie an der Universität Wien, zahlreiche wissenschaftliche Arbeiten aus allen Bereichen der Urologie.

Die Urologische Klinik Wien verfügte über eine nephrologische Abteilung mit Dialysestation und eine große andrologische Abteilung mit Ambulanz.

Prof. Richard Übelhör ist wenige Jahre nach seiner Emeritierung am 15. September 1977 gestorben.

Erster Sitzungstag

Montag, den 16. September 1963, 9.00 Uhr und 15.00 Uhr

Vorsitzender: Herr R. ÜBELHÖR (Wien)

Eröffnungsansprachen

Eröffnung durch den Vorsitzenden der Deutschen Gesellschaft für Urologie und
Präsidenten der 20. Tagung

R. ÜBELHÖR (Wien)

Hochverehrte Festgäste, liebe Kollegen, meine Damen und Herren!

Herzlich willkommen in Wien! Die Tatsache, daß die XX. Tagung der
Deutschen Gesellschaft für Urologie wieder in Wien stattfindet, daß es bereits
das sechste Mal ist, daß Wien zum Tagungsort gewählt wurde und damit an der
Spitze steht, könnte den Vorsitzenden wohl dazu verleiten, die einleitenden Worte
mit stolzen Bemerkungen zu verbrämen — oder aber zur Nachdenklichkeit
stimmen. Was begründet wirklich die Bevorzugung unserer Stadt? Sicher hätte
uns mancher Ort bereits überflügelt, wenn nicht ein uns freundliches Schicksal,
eine nicht in unserer Macht gelegene historische Entwicklung Österreich begünstigt
hätte. Vielleicht ist es wirklich die österreichische Eigenart und die österreichische
Kultur, die immer wieder nach Wien lockt. Sicherlich wird es zu einem großen Teil
die Tradition sein, die Schule der Urologie, deren Wege man zurückverfolgt dort-
hin, wo einstmals einer der Grundsteine unseres Faches gelegt wurde. Vielleicht
spüren Sie auch das ehrliche Bemühen von uns österreichischen Urologen, nicht
allein aus der Vergangenheit zu existieren, sondern in der Gegenwart etwas zu
leisten und in der Zukunft unseren Mann zu stellen.

Sei dem wie immer! Es ist uns Wienern eine besondere Freude, Sie alle zu
begrüßen. Der Gruß gilt in erster Linie den Mitgliedern der Deutschen Gesellschaft
für Urologie, den schweizerischen und österreichischen Kollegen, ferner unseren
alten Freunden aus anderen Ländern, besonders aber den vielen neuen Freunden,
die in so überraschend großer Zahl gekommen sind. Bedeutet doch Ihr Besuch
das Wiederaufleben einer früheren oder den Beginn einer neuen Gemeinsamkeit,
über deren Art und Bedeutung ich später sprechen will.

Ich begrüße unsere Ehrengäste, als Vertreter der Universität und des Dekans
der medizinischen Fakultät, Herrn Prof. Dr. HAYEK, ferner mit aufrichtiger Freude
den Herrn Bürgermeister der Stadt Wien! Wir wissen es zu schätzen, daß das
Oberhaupt unserer Stadt die Zeit erübrigt hat und an unserer Eröffnungssitzung
teilnimmt, und danken herzlich dafür. Der Herr Bundesminister für Unterricht,

236 Dr. Drimmel, der anläßlich unserer Jubiläumstagung im Jahre 1957 so bedeutungsvolle Worte zu uns gesprochen hat, übermittelte auch diesmal sehr warme und freundliche Grüße, und ich begrüße seinen Vertreter, Herrn Ministerialrat Dr. Krejci, mit meinem besten Dank für sein Erscheinen.

Professor Dr. R. Übelhör, Vorstand der Urologischen Universitätsklinik, Wien 9/Österreich, Alserstraße 4

VERHANDLUNGSBERICHT DER DEUTSCHEN GESELLSCHAFT FÜR UROLOGIE

21. TAGUNG
VOM 6. BIS 9. SEPTEMBER 1965 IN DÜSSELDORF

TAGUNGSLEITUNG

H. DETTMAR
DÜSSELDORF

REDIGIERT DURCH DEN ERSTEN SCHRIFTFÜHRER

DER DEUTSCHEN GESELLSCHAFT FÜR UROLOGIE

H.-K. BÜSCHER
HANNOVER

MIT 253 ABBILDUNGEN UND 40 TABELLEN IM TEXT

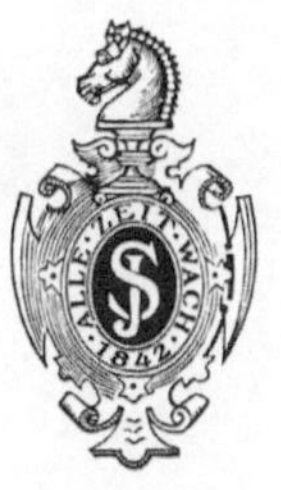

SPRINGER-VERLAG

BERLIN · HEIDELBERG · NEW YORK

1966

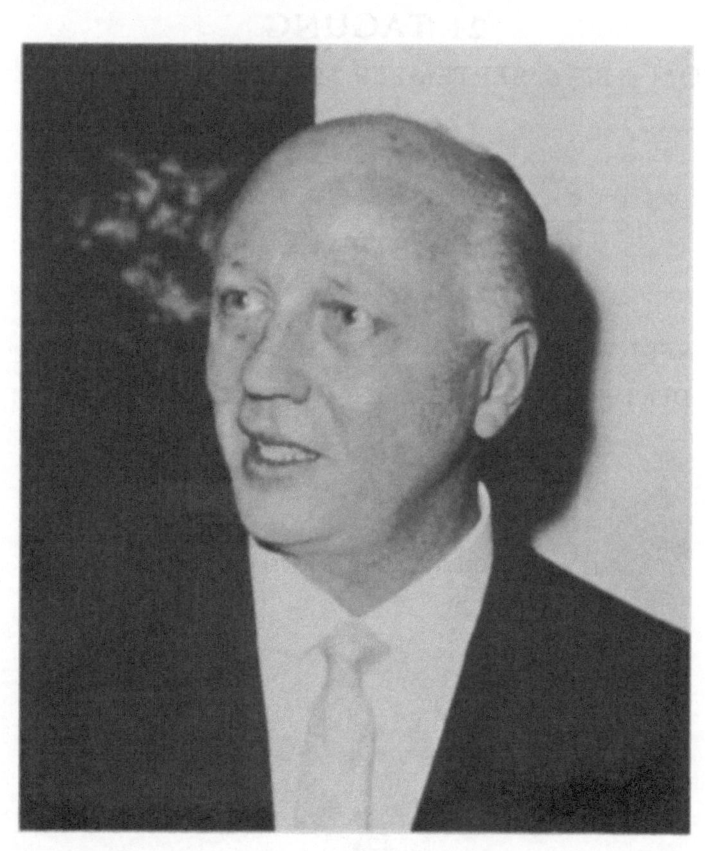

XXI. Kongreß
der Deutschen Gesellschaft für Urologie
vom 6.–9. September 1965 in Düsseldorf

Vorsitzender: Professor Dr. Hermann Dettmar

Geboren am 17. 3. 1918 in Dortmund.
1937 Abitur am Städt. Realgymnasium in Ahlen. Medizinstudium in Münster/Westfalen, München, Innsbruck, Hamburg und Freiburg.
In Freiburg 1941 zur Wehrmacht eingezogen.
1942 Fortsetzung des Studiums an der Universität München. In München 1943 Staatsexamen und Promotion. Anschließend Tätigkeit im Luftwaffenlazarett in Brüssel und
Truppenarzttätigkeit in Italien bis zum Ende des Krieges.
1948 zunächst Ausbildung an dem Städt. Krankenhaus in
Gütersloh in der Chirurgischen Abteilung, dann Wechsel
an die Chirurgische Klinik Düsseldorf. Im Anschluß daran
urologische Ausbildung bei Prof. May in München.
1950 Rückkehr nach Düsseldorf, Übernahme und Ausbau
der Urologischen Abteilung.
1952 Habilitation für die Fächer Chirurgie und Urologie.
1958 Ernennung zum apl. Professor.
1959 Ernennung zum Direktor der Urologischen Klinik der
Med. Akademie in Düsseldorf, als planmäßiger Extraordinarius. Dieses Extraordinariat wurde im Jahre 1963 in ein
planmäßiges Ordinariat umgewandelt.
1965 Präsident der Deutschen Gesellschaft für Urologie.
Im gleichen Jahr Vorsitzender der Nordrhein-Westf. Gesellschaft für Urologie.
Besondere Arbeitsgebiete:
Der systematische Ausbau der urologischen Diagnostik
und Therapie mit zahlreichen operativen Modifikationen
und Verbesserungen bestehender Operationsmethoden,
Kinderurologie, Nierentransplantation und Nebennieren-
chirurgie in enger Zusammenarbeit mit der Endokrinologie.

Erster Sitzungstag

Montag, den 6. September 1965, 9.00 Uhr und 15.00 Uhr

Eröffnungsansprache

Hochansehnliche Festversammlung, meine Damen und Herren!

Mit großer Freude darf ich Ihnen zur Eröffnung des 21. Kongresses der Deutschen Gesellschaft für Urologie in der Rheinmetropole meinen herzlichen Willkommensgruß entbieten.

Es ist dies die dritte Tagung, die die Mitglieder und Freunde unserer Gesellschaft in Düsseldorf zusammenführt. Leider hat diesmal Petrus kein Einsehen mit uns gehabt und uns nicht das traditionell gute Urologenwetter beschert. Ich bedaure das ganz besonders unserer Damen wegen, die dadurch in ihrer Bewegungsfreiheit ja doch erheblich eingeschränkt werden. Aber vielleicht werden die kommenden Tage auch Ihnen, meine Damen, denen ich hiermit einige erholsame Tage in unserer schönen Stadt wünschen darf, noch etwas Sonnenschein bringen.

Es ist mir eine große Ehre, dem Herrn Kultusminister des Landes Nordrhein-Westfalen, Herrn Prof. Dr. MIKAT, dem Herrn Oberbürgermeister der Landeshauptstadt, Herrn BECKER, sowie Herrn Prof. GROSSE-BROCKHOFF als Vertreter seiner Magnifizenz, des Rektors der Medizinischen Akademie, für ihr Erscheinen zu unserer Kongreßeröffnung meinen tiefempfundenen Dank aussprechen zu können, und ich begrüße Sie auf das Herzlichste, zumal ich weiß, wie sehr Sie durch Terminschwierigkeiten geplagt sind. Daher schätzen wir alle Ihr Hiersein auch ganz besonders. Des weiteren begrüße ich unsere Ehrenmitglieder, Herrn Prof. FORSSMANN und Herrn Prof. LJUNGGREN, sowie unsere Freunde aus dem Ausland, auf die unser Kongreß nach wie vor eine große Anziehungskraft ausübt, und ich freue mich, daß sie wieder so zahlreich aus Norwegen, aus Schweden, aus Dänemark, aus Großbritannien, aus den Niederlanden, aus Belgien, aus Luxemburg, aus Spanien, aus der Schweiz, aus Italien, aus Österreich, aus der Tschechoslowakei, aus Ungarn, aus Jugoslawien, aus Bulgarien, aus Rumänien, aus Griechenland, aus Finnland und aus den Vereinigten Staaten von Nordamerika den Weg zu uns gefunden haben, um mit uns arbeitsreiche, aber hoffentlich auch einige frohe und losgelöste Stunden zu verbringen.

Eine ganz besondere Freude ist es mir aber, daß wir in diesem Jahre Herrn HIENZSCH aus Jena, Herrn LANGE aus Aschersleben, Herrn MEBEL aus Berlin-Friedrichshain, Herrn MÜLLER aus Magdeburg, Herrn NETTE aus Leipzig und Herrn STOLZE aus Halle a. d. Saale hier in Düsseldorf bei uns haben. Daher gilt auch dieser mein ganz besonders herzlicher Willkommensgruß Ihnen, meine Herren.

Die Freude des Wiedersehens wird getrübt durch das Ableben so manchen Freundes und Arbeitskollegen, die einstmals froh und gesund in unserer Mitte weilten, deren Stundenglas abgelaufen ist, und die von den Sorgen und Nöten dieser Welt nicht mehr gequält werden. Es sind dies

	verstorben am
Dr. med. GÜNTER ROCH, Kaiserslautern	14. Januar 1964
Dr. med. BERNHARD SÖKELAND, Hannover	1965
Dr. BOYSEN, Wuppertal-Elberfeld	1965
Dr. KÖSTER, Wuppertal-Elberfeld	1965
Dr. JAHR, Freiburg	1964
Prof. Dr. KAIRIS, Athen, Ehrenmitglied	1963
Prof. Dr. PETER NARATH, New York	1963
Prof. Dr. PASCHKIS, New York	1963

Wir wollen uns ihnen zu Ehren erheben und ihrer in ehrendem Schweigen gedenken. Ich danke Ihnen.

Meine Damen und Herren, man hat mir gesagt, es sei üblich, daß der jeweilige Präsident unserer Gesellschaft einen Abriß seines Lebenslaufes gebe. Ich möchte das in weitgehend abgekürzter Form dadurch tun, daß ich all denen meinen herzlichen Dank sage, die meinen Lebensweg so beeinflußt haben, daß es mir heute möglich ist, als Vorsitzender der Deutschen Gesellschaft für Urologie zu Ihnen sprechen zu können. Zunächst möchte ich dem Dank sagen, der die ersten Weichen in Richtung Urologie stellte, meinem Freunde OTTO FRICKE aus Gütersloh, der als Pflaumer-Schüler die ersten Impulse in dieser Richtung gab. Mein weiterer Dank gilt meinem hochgeschätzten urologischen Lehrer und Freund FERDINAND MAY, der mich in die tieferen Geheimnisse der Urologie eingeführt hat und der mich dann endgültig aus dem großen Orchester der Chirurgie herauslöste. Ganz besonderen Dank aber schulde ich meinem großen hochverehrten chirurgischen Lehrer und Freund ERNST DERRA, unserem Ehrenmitglied, der leider heute nicht unter uns weilt, Ihnen aber durch mich seine Grüße übermitteln läßt. Wir alle wissen, wie außerordentlich aktiv er sich immer für die Belange der Urologie eingesetzt hat, und beredter als jeder noch so gut gemeinte Kommentar sein kann, waren seine Begrüßungsworte anläßlich der Eröffnung des 19. Kongresses unserer Gesellschaft in Köln vor nunmehr 4 Jahren. Mit dieser Danksagung komme ich einem wirklichen Herzensbedürfnis nach, und ich freue mich ganz besonders darüber, daß es mir vergönnt ist, das heute von dieser Stelle aus tun zu können.

Wir alle wissen, daß der Kampf um die völlige Verselbständigung der Urologie an den deutschen Universitäten noch nicht beendet ist. Zwar verfügen wir zur Zeit über fünf planmäßige Lehrstühle, aber die Entwicklung geht langsamer vor sich als mancher sich das wünschen möchte. Dennoch bin ich der festen Überzeugung, daß sie nicht aufgehalten werden kann, weil der jetzt beschrittene Weg die Verwirklichung eines echten Bedürfnisses ist. Jedem Fortschritt sind Widerstände entgegengesetzt worden. Das wird immer so sein. Für mich ist es jedoch nur eine Frage der Zeit, wann der Moment gekommen ist, in dem das letzte Bollwerk fällt und damit dann irgend jemand den zweifelhaften Ruhm für sich in

Anspruch nehmen kann, eine vernünftige Entwicklung noch etwas verzögert zu haben. Auch im Augenblick tut sich so Einiges. Aber man soll ja in schwebende Verfahren in der Öffentlichkeit nicht eingreifen. Ich glaube Ihnen aber sagen zu können, daß mein Nachfolger auf unserem nächsten Kongreß bereits eine wesentlich längere Liste von planmäßigen Lehrstühlen für Urologie in der Bundesrepublik präsentieren kann.

Ganz offensichtlich ist es auch im Verhältnis zwischen der Chirurgie und der Urologie so, daß das Kind erwachsen geworden ist. Es ist selbständig geworden. Es will seinen eigenen Weg gehen und sich vollkommen frei entfalten können. Das ist gut so und das ist auch natürlich. Aus Menschen, die zu lange an den Rockschößen des Vaters gehangen haben, ist nur selten etwas Vernünftiges geworden. Die Trennung ist unvermeidlich und notwendig. Dabei ist es zu Auseinandersetzungen gekommen und dabei wird es auch in Zukunft noch zu Auseinandersetzungen kommen. Ebenso notwendig ist es aber auch, daß man diese Gespräche mit Vernunft führt und daß nicht Prestigefragen mit hineingebracht werden. Wir Urologen erwarten aber, daß unsere berechtigten Forderungen gehört und erfüllt werden, und zwar erfüllt werden in allererster Linie im Interesse unserer Patienten. Standespolitische Fragen spielen demgegenüber eine vollkommen untergeordnete Rolle. Der Kernpunkt liegt bei der optimalen Versorgung des Kranken, und wenn man die Sache aus dieser Sicht betrachtet, ist es eigentlich verwunderlich, daß an der Berechtigung unserer Forderungen überhaupt noch Zweifel aufkommen können. Es wäre doch ganz eigenartig, wenn jemand, der sich mit einem abgegrenzten Gebiet befaßt, nicht wenigstens etwas mehr von der Sache verstünde als jemand anderer, der sich nur gelegentlich und dann auch nur so am Rande damit beschäftigt. Dieses etwas mehr ist aber häufig entscheidend für den Ausgang und den Erfolg. Kein Mensch ist ohne Fehler, und jeder verfällt im Leben Irrtümern. Aber Fehler und Irrtümer sollten auf ein möglichst kleines Maß reduziert werden, zum Wohle derer, die sich vertrauensvoll in die Hände des Arztes begeben.

Vielfach heißt es, ja die Urologie, das ist so ein kleines Nebenfach und die Forderung nach ihrer völligen Verselbständigung redet ja doch nur einer ungesunden Überspezialisierung das Wort. Meine Damen und Herren, jemand, der eine solche Einstellung vertritt, hat meines Erachtens den Anspruch darauf verwirkt, überhaupt als ernst zu nehmender Partner bei einem zu führenden Gespräch angesehen zu werden. Werfen wir doch nur einmal einen kurzen Blick auf unser wissenschaftliches Programm, dessen Inhalt nur einen kleinen Ausschnitt aus unserem Fachgebiet darstellt. Welche Fülle der Problemstellungen auf dem Gebiet der Nephrologie, welche Fülle der ungelösten Fragen bei der neurogenen Blase, bei den Steinerkrankungen. Ganz zu schweigen von der ungeheuren Problematik der Nierentransplantation, um nur einiges herauszugreifen. Wer soll die Problemstellungen erkennen, wenn nicht der, der tagtäglich mit ihnen konfrontiert wird. Hier liegt der Kernpunkt, der mich eine Teilverselbständigung der Urologie unter Weisungsgebundenheit, wie sie neuerdings diskutiert wird, auf das Entschiedenste ablehnen läßt. Es bleibt zu hoffen, daß diese Pläne nichts weiter sind als frustrane Hemmungsversuche. Man könnte über diese Dinge noch lange weiter reden. Ich habe nur weniges von dem sagen können, was uns allen am Herzen liegt. Hoffen wir, daß die Vernunft siegen möge und die deutsche Urologie vollkommen frei und selbständig werde, daß sie mit ihren Wurzeln aus dem fruchtbaren

244 Boden einer freien Wissenschaft Kraft und Erkenntnisse aufnehmen möge und ihren Beitrag auch weiterhin leiste zum eigenen Ruhm und zum Wohle der Menschheit.

Professor Dr. H. Dettmar, 4 Düsseldorf, Mohrenstraße 5

VERHANDLUNGSBERICHT DER DEUTSCHEN GESELLSCHAFT FÜR UROLOGIE

22. TAGUNG
VOM 23. BIS 26. OKTOBER 1968 IN BERLIN

TAGUNGSLEITUNG

W. BROSIG
BERLIN

REDIGIERT DURCH DEN ERSTEN SCHRIFTFÜHRER

DER DEUTSCHEN GESELLSCHAFT FÜR UROLOGIE

H.-K. BÜSCHER
HANNOVER

MIT 170 ABBILDUNGEN UND 98 TABELLEN IM TEXT

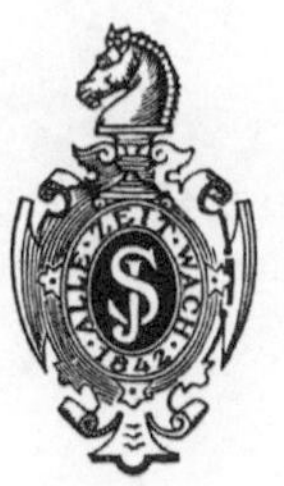

SPRINGER-VERLAG

BERLIN · HEIDELBERG · NEW YORK

1969

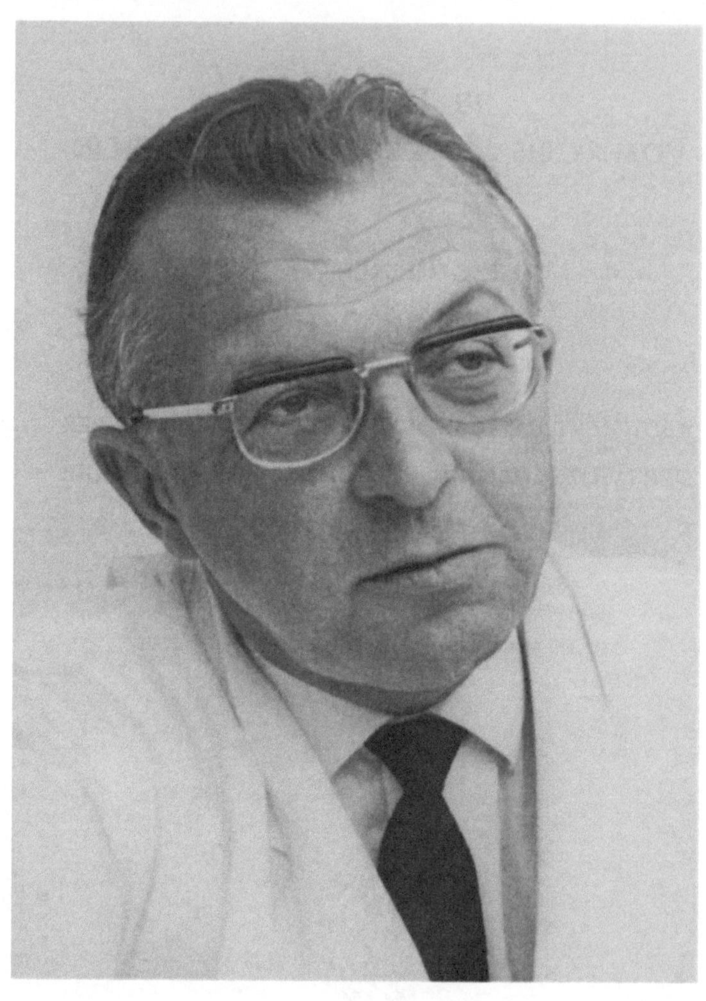

XXII. Kongreß
der Deutschen Gesellschaft für Urologie
vom 23.–26. Oktober 1968 in Berlin

Vorsitzender: Professor Dr. Willi Brosig

Geboren am 27. November 1913 in Lipt. St. Nikolaus (damals Österreich-Ungarn).

Er besuchte die Volksschule in Römerstadt/Mähren von 1919–1923, anschließend das Realgymnasium in Freiwaldau/Schlesien und legte dort sein Abitur am 24. Juni 1931 ab. Es folgte das Studium an der Medizinischen Fakultät der Deutschen Universität in Prag bis 1937. Promotion zum Dr. med. am 24. Juni 1937. Daran schloß sich die Assistenzzeit am Gerichtsmedizinischen Institut der Deutschen Universität in Prag bis zum 31. Dezember 1938 an. Volontär an der Chirurgischen Universitätsklinik unter Professor Dick bis Februar 1939, von März 1939 an der Chirurgischen Universitätsklinik in Breslau unter Professor K. H. Bauer.

Assistent ab Juni 1939 unter Professor Gutzeit an der Medizinischen Universitätsklinik in Breslau und anschließend unter Professor Rühl an der Medizinischen Klinik der Deutschen Universität in Prag.

1941 wurde Brosig zur Wehrmacht eingezogen und 1942 zum Afrikacorps versetzt. Vom Mai 1943 bis Juni 1946 in Amerikanischer Kriegsgefangenschaft.

Vom September 1946 bis Ende August 1958 war Brosig Assistent, später Oberarzt an der Chirurgischen Universitätsklinik in Frankfurt/M. unter Professor Geißendorfer. Im Juli 1953 Habilitation mit der Arbeit »Der Einfluß der Urinausschaltung auf das Wachstum von Blasentumoren«.

Facharzt für Urologie seit 1950 und für Chirurgie seit 1953. Im September 1958 erfolgte die Berufung an die Freie Universität Berlin, zuerst an der Urologischen Klinik im Krankenhaus Westend, seit Juli 1959 Professor und Direktor der Urologischen Universitätsklinik.

Vom Mai 1969 Übersiedelung in das neugebaute Klinikum Steglitz, wo er noch heute tätig ist.

Brosig war im Jahre 1968 Präsident der Deutschen Gesellschaft für Urologie und leitete den 22. Kongreß in Berlin.

Er ist Ehrenmitglied der Japanischen, Österreichischen und Südwestdeutschen Gesellschaften für Urologie sowie Korrespondierendes Mitglied der American Association of Genito-Urinary Surgeons und der Chilenischen Gesellschaft für Urologie.

Der Berufsverband verlieh Brosig im Dezember 1978 die Ehrenmitgliedschaft des Berufsverbandes der Deutschen Urologen als Mitbegründer der modernen Urologie, der diesem Fachgebiet in der Verselbständigung mit zum Durchbruch verholfen hat. So hat er in den entscheidenden Jahren durch seine Sachlichkeit und sein großes Fachwissen wesentliche Impulse in der Entwicklung der deutschen Urologie gegeben. Er hat eine neue junge Urologen-Generation geprägt, den wissenschaftlichen Stil gefördert und große Aufgabenbereiche erforscht. Die Nierentransplantation, das Blasen-Carzinom, die Nierensteine, das Prostata-Carzinom und zahlreiche andere Themen sind in ihrer Problematik von ihm systematisiert und diagnostisch wie therapeutisch angegangen worden. Er ist Herausgeber und Mitgestalter an zahlreichen Lehrbüchern, Monographien und einschlägigen Fachzeitschriften (Der Urologe, Springer-Verlag, Berlin · Heidelberg · New York).

Erster Sitzungstag

Mittwoch, den 23. Oktober 1968, 8.30 Uhr und 14.00 Uhr

Begrüßungsansprache des Vorsitzenden

Meine sehr verehrten Damen und Herren, liebe Kollegen!

Zur Eröffnung der 22. Sitzung der Deutschen Gesellschaft für Urologie möchte ich Sie alle auf das herzlichste begrüßen und Ihnen für Ihr Erscheinen danken. Mein ganz besonderer Gruß gilt dem Senator für Arbeit, Gesundheit und Soziales, Herrn Dr. BODIN, und dem Rektor der Freien Universität Berlin, Magnifizenz Professor Dr. HARNDT.

Von den Vorsitzenden ausländischer medizinischer Gesellschaften begrüße ich ganz besonders herzlich meine Freunde FRANCO DI GIRONCOLI, Florenz, Präsident der Italienischen Gesellschaft für Urologie; Professor MAYOR, Zürich, Präsident der Schweizerischen Gesellschaft für Urologie; Professor MARBERGER, Vorsitzender der Österreichischen Gesellschaft für Urologie; Professor Dr. OESER, Berlin, als Vertreter der Deutschen Röntgengesellschaft und natürlich auch alle ausländischen Kollegen, die aus der Tschechoslowakei, Italien, England, Jugoslawien, Rumänien, Schweden, Österreich, Schweiz, USA und Holland angereist sind.

Bei dieser Gelegenheit sollten wir an unsere Kollegen im anderen Teile Deutschlands denken, die z. Z. einen westdeutschen Kongreß nicht besuchen können. Lediglich Kollege NETTER aus Leipzig ist als einziger hier erschienen. Wünsche zum Gelingen des Kongresses sind von drüben zahlreich eingegangen.

Nach dreijähriger Pause tagt die Deutsche Gesellschaft für Urologie in einer Stadt, die eine große urologische Vergangenheit aufzuweisen hat. Da der Vorschlag, einen ständigen Kongreßort einzurichten, von der überwiegenden Mehrzahl der Mitglieder in der Generalversammlung im vorigen Jahr abgelehnt wurde, ist es dem Vorsitzenden überlassen gewesen, den Vortragsort festzusetzen, der mit Ihrer Zustimmung auf meine jetzige Wahlheimat Berlin gefallen ist. Nicht nur, daß ich dieser Stadt verpflichtet bin, ist es aus organisatorischen Gründen z. Z. unmöglich, von außerhalb einen solchen Kongreß auszurichten. Ich bin Ihnen also dankbar, daß Sie mich in dieser Hinsicht ideel unterstützt haben.

Berlin hat eine große urologische Tradition fortzusetzen, was in Anbetracht der heutigen Situation nicht nur hier, sondern auch an anderen Universitäten schwierig ist. Bis vor etwa 10 Jahren hat sich die Deutsche Urologie, die trotzdem international immer eine gute Rolle spielte, mit wenigen Ausnahmen neben den Universitäten entwickelt. In Berlin ist dank der Initiative von Professor LINDER

250   1960 der dritte Lehrstuhl für Urologie in Deutschland (nach Homburg a. d. Saar und Düsseldorf) eingerichtet worden. Seitdem gibt es jetzt zwölf Lehrkanzeln für dieses Fach an deutschen Universitäten; dabei soll aber nicht verschwiegen werden, daß es noch einige Kliniker gibt, die die Bedeutung der Urologie nicht erkennen wollen.

Was die wissenschaftlichen Themen der 22. Tagung betrifft, so sind sie etwas abseits der großen Linie. Das war beabsichtigt, da meine Spezialgebiete, z. B. die Nierentransplantation oder das Blasencarcinom, auf fast allen urologisch-chirurgischen Kongressen in den letzten Jahren sehr oft behandelt wurden. Dagegen ist die Nierentuberkulose seit Jahren nicht mehr auf dem Programm erschienen, so daß es Zeit ist, auf diesem wichtigen Gebiet wieder einmal Rechenschaft zu geben.

Ein Kapitel aus der Kinderurologie: „Die Blasenhalsobstruktion" ist das zweite Hauptthema. Die Kinderurologie hat in den letzten Jahren immer mehr an Bedeutung gewonnen, wobei auch gerade die deutsche Urologie nicht ganz unbeteiligt gewesen ist. Als drittes Hauptthema wurde die Cytostatika in der Urologie gewählt. Über dieses Thema ist zusammenfassend überhaupt noch nicht berichtet worden. Wenn auch die Erwartungen, die man in diese Mittel gesetzt hat, sich nicht ganz erfüllt haben, so scheinen sich doch, wie wir später sehen werden, in der Kombinationstherapie, z. B. beim Blasencarcinom, langsame Fortschritte abzuzeichnen.

Schließlich wäre noch die experimentelle Urologie zu erwähnen, die mir persönlich sehr am Herzen liegt, da ich die Meinung vertrete, daß nur durch das Experiment (sei es im Labor oder im Tierstall) in Verbindung mit der Klinik der internationale Leistungsstandard erhalten bzw. Fortschritte gemacht werden können. Auch liegen noch eine große Anzahl freier Themen und Filmvorführungen vor, die uns einen Querschnitt über das gesamte Gebiet der modernen Urologie geben werden.

Es sind fast 100 Vorträge angemeldet worden. Zu meiner Überraschung mußte ich jedoch feststellen, daß ein großer Teil der Redner noch nicht Mitglied der Deutschen Gesellschaft für Urologie sind, und ich hoffe, daß dieser kleine Schönheitsfehler bald korrigiert werden wird.

Professor Dr. W. BROSIG, Urologische Universitätsklinik, Klinikum Steglitz, 1 Berlin 45, Hindenburgdamm 30

Traditionsgemäß und in respektvoller Erinnerung möchte ich nun derjenigen Kollegen gedenken, die uns in den vergangenen 3 Jahren für immer verlassen haben:

Am 2. Mai 1966 verstarb im 67. Lebensjahr das Korrespondierende Mitglied Herr Dozent Dr. RUDOLF CHWALLA, Wien. Er war Konsiliarfacharzt für Urologie am Krankenhaus Klosterneuburg.

Am 22. Juni 1966 verstarb im 59. Lebensjahr der Chefarzt am Chirurgischen Kreiskrankenhaus Bad Mergentheim, Herr Dr. THEODOR GÖPFERT.

Am 11. Juli 1966 verstarb im 60. Lebensjahr Herr Prof. Dr. EDMUND THIERMANN, Chefarzt der Urologischen Abteilung am Städtischen Krankenhaus Nürnberg.

Am 13. August 1966 verschied im 83. Lebensjahr unser Ehrenmitglied Herr Prof. Dr. KARL SCHEELE, Leiter der Chirurgischen Abteilung der Huyssens-Stiftung in Essen.

Am 2. November 1966 kam bei einem Autounfall im 45. Lebensjahr der Oberarzt im St. Georg-Krankenhaus Hamburg, Herr Dr. MARTIN BERGMEYER ums Leben.

Am 13. Februar 1967 verstarb im 73. Lebensjahr unser Ehrenmitglied Herr Prof. Dr. HEINRICH HEUSSER, Persönlicher Ordinarius für Urologie an der Universität Basel.

Am 19. März 1967 verschied im 77. Lebensjahr unser Ehrenmitglied Herr Dr. Georg KLOSE, Chefarzt des Sanatoriums „Silesia" in Bad Wildungen.

Am 23. August 1967 starb im 70. Lebensjahr Herr Dr. HERMANN SCHMUTTE, Chefarzt des Elisabeth-Krankenhauses in Frankfurt am Main.

Am 25. Mai 1968 verstarb unser Ehrenmitglied MEREDITH CAMPBELL, emeritierter Professor an der Universität von New York, im 73. Lebensjahr. Seine Verdienste, vor allem um die Kinderurologie, sind uns allen bekannt.

Sie haben sich zum Gedenken und zur Ehre der Verstorbenen von Ihren Plätzen erhoben. — Ich danke Ihnen.

Nun wenden wir uns einem etwas erfreulicheren Thema zu.

Der Vorstand der Deutschen Gesellschaft für Urologie hat beschlossen, weiteren Persönlichkeiten, die sich um die deutsche Urologie verdient gemacht haben, die *Ehrenmitgliedschaft* zu verleihen.

Es ist mir eine große Freude, daß ich hier zu allererst Herrn Professor LINDER nennen kann. Professor LINDER ist jetzt Direktor an der Chirurgischen Univ.-Klinik in Heidelberg. Er war 10 Jahre an der Freien Universität in Berlin tätig. Prof. LINDER hat schon immer eine besondere Sympathie für unser Fach bekundet und seine Bedeutung anerkannt. Schließlich gelang es ihm 1960, einen Lehrstuhl für Urologie an der Medizinischen Fakultät in Berlin zu schaffen. Auch nach seinem Weggang nach Heidelberg hat Herr LINDER sofort die Urologie als selbständiges Fach dort eingerichtet. Da inzwischen hier in Berlin nun zwei Lehrstühle für Urologie installiert wurden, sind Herrn LINDER eigentlich drei Lehrstühle für Urologie zu verdanken. Das ist fürwahr ein Beweis für seine Aufgeschlossenheit, und es ist mir eine große Freude und Ehre, wenn ich ihm persönlich

252 heute die Urkunde überreichen kann, zumal ich ihm allein zu verdanken habe, was ich heute bin.

Als zweites Ehrenmitglied wurde Herr WILLARD E. GOODWIN, M. D., Professor für Urologie an der Universität Los Angeles in Californien, vorgeschlagen. Herr GOODWIN ist vielen von uns bekannt, und er hat immer viel Interesse an der Entwicklung der deutschen Urologie gezeigt. Die Amerikaner sind ja so etwas wie unser Leitbild geworden, und der gute Kontakt mit ihnen hat für beide Seiten nur Vorteile gebracht. Da Prof. GOODWIN einer der ersten Fachvertreter im Lande ist, wollen wir durch seine Ernennung unsere Hochachtung und Anerkennung für die amerikanische Urologie zum Ausdruck bringen.

Als drittes Ehrenmitglied darf ich Herrn HISAO TAKAYASU, Professor für Urologie an der Universität Tokio, nennen. Schon Ende des vorigen Jahrhunderts begann die traditionelle Freundschaft zwischen der deutschen und japanischen Medizin, und ich glaube, daß es wichtig ist, wenn wir die Bindungen jetzt nicht abreißen lassen, sondern wieder neu knüpfen sollten, zumal nach wie vor viele japanische Kollegen an deutschen Kliniken gearbeitet haben. Prof. TAKAYASU ist z. Z. der führende Urologe in Japan.

Es gehört weiter zur Tradition, daß der Vorsitzende anläßlich der Eröffnung der Gesellschaft seiner urologischen Lehrer gedenkt. Ich möchte dies hier kurz tun:

Zuerst möchte ich meinen ersten urologischen Instruktor dankbar erwähnen, es war Sanitätsrat Dr. KELLER, jetzt in Dresden, der mich damals am Reservelazarett 1 in Prag im Jahre 1941 in die Geheimnisse der Urologie einführte. Fernerhin erinnere ich mich dankbar an meinen chirurgischen und auch urologischen Lehrer in Frankfurt am Main, Professor Dr. GEISSENDÖRFER, an dessen Klinik ich 12 Jahre arbeitete. Der Sprung nach vorn wurde mir durch die Unterstützung von Professor LINDER möglich, welcher mir im Jahre 1958 vorschlug, an der Freien Universität Berlin (Krankenhaus Westend) eine urologische Klinik im Rahmen einer Universitätsklinik aufzubauen bzw. zu übernehmen. Ich habe vorhin zum Ausdruck gebracht, daß es gerade Professor LINDER war, dem ich meine jetzige Laufbahn als Urologe zu verdanken habe.

Hiermit sind die Präliminarien abgeschlossen. Ich bitte nun Herrn Prof. GOERKE, den Direktor des Instituts für Geschichte der Medizin, um seinen *Festvortrag*.

Bei dieser Gelegenheit möchte ich nicht versäumen, mich herzlich bei Herrn Professor GOERKE zu bedanken, daß er die große Mühe auf sich genommen hat, gerade jetzt einen Vortrag zu halten. Denn wie Sie wissen, ist Herr GOERKE nicht nur Direktor seines Institutes, sondern auch *Ärztlicher Direktor des neugebauten Klinikums in Steglitz*, und wer dieses Klinikum gesehen hat, kann ermessen, was es heißt, hier noch Zeit für ein wissenschaftliches Referat aufzubringen.

Professor Dr. W. BROSIG, Urologische Universitätsklinik, Klinikum Steglitz, 1 Berlin 45, Hindenburgdamm 30

VERHANDLUNGSBERICHT DER DEUTSCHEN GESELLSCHAFT FÜR UROLOGIE

23. TAGUNG
VOM 27. BIS 31. OKTOBER 1970 IN BADEN-BADEN

TAGUNGSLEITUNG

W. STAEHLER
TÜBINGEN

REDIGIERT DURCH DEN ERSTEN SCHRIFTFÜHRER

DER DEUTSCHEN GESELLSCHAFT FÜR UROLOGIE

H.-K. BÜSCHER
HANNOVER

MIT 238 ABBILDUNGEN UND 117 TABELLEN IM TEXT

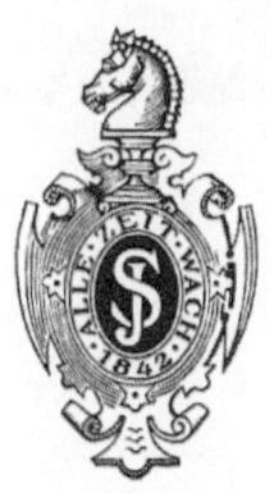

SPRINGER-VERLAG

BERLIN · HEIDELBERG · NEW YORK

1971

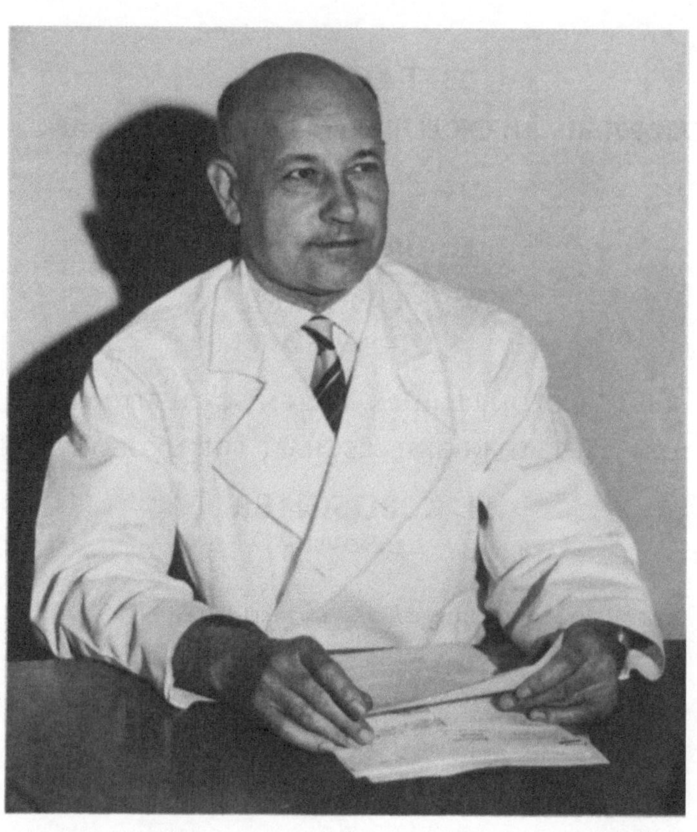

XXIII. Kongreß
der Deutschen Gesellschaft für Urologie
vom 27.–31. Oktober 1970 in Baden-Baden

Vorsitzender: Professor Dr. Werner Staehler

Geboren am 8. März 1908 in Jena.

Schulbildung Realgymnasium Berlin-Lichterfelde, Reifezeugnis.
1927 bis 1932 Medizinstudium in Jena und Berlin.
Staatsexamen im März 1933, Approbation März 1934, Promotion Juni 1934, Facharztanerkennung Chirurgie Dresden 1939, Urologie München 1946.
Von 1930 bis 1933 ständige Famulatur bei Prof. Dr. E. Joseph, Urologische Abteilung der Universitäts-Klinik Berlin, Ziegelstr. (Direktor Geheimrat Prof. Dr. A. Bier).
1933 Gastarzt bei Prof. von Lichtenberg, Berlin, insgesamt 8 Wochen.
Von März 1933 bis März 1934 Medizinalassistent in der III. Medizinischen Universitätsklinik Berlin (Direktor Prof. Dr. Goldscheider).
April 1934 bis Juni 1937 Assistenzarzt in der Chirurgischen Klinik der Universität Breslau (Direktor Prof. Dr. K. H. Bauer).
Juli 1937 bis Ende 1942 Assistenzarzt an der Chirurgischen Klinik der Universität Leipzig (Direktor Prof. Dr. W. Rieder).
August 1939 Einberufung zum Militärdienst als Truppenarzt.
Juni 1941 bis Oktober 1941 leitender Arzt der Chirurgischen Abteilung des Luftwaffen-Lazaretts Posen.
Dezember 1941 bis Juni 1944 leitender Arzt der Urologischen Abteilung des Luftwaffen-Lazaretts Paris-Clichy.
Juli 1944 bis April 1945 leitender Arzt des Luftwaffen-Lazaretts Sinsheim bei Heidelberg.
Mai 1945 bis November 1945 leitender Arzt des Luftwaffen-Lazaretts München-Oberföhring.
Dezember 1945 bis Januar 1947 leitender Abteilungsarzt des Städt. Krankenhauses München-Oberföhring.
Juni 1946 bis Oktober 1947 Chefarzt des Urologischen Krankenhauses Thalkirchnerstraße 48, München. Januar 1948 Oberarzt der Chirurgischen Universitätsklinik Tübin-

gen (Direktor Prof. Dr. Naegeli) und Leitung der Urologischen Abteilung. 1949 Habilitation und Dozentur für Chirurgie und Urologie. 1955 Ernennung zum außerplanmäßigen Professor. 1960 Gründungsmitglied der Südwestdeutschen Gesellschaft für Urologie. 1963 Leiter der Urologischen Abteilung in Tübingen.

1968 Ernennung zum außerordentlichen Professor.

1970 Ernennung zum ordentlichen Professor, 1970 Präsident der Deutschen Gesellschaft für Urologie.

Wissenschaftliche Schwerpunkte: Chirurgie der Samenblasen, Elektroresektionstechnik, Urogenitaltuberkulose (insbesondere Kavernotomie), Dammersatzplastiken der Blase. Herausgeber zahlreicher Lehrbücher und Monographien sowie Verfasser von über 100 Einzelpublikationen.

Begrüßungsansprache des Vorsitzenden

Meine sehr verehrten Damen und Herren!

Zur Eröffnung der XXIII. Tagung der Deutschen Gesellschaft für Urologie möchte ich Sie alle auf das herzlichste hier in Baden-Baden begrüßen.

Obwohl gerade erst der internationale Urologenkongreß in Tokio stattgefunden hat, haben sich eine ganze Anzahl von Kollegen aus dem Ausland hier eingefunden, denen ich ebenfalls meine besten Willkommensgrüße entbiete. Leider kann ich keine Kollegen aus der DDR begrüßen; es war ihnen nicht möglich, nach Baden-Baden zu kommen, nur Herr Nette aus Leipzig, der in treuer Anhänglichkeit uns regelmäßig besucht, sei herzlich begrüßt.

Daß diese Tagung hier und nicht, wie ursprünglich vorgesehen, in Tübingen stattfindet, was viele Kollegen und ich selbst sehr bedauern mögen, hat seinen Grund darin, daß es in Tübingen nicht möglich gewesen wäre, die zahlreichen Teilnehmer, Referenten und Gäste dieser Kongreßveranstaltung zufriedenstellend unterzubringen. Damit ein Hauch des Tübinger Geistes auch hier spürbar wäre, wollte der Rektor der Universität Tübingen, Magnifizenz Prof. Peiffer, einige Worte an uns richten. Leider konnte er von seiner Reise in die Türkei nicht rechtzeitig zurückkommen. Die Bundes-Ärztekammer und das Land Baden-Württemberg wird durch den Herrn Präsidenten der Landesärztekammer und stellvertretenden Bundesärztekammerpräsidenten vertreten; ich begrüße hiermit Herrn Präsidenten Dr. Degenhardt aus der Tübinger Nachbarschaft. Es ist mir eine große Freude, einige Präsidenten von deutschen und ausländischen Gesellschaften hier zu begrüßen: Herrn Prof. Gütgemann, den Präsidenten der Deutschen Gesellschaft für Chirurgie, Herrn Prof. Rummelhardt, den Präsidenten der österreichischen Gesellschaft für Urologie, und den Vertreter der Ungarischen Gesellschaft für Urologie, Herrn Prof. Balogh, sowie Herrn Ljunggren aus Schweden, der bei den deutschen Urologenkongressen seit Jahren anwesend ist.

Nun zu Baden-Baden; ich habe diese Stadt gewählt, weil sie für Kongresse wie geschaffen ist. Die Schönheit der Stadt und der Umgebung bezaubert in der vorgeschrittenen Jahreszeit immer noch. Baden-Baden, eine Stadt, in der schon Kaiser Caracalla Badeanlagen bauen ließ, verfügt heute über hervorragende Einrichtungen, vor allem, was für eine Tagung besonders wichtig ist, über ein Kongreßhaus; aber auch über beste Voraussetzungen in bezug auf die Unterbringung im Rahmen internationaler Maßstäbe; so daß man sagen darf, daß es jedem in jeder Hinsicht alles verspricht und — wie ich glaube — auch halten wird. Herrn Kurdirektor Dr. Meier to Bernd, der uns hier beehrt, und den ich herzlich begrüßen darf, sowie der Kurverwaltung, möchte ich meinen Dank für die vorzüglichen und umfassenden Vorbereitungen, die diese Tagung erforderte, aussprechen. Kurhaus und Kongreßhaus liegen dicht beieinander; das Kongreßhaus bietet Gelegenheit, an mehreren Stellen gleichzeitig Sitzungen abzuhalten. Leider ist es notwendig geworden, auf dieser Tagung Parallelveranstaltungen im wissenschaftlichen Programm ablaufen zu lassen. Die Zahl der Vorträge ist im Vergleich zu den letzten Tagungen so enorm angestiegen, daß sie zwar noch nicht ganz die des Chirurgenkongresses in München erreicht hat, doch immerhin mit 133 Vorträgen, ohne die Filmvorführungen, trotz zahlreicher Absagen, die ich erteilen mußte, einen bisherigen Rekord darstellt. Dadurch wird ein ruhiger Ablauf des wissenschaftlichen

Programms sehr schwierig. Eine natürliche Folgerung ist, daß die Diskussionen damit sehr eingeschränkt und die angegebenen Zeiten für die Vorträge auf das Genaueste eingehalten werden *müssen*. Es wird die Aufgabe der regionalen Gesellschaften sein, auf ihren Tagungen die Diskussion zwischen Wissenschaftlern und Klinikern einerseits und den praktizierenden Urologen andererseits auf eine breitere Basis zu stellen. Den großen Kongressen fällt immer mehr die Aufgabe zu, dem sich laufend erweiternden Gebiet der Urologie die aktuellen Informationen zu geben, die Ergebnisse also der klinischen- und Grundlagenforschung, die Sie so sehr für Ihre Praxis benötigen, und die im persönlichen Meinungsaustausch lebendigeren Ausdruck finden als es nur duɪch das Studium der Fachliteratur möglich ist. Und so haben wir auf dieser Tagung erstmalig das Thema: *Aktuelle Informationen* auf den Tisch gelegt. Hierbei soll der neueste Stand der gerade anstehenden Probleme vorgebracht, gleichzeitig sollen aber auch neue Aspekte eröffnet werden.

Ein neuer grundsätzlicher Aspekt erhebt sich beispielsweise für die Urologie in den Forderungen der neuen Approbationsordnung. Die neue, vorwiegend auf das Praktische ausgerichtete Studienplanung, fordert für den Lehrbetrieb eine gewaltige Umwandlung, von der auch Städtische Urologische Kliniken, soweit sie als Lehrkrankenhäuser geeignet und zugelassen sind, betroffen werden. Ich möchte nur ein Beispiel nennen: die rectale Palpation der Prostata. Erlernbar ist dieses technisch einfache Verfahren wohl, jedoch gehört hierzu Erfahrung, die z. B. ein Lehrbuchintellektueller nicht hat; d. h. um eine einigermaßen glaubwürdige Aussage über die Wertigkeit eines Tastbefundes zu machen, genügt nicht eine einmalige Untersuchung, die der Student macht. Wenn wir bescheinigen sollen, daß das Urologische Praktikum mit Erfolg bestanden ist, müßte jeder Kandidat wenigstens fünf verschiedenartig konfigurierte Prostaten am Patienten getastet haben, d. h. er muß lernen, ob das Gewebe hart oder weich oder prall ist, wie groß eine normale und eine vergrößerte Prostata sich anfühlt. Bei einem Durchlauf von 240 Studenten im Jahr müßten unter Verwendung aller 50 Wochen 5 Studenten in der Woche rectale Untersuchungen machen. Pro Patient kann außer dem Lehrer nur noch zweimal eine Palpation gemacht werden, das sind auf 2 Studenten 5 Patienten bzw. auf 5 Studenten 12 bis 13 Patienten pro Woche. Das Krankengut, z. B. operierte Patienten, ist nicht gleichartig palpationsbereit. Man kann also den praktischen Anforderungen nur dann gerecht werden, wenn an den Lehrstellen eine genügend große Bettenanzahl und genügend Ambulanz vorhanden ist. Die Notwendigkeit der Erlernung der rectalen Palpation ist durch den aktuellen Aspekt der Vorbeugeuntersuchung eine hochwichtige Untersuchungsmethode. Die Frage der Vorbeugeuntersuchung stellt auch eines unserer Themen im Rahmen der „Aktuellen Informationen" dar.

Ein weiteres Problem entsteht durch die stark anwachsende Zahl von Arbeiten aus der experimentellen Urologie. Die jungen Kollegen in den zahlreicher werdenden wissenschaftlichen und klinischen Instituten befassen sich mit den anfallenden Problemen bezüglich biochemischer, chemisch-physikalischer, technischer und operativer Untersuchungsverfahren in immer größerem Umfang, so daß dieses Gebiet, die experimentelle Urologie, einen breiteren Rahmen finden muß.

Den Raum, den die gesamte Urologie heute einnimmt, hat sie nicht zugewiesen bekommen, sondern sie hat ihn sich erkämpfen müssen. Das zähe Ringen um die ihr zustehende Position hat dazu geführt, daß die Urologie als selbständiges Lehrfach heute an sehr vielen Hochschulen besteht und nur noch einige Ausnahmen zu konstatieren sind. Sobald die neue Approbationsordnung in Kraft tritt, ist jedoch an jeder medizinischen Ausbildungsstätte ein Lehrstuhl für Urologie zwangsläufig erforderlich, weil die Urologie Prüfungsfach geworden ist. Die Zukunft der Urologie ist damit stabilisiert.

Das Verhältnis der Urologie zu ihren Nachbargebieten ist immer mehr dadurch charakterisiert, daß die oft komplexen Fragestellungen nur durch wissenschaftlich und klinisch teamartige Arbeitsgruppen verschiedener Fachgebiete bearbeitet werden können. Abgrenzungsfragen müssen laufend überprüft und ausgehandelt werden. Kontaktgespräche z. B. mit Vertretern der Deutsche Gesellschaft für Chirurgie sind geführt worden und sollen auch weiterhin beibehalten werden.

Die Urologie selbst verfügt klinisch über ein weites Arbeitsfeld; sie umfaßt einerseits die konservativen, andererseits die operativen Maßnahmen, und außerdem steht ihr noch die instrumentelle Methodik zur Verfügung. Die Entscheidung oder Indikation, welche Maßnahmen in die jeweiligen Gruppen einzuordnen sind, also ob konservativ, instrumentell oder operativ, halte ich für einen der hauptsächlichsten Vorzüge in der Urologie und sehe hierin die individuelle urologische Verantwortung, die jedem von uns bei seiner täglichen Berufsausübung zufällt. Mit dieser Verantwortung verbindet sich das Bewußtsein um die Gewissenhaftigkeit, Sorgfalt, Umsicht und Voraussicht als wesentlichem Bestandteil für die Verläßlichkeit und Bewährung inmitten unserer kritischen Umwelt.

Für die junge Generation erhebt sich das Gebot einer Wandlung, indem durch die modernen Errungenschaften das Profil der heutigen Medizin, wie H. E. Bock sagt, noch technischer wird. Der Computer darf beispielsweise nicht zur Selbstbedienung führen, er muß als Vorfeld und in der Eigenschaft eines Hilfsmittels betrachtet werden. Große technische Befähigung und enorme Informationsverarbeitung werden von der jungen Generation gefordert werden. Wir Lehrer müssen aber immer wieder darauf hinweisen, daß das Persönliche, das Menschliche, der Kontakt mit dem Kranken, das Tastgefühl, das kein Computer herbeizaubern kann, also der Umgang mit dem kranken Menschen, das Eingehen auf die Person des Kranken ein wesentliches Moment der Heilbehandlung bedeuten.

Für den forschenden jungen Arzt ist der Erwerb der Kenntnis über den jeweiligen Stand der wissenschaftlichen Leistung oberstes Gebot. Denn die moderne Bildung erfordert (nach Valendas) einerseits die Beherrschung einer bestimmten Technik, sich spezielle Informationen rasch zu beschaffen, und andererseits einen Überblick über die geistige Struktur des Wissens der Zeit überhaupt zu gewinnen.

Von der Vitalität der jungen Forscher und Kliniker hängt es nun ab, wie sich die Urologie weiterentwickelt. Die innere Struktur in der Bundesrepublik bringt es mit sich, daß die einzelnen Interessengruppen, so die Deutsche Urologie, in ihrer Einheit gestärkt werden müssen, um ihren berechtigten Forderungen gebührend Nachdruck verleihen zu können. So konnte in der abgelaufenen Zeit meines Vorsitzes erstmalig eine Gemeinschaftssitzung von allen maßgeblichen urologischen Gremien, wie Vorstand der Deutschen Gesellschaft für Urologie, des Berufsverbandes der Deutschen Urologie und auch der Lehrstuhlinhaber, abgehalten werden, um alle anstehenden Fragen zu koordinieren. Es besteht der allgemeine Wunsch, aber auch eine Notwendigkeit, diese Gemeinschaftssitzungen beizubehalten. Hierdurch wird die Einheit der Urologie manifestiert, so daß ihr ein hohes Maß an Wertigkeit verliehen wird. Ich kann Ihnen versichern, daß wir alle jetzt an einem Strang ziehen.

Ich wünsche Ihnen allen, daß die Teilnahme an diesem Kongreß in dem so schönen Baden-Baden Sie in jeder Hinsicht anregt und befriedigt und Sie sich gerne an die Tage hier erinnern werden. Es sei mir gestattet, allen, die mir an der Vorbereitung der Tagung in selbstloser Hingabe geholfen haben, meinen herzlichen und aufrichtigen Dank im Namen der Gesellschaft auszusprechen; dies gilt nicht nur den Kollegen in Baden-Baden, sondern auch den Firmen, die in großzügiger Weise unser Treffen unterstützt haben. Herrn Dr. Blanke von der Firma Boehringer, Mannheim, danke ich für die Unterstützung und den persönlichen Einsatz, den er zum Gelingen der Tagung beigetragen hat, ganz besonders; nicht zuletzt danke ich auch Herrn Direktor Wüstenberger von der Kurdirektion und seinen Mitarbeitern, der mir mit Umsicht und verständnisvoller Ratgebung in allen Fragen für den glatten Ablauf zur Seite stand.

In dem Bewußtsein, daß die Urologie nunmehr eine gefestigte Position innehat, und Forschung, Klinik und innere Struktur auf unserem Gebiet gewährleistet sind, eröffne ich die XXIII. Tagung der Deutschen Gesellschaft für Urologie.

Der Tradition folgend, möchte ich nunmehr in ehrender Erinnerung und in Trauer derjenigen Kollegen gedenken, die nicht mehr unter uns weilen, als Ausdruck kollegialer Treue und Verbundenheit; es sind dies:

Dr. F. Busch, Berlin
Dr. E. Damm, Wiesbaden
Dr. H.-J. Dammermann, Kiel
Dr. E. Gebhardt, Cuxhaven
Dr. G. Herrmann, Würzburg
San.-Rat Dr. J. Keller, Dresden
Dr. K. Köster, Wuppertal-Elberfeld
Dr. C. Mennicken, Krefeld
Dr. R. Merget
Prof. Dr. E. Mingazzini, Rom
Dr. W. Mühlich, Berlin
Dr. H. Paehler, Lüdenscheid
Dr. G. Reimann-Hunziker, Basel
Dr. W. H. Richter, Pinneberg
Dr. A. R. Santaella, Valenzia
Dr. W. Siepermann, Wuppertal-Elberfeld
Prof. Dr. E. Wehner, Stuttgart

Sie haben sich zum Gedenken von den Sitzen erhoben; ich danke Ihnen.

Der Vorstand der Deutschen Gesellschaft für Urologie hat beschlossen, Persönlichkeiten, die sich um die Urologie verdient gemacht haben, die Ehrenmitgliedschaft zu verleihen. Es ist uns daher eine große Freude, hier Herrn Prof. Dr. Egon Wildbolz aus Bern die Ehrenmitgliedschaft antragen zu können. Wir alle kennen und schätzen ihn, er hat sich seit Jahrzehnten um die Entwicklung der Urologie bemüht. Wir danken ihm für sein reges und aktives Interesse, das er stets unseren Kongressen und den deutschen Tagungen erwiesen hat. Es ist mir eine große Freude und Ehre, ihm die Urkunde heute überreichen zu dürfen.

Als zweites Ehrenmitglied wurde Herr Babics aus Budapest vorgeschlagen, der vielen von uns bekannt ist; er hat große Verdienste in der Urologie des deutschsprachigen Raumes aufzuweisen und hat sich um die kulturellen und wissenschaftlichen Beziehungen zwischen Deutschland und Ungarn verdient gemacht. Ich freue mich, ihm die Ehrenurkunde zusenden zu können.

Als korrespondierendes Mitglied wurde Herr Balogh, Pecs, ernannt.

Traditionsgemäß gedenkt der Vorsitzende seiner urologischen Lehrer. Meine urologische Grundausbildung verdanke ich vor allem dem längst verstorbenen Eugen Joseph, durch seine Herkunft aus dem urologischen Stamm Voelcker-von Lichtenberg allen bekannt. Drei Jahre hatte ich das Glück, an der Chirurgischen Klinik Breslau unter Prof. K. H. Bauer arbeiten zu können, dessen sinngemäße Operationsweise ich stets bewundert habe, und die mir bis heute Leitbild geblieben ist.

Ich muß hier aber auch eines Lehrers gedenken, dem ich verdanke, daß er mein geistiges Interesse an der Urologie, den wissenschaftlichen, literarischen und experimentellen Anreiz geweckt und beflügelt hat, bei dem ich persönlich niemals selbst als Assistent oder Schüler gearbeitet habe, der mir seinerzeit als urologisches Vorbild für Wissenschaft und Klinik vorschwebte, der meine jugendlichen Vorstellungen außerordentlich beeindruckte und indirekt meinen urologischen Lebensweg beeinflußte. Das ist — er weiß es selbst vielleicht gar nicht — unser uns allen bekannter und verehrter Hans Boeminghaus. Ich freue mich, ihn heute unter uns begrüßen und ihm hier meinen Dank aussprechen zu dürfen.

Professor Dr. W. Staehler
Lehrstuhl für Urologie der Univ.-Kliniken
D-7400 Tübingen
Calwer Straße

VERHANDLUNGSBERICHT DER DEUTSCHEN GESELLSCHAFT FÜR UROLOGIE

24. TAGUNG
VOM 13. BIS 16. SEPTEMBER 1972 IN HANNOVER

TAGUNGSLEITUNG

H.-K. BÜSCHER
HANNOVER

REDIGIERT DURCH DEN ZWEITEN SCHRIFTFÜHRER

DER DEUTSCHEN GESELLSCHAFT FÜR UROLOGIE

REINHARD NAGEL
BERLIN

MIT 266 ABBILDUNGEN UND 117 TABELLEN IM TEXT

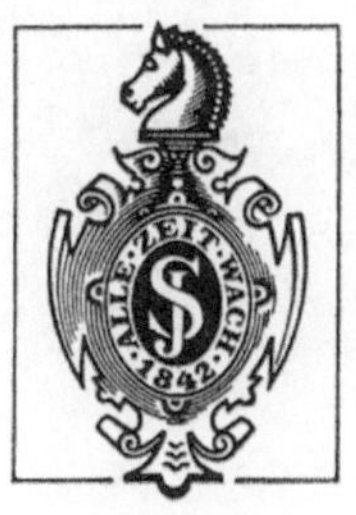

SPRINGER-VERLAG

BERLIN · HEIDELBERG · NEW YORK

1973

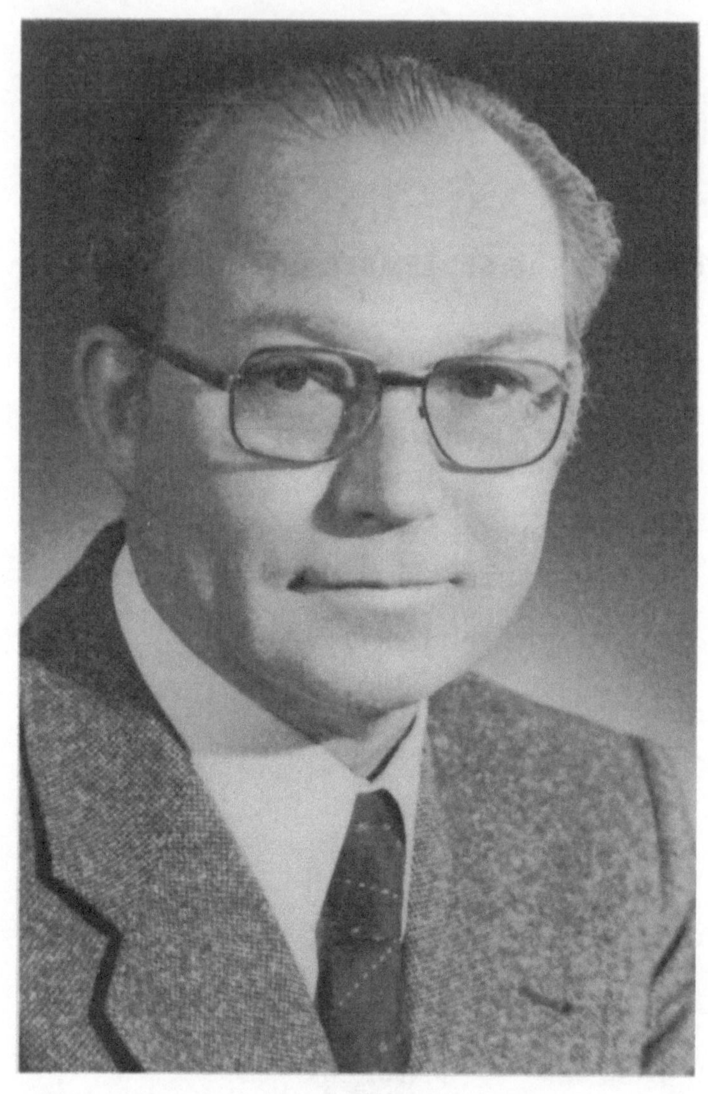

XXIV. Kongreß
der Deutschen Gesellschaft für Urologie
vom 13.–16. September 1972 in Hannover

Vorsitzender: Professor Dr. Hans-Kaspar Büscher

Geboren am 7. Mai 1920.
Studium der Medizin in Berlin, Straßburg, Innsbruck, München. Staatsexamen 1944 Berlin, Promotion 1944 Innsbruck.
1945–1952 wissenschaftlicher Assistent der Chirurgischen Univ.-Klinik Göttingen (Prof. Dr. Hellner).
1952–1961 Oberarzt der Urologischen Univ.-Klinik Homburg/Saar (Prof. Dr. C.-E. Alken).
1957 Habilitation für Urologie an der Universität des Saarlandes, 1962 a. pl. Prof. für Urologie.
Seit 1961 leitender Arzt der Urologischen Abteilung des Akadem. Lehrkrankenhauses Friederikenstift Hannover und seit 1972 Ärztlicher Direktor des Friederikenstiftes.
Seit 1975 a. pl. Prof. für Urologie an der Medizinischen Hochschule Hannover.
1957–1970 Schriftführer der Deutschen Gesellschaft für Urologie. 1966/67 Präsident der Vereinigung Nordwestdeutscher Urologen.
1970–1972 Präsident der deutschen Gesellschaft für Urologie.
1978–1980 Vorsitzender des Ärztlichen Vereins Hannover.
1960–1976 Mitglied der Arzneimittelkommission der Deutschen Ärzteschaft.
Mitherausgeber der Zeitschriften:
»Urologe«, »Journal of Urology and Nephrology« (Budapest), »Zeitschrift für Kinderurologie und Grenzgebiete«.
Mitglied der Deutschen Gesellschaft für Urologie, der Vereinigung Norddeutscher Urologen, der Internationalen Gesellschaft für Urologie, der Europäischen Gesellschaft für Urologie, Mitglied der Deutschen Gesellschaft für Kinderheilkunde und der Deutschen Gesellschaft für plastische und Wiederherstellungschirurgie.
Besondere Arbeitsgebiete:
Plastische Chirurgie der Harnröhre, plastische Urologie, insbesondere des Kindesalters, Urodynamik und urologische Versorgung Querschnittsgelähmter.

Begrüßungsansprache des Vorsitzenden

Meine sehr verehrten Damen und Herren!

Ich eröffne hiermit die XXIV. Tagung der Deutschen Gesellschaft für Urologie.

Ich freue mich, daß Sie so zahlreich gekommen sind und begrüße insbesondere als Vertreter der Landesregierung: Herrn Minister Partzsch; den Herrn Oberbürgermeister der Landeshauptstadt Hannover, Herrn Schmalstieg; den Rektor der Medizinischen Hochschule, Herrn Hundeshagen; als Vertreter des Regierungspräsidenten, Herrn Medizinaloberrat Dr. Thalacker; als Vertreter des Sanitätsdienstes unserer Bundeswehr begrüße ich den Divisionsarzt Herrn Oberstarzt Dr. Köpke; den Wehrkreisarzt Herrn Oberfeldarzt Dr. Kalus und den Chefarzt des Britischen Militärhospitals, Herrn Lieutnant Colonel Sandersen.

Ich begrüße ferner hier Herrn Prof. Volkmann, der hier in Hannover ansässig einer der Schüler Völkers war und seinerzeit an seiner Klinik die i.v. Urografie entwickelte. Er steht gewissermaßen stellvertretend für seinen und doch unser aller Lehrer, Völker, der lange in Heidelberg und vor allem Halle wirkend, Grundlegendes für die Urologie geschaffen hat und als einer der Väter moderner Urologie gelten muß. Wir gedenken seiner in großer Dankbarkeit. Mögen wir nie vergessen diejenigen, die mit ihrer ganzen Persönlichkeit sich für die Entwicklung unseres Faches eingesetzt haben, die uns heute noch Vorbild sind und die die Grundlage geschaffen haben, daß wir uns heute Urologen nennen dürfen.

Seine Lehrer zu begrüßen und ihrer zu gedenken ist jedem, der hier an meiner Stelle stand und stehen wird, eine besondere Freude und Pflicht. Ich begrüße in diesem Sinne Herrn Prof. Dr. Wille-Baumkauff und Herrn Prof. Alken und gedenke insbesondere des verstorbenen Prof. Stich sowie Prof. Hellner, der aus Gesundheitsgründen leider nicht anwesend sein kann.

Ich habe die traurige Pflicht, Sie davon in Kenntnis zu setzen, daß seit der letzten Tagung folgende Mitglieder unserer Gesellschaft verstorben sind und nicht mehr unter uns weilen können:

Unser Ehrenmitglied Prof. Kielleuthner, München
Prof. Hösel, München, dessen Verdienste um die transurethrale
Behandlung der Prostata unvergessen sind
Dr. Tittel, Bremen
Prof. Lichtenauer, Hamburg
Dr. Pätzel, Grafing
Dr. Schönborn, Karlsruhe
Dr. Lichtenberg, Duisburg
Dr. Kornbeck, Kassel
Dr. Braun, Wiesbaden
Dr. Jensen, Hamburg
Dr. Blass, Braubach
Dr. Alfers, Wanne-Eickel
Dr. Tillmann, Oberhausen
Dr. Hohlweg, Stuttgart
Dr. Plaumann, Velbert
Dr. Stoltz, Duisburg
Dr. Plettner, Dessau

Meine Damen und Herren, ich danke Ihnen, daß Sie sich zu Ehren der Verstorbenen von Ihren Plätzen erhoben haben.

Die Tagungen der Deutschen Gesellschaft für Urologie sind ein Spiegel dessen, was in den letzten 2 Jahren an Neuem auf dem Fachgebiet in Forschung und Klinik erarbeitet wurde. Sie sind ein Forum für Mitteilung neuer Ergebnisse und ihrer Diskussion. Darüber hinaus dienten sie der Information derer, die in Klinik und

Praxis die Urologie vertreten, d. h. derer, die gewissermaßen an der Front stehend gesichertes und entwicklungsfähiges neues Wissen dem Kranken unmittelbar nutzbar machen. Er ist ein Zwiegespräch zwischen theoretischer Grundlagenforschung und der Arbeit am Krankenbett, Austausch von Erfahrungen, Anstoß zu neuen Ideen, Klärung von Problemen.

Durch Zunahme und Ausbau urologischer Lehrstühle, wie dankenswerterweise jetzt auch an der Medizinischen Hochschule Hannover, und durch die Einrichtung zahlreicher urologischer Kliniken und Abteilungen, ist das Bedürfnis nach Publikation wie andererseits auch für Information entsprechend größer geworden. Aufbau und Aufgabe unserer Tagungen haben diesen Ansprüchen Rechnung zu tragen.

Wenn ich die Aufgabe des Deutschen Urologenkongresses hier umrissen habe, so kommen den regionalen Tagungen im norddeutschen, westdeutschen und süddeutschen Raum andere Aufgaben zu:

Information über klinisch bereits erprobtes und gesichertes Wissen, Diskussion praxisnaher Probleme, oft im Zusammenhang mit berufsständischen Fragen, ebenso wie die besondere Pflege des persönlichen Kontaktes unter den Kollegen, sollten den Charakter dieser regionalen Tagungen bestimmen. Nicht vergessen seien die so außerordentlich nützlichen und fruchtbaren lokalen Zusammenkünfte in den Ärztevereinen.

Andererseits dienen Symposien und Arbeitstagungen über spezielle Themen, die oft nur in Zusammenarbeit mit ausländischen Kollegen und Forschern anderer Fachdisziplinen gestaltet werden können, zunächst nicht der Information aller, sondern der Diskussion neuer Ergebnisse, allzu oft noch fern der praktischen Verwirklichung. Das Bedürfnis und das Recht nach Information auch über Ergebnisse *dieser* Tagungen und Symposien, sollten in Zukunft dadurch gesichert werden, daß zusammenfassende Referate über derartige Symposien hier auf dem Deutschen Urologenkongreß dargeboten werden. Sie dienen dann weniger den Diskussionen, als vielmehr der Information.

Wir haben bereits auf diesem Kongreß den Versuch gemacht, einige Gebiete aus der experimentellen Urologie zusammenfassend darzustellen.

Ich glaube, daß eine solche Arbeitsteilung und eine sorgfältige Abstimmung aufeinander im Interesse rationaler und effektiverer Kongreßpolitik notwendig ist und Vortragenden wie Hörenden und Diskutierenden nur nützlich sein kann. Unser Fachgebiet ist nach Umfang im ganzen, wie auch nach Umfang seiner Teilgebiete, erheblich gewachsen. Die Dauer der Kongreßperioden bedarf einer Überprüfung.

Die diesjährige Tagung umspannt einen ziemlich weiten Bogen: Das Thema der Pharmakotherapie mag dokumentieren, daß wir nicht nur Chirurgen des Urogenitalsystems sind, sondern konservative und medikamentöse Behandlung den gleichen Stellenwert einnehmen, wie die operative Therapie.

Ein schon recht groß und reif gewordenes Kind der Urologie, die Kinderurologie, auf der einen Seite, Diagnostik und Therapie des Prostatacarcinoms als typische Alterserkrankung auf der anderen Seite, beide in ihrer Wirksamkeit besonders von den Erfolgen der Vorsorgeuntersuchung und Präventivmedizin beeinflußt, zeigen den weiten Rahmen unserer Disziplin. Die Beschränkung auf das Urogenitalsystem beinhaltet auf der einen Seite den umfassenden Bezug auf alle Lebensalter und andererseits auch die Integrierung aller diagnostischen und therapeutischen Mittel, wie dies auch in der neuen Weiterbildungsordnung zum Ausdruck kommt. Gerade darin sehe ich die große Effektivität und, wenn sie das richtig interpretieren wollen, Wirtschaftlichkeit der Urologie innerhalb einer vernünftigen Spezialisierung. Eine Spezialisierung, die nicht auf diagnostischen und therapeutischen Techniken basiert, sondern letztlich ganzheitlich den kranken Menschen zum Gegenstand hat.

Endoskopische Diagnostik und Therapie sind eine der Säulen unseres Handelns und sollen gesondert zur Sprache kommen. Die enge Verbindung zwischen Technik und klinischer Medizin hat hier zur Gründung einer Arbeitsgemeinschaft zwischen Medizinern und Technikern geführt.

Seit Maximilian Nitze den Blasenspiegel erfand, hat die Endoskopie ausgehend von der urologischen Technik und durch diese immer wieder befruchtet, in fast allen anderen Gebieten klinischer und experimenteller Medizin an Bedeutung gewonnen.

Nach Maximilian Nitze ist auch der Preis benannt, den die Deutsche Gesellschaft für Urologie jungen Kollegen für hervorragende wissenschaftliche Arbeiten verleiht. Das Preisrichterkollegium, gebildet aus dem Vorstand der Deutschen Gesellschaft für Urologie, hat den Preis in diesem Jahr der Arbeitsgruppe Melchior, Diener, Simhan, K. Lutzeyer und W. Lutzeyer für ihre Arbeit „Ureterdynamik" zuerkannt. Er ist verbunden mit einer Dotierung von DM 3000,—. Ich gratuliere Ihnen zu Ihrem Erfolg und bitte Herrn Melchior, die Urkunde und den Preis in Empfang zu nehmen.

Traditionsgemäß ehrt die Deutsche Gesellschaft für Urologie verdiente Männer ihres Faches mit der Würde eines Ehrenmitglieds. Der Vorstand schlägt Ihnen Herrn Übelhör vor, der unter vielen anderen Verdiensten das hat, die Nephrologie mit der Urologie verknüpft zu haben, eine Verbindung, die nur zu selbstverständlich erscheint.

Weiterhin freue ich mich, daß der Vorstand meinen letzten Lehrer, Herrn Prof. Alken, zum Ehrenmitglied vorgeschlagen hat.

Wir müssen uns fragen, ob diese Ehrung zu den vielen, die er bereits in Empfang genommen hat, nicht an Wert verliert. Ich möchte aber doch glauben, daß die Ehrenmitgliedschaft in der Deutschen Gesellschaft für Urologie, für die er so viel getan hat und die ihm so viel verdankt, dennoch einen besonderen Wert repräsentiert.

Die Verbindung mit Kollegen des Auslandes möge die Ernennung zum Korrespondierenden Mitglied dokumentieren. Wir schlagen hierzu Herrn Dr. Glenn (USA) vor, der Ihnen insbesondere als Herausgeber des Buches „Urologic Surgery" bekannt ist, weiterhin Herrn Turner-Warwick, ein vielgesehener Gast und Redner unserer Tagungen.

Meine sehr verehrten Damen und Herren! Wenn nach den Worten des Bundeswissenschaftsministers das Leistungsprinzip in der Wissenschaft vollste Berechtigung hat, so muß man die Leistungen, die sich auf unserer Tagung dokumentieren, doppelt hoch bewerten. Unterliegt doch die Entfaltung schöpferischer Aktivität im Labor wie am Krankenbett mancherorts Belastungen, die der Medizin völlig wesenfremd sind.

Ich danke allen Gästen und Ehrengästen, daß Sie zu unserer Eröffnung so zahlreich erschienen sind. Ich wünsche uns allen, daß sich dieser Kongreß würdig an unsere bisherigen Tagungen anschließt, ich wünsche Ihnen, daß er uns allen das bringt, was jeder erwartet. Ich wünsche Ihnen darüber hinaus die Festigung des engen persönlichen Kontaktes, der immer ein Kennzeichen unseres Faches war, untereinander und mit den Kollegen anderer Disziplinen.

Professor Dr. H.-K. Büscher
Friederikenstift
D-3000 Hannover
Humboldtstraße 5

Verhandlungsbericht der Deutschen Gesellschaft für Urologie

25. Tagung
vom 17. bis 20. Oktober 1973 in Aachen

Tagungsleitung

W. Lutzeyer, Aachen

Redigiert durch den zweiten Schriftführer der Deutschen Gesellschaft für Urologie

Reinhard Nagel, Berlin

Mit 237 Abbildungen und 97 Tabellen im Text

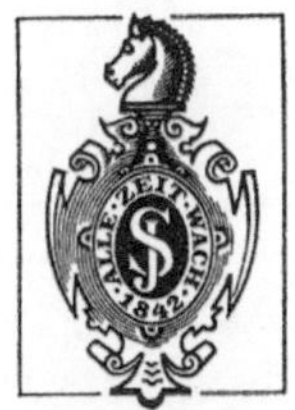

Springer-Verlag Berlin · Heidelberg · New York 1974

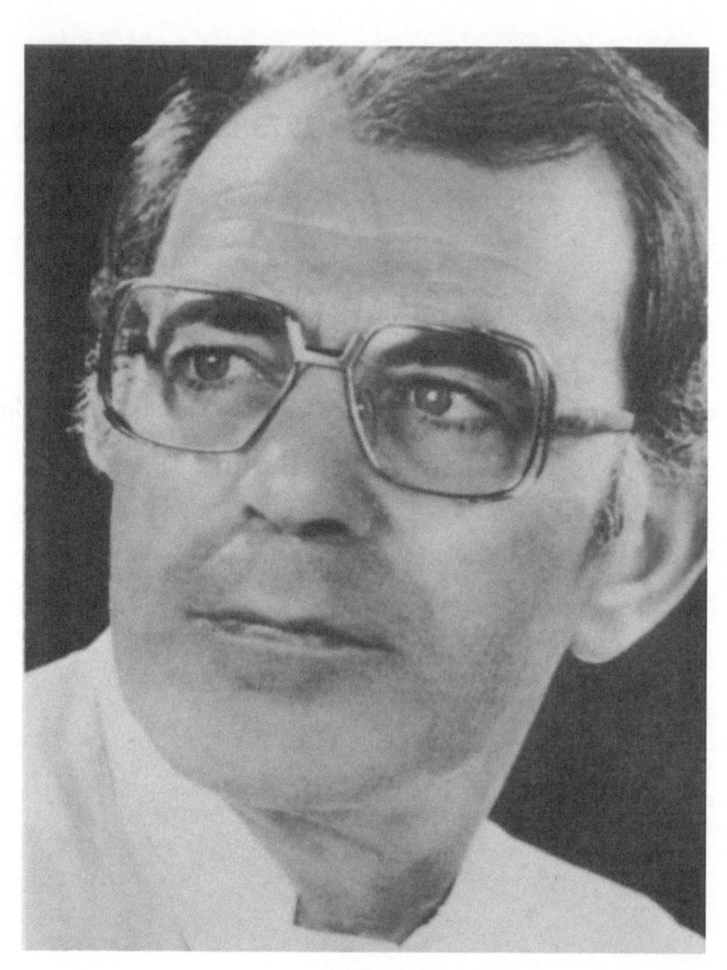

XXV. Kongreß
der deutschen Gesellschaft für Urologie
vom 17.–20. Oktober 1973 in Aachen

Vorsitzender: Professor Dr. Hans Wolfgang Lutzeyer

Geboren am 21. Juni 1923 in Leipheim/Donau.

1940 Reifeprüfung am humanistischen Gymnasium in Günzburg/Donau.

Studium der Medizin ab 1941 mit kurzen Unterbrechungen an den Universitäten Berlin und Würzburg.

1947 Medizinisches Staatsexamen an der Universität München. 1947 Promotion an der Universität Würzburg.

Von 1947 bis 1962 wissenschaftlicher Assistent an der Chirurgischen Universitätsklinik Würzburg mit zeitweiligen Unterbrechungen.

1954 Facharzt für Urologie in Mannheim (Prof. Dr. med. L. Lurz).

1955 Habilitation für das Fach Chirurgie und Urologie.

Ab 1955 Leiter der Urologischen Abteilung der Chirurgischen Universitätsklinik Würzburg.

Ab 1960 Oberarzt der Chirurgischen Universitätsklinik Würzburg und Leiter der Urologischen Abteilung.

1962 Ernennung zum a. pl. Professor für Chirurgie und Urologie.

1963 Chefarzt der Urologischen Klinik der damaligen Städtischen Krankenanstalten Aachen (heute: Klinische Anstalten der Rheinisch-Westfälischen Technischen Hochschule Aachen).

1965 Berufung auf den ordentlichen Lehrstuhl für Urologie an der Medizinischen Fakultät der Rheinisch-Westfälischen Technischen Hochschule Aachen.

1967 Sekretär für das Internationale Symposium für Urologie in Starnberg bei München.

1968/69 Vorsitzender der Nordrhein-Westfälischen Gesellschaft für Urologie.

1971/72 Vorsitzender der Arbeitsgemeinschaft der Urologischen Lehrstuhlinhaber in der Bundesrepublik Deutschland.

1973/74 Präsident der Deutschen Gesellschaft für Urologie.

Mitglied des Wissenschaftlichen Beirates der Bundesärzte-

kammer. Mitherausgeber der Zeitschriften »Der Urologe« und »Zeitschrift für Urologie«. Beiratsmitglied der Zeitschrift »actuelle chirurgie«. Außerdem beauftragt mit der Bearbeitung des »Handbuch der Urologie«, Band Traumatologie.
Spezielle Arbeitsgebiete:
Experimentelle Urologie, insbesondere Harnleiterersatz, Blasenersatz, plastische Uro-Chirurgie, bezogen auf den gesamten Harntrakt, pädiatrische Urologie, Entwicklung neuer Techniken wie Kryochirurgie der Niere oder spezielle urodynamische Meßmethoden (Ureterotonometrie), Cytodiagnostik, Fermentdiagnostik der Niere.

Begrüßungsansprache des Vorsitzenden

Meine sehr verehrten Damen und Herren!

Ich eröffne die 25. Tagung der Deutschen Gesellschaft für Urologie.

Es ist mir eine Ehre, Sie alle hier in der alten Kaiserstadt Aachen zu begrüßen, der westlichsten Stadt in der Dreiländerecke, in der genau vor 20 Jahren zum letztenmal der Kongreß deutscher Urologen unter dem Vorsitz von Karl Heusch getagt hat.

Gemessen an der Fülle der diesjährigen Kongresse freut sich unsere Gesellschaft, die ihre 25. Tagung, also sozusagen ein silbernes Jubiläum, feiert, ganz besonders über Ihr zahlreiches Kommen.

Ich begrüße Herrn Ministerialdirigent von Medem als Vertreter des Ministers für Wissenschaft und Forschung des Landes Nordrhein-Westfalen.

Als Vertreter der Stadt Aachen begrüße ich herzlich Herrn Oberbürgermeister Malangré und Herrn Oberstadtdirektor Dr. Kurze, der mit ein Hauptvater der Medizinischen Fakultät war.

In Vertretung des Rektors der RWTH Aachen, Herrn Professor Sann, begrüße ich den Dekan der Medizinischen Fakultät, Herrn Professor Dr. Ohlenbusch.

Ich begrüße weiter Herrn Dr. Gatersleben als Vertreter der Ärztekammer Nordrhein und der Medizinischen Gesellschaft Aachen.

Es ist mir eine Freude, als Vertreter der Deutschen Gesellschaft für Chirurgie Herrn Professor Carstensen, Mülheim/Ruhr, zu begrüßen.

Mein Gruß gilt allen Mitgliedern der Fakultät, den praktizierenden Kollegen aus der Umgebung und aus den Krankenhäusern der Umgebung sowie den Vertretern der zahlreichen ärztlichen Organisationen.

Mit ganz besonderer Freude begrüße ich unsere Gäste aus aller Welt. Aus fast allen europäischen Staaten: Belgien, England, Frankreich, Italien, Jugoslawien, den Niederlanden, Österreich, Polen, Spanien, Schweden und der Schweiz, ja selbst aus Übersee: Japan und den USA, haben sie zu uns nach Aachen hergefunden. Ihr Mitwirken drückt dem Kongreß den weltweiten internationalen Stempel auf und interpretiert somit die Forderung einer jeden wissenschaftlichen Begegnung: Wissenschaft ist international. Sie kennt keine Grenzen.

Ich freue mich, daß ich unter unseren *Ehrenmitgliedern* Herrn Prof. Alken, Herrn Prof. Boeminghaus, Herrn Prof. Heusch, Herrn Prof. Ljunggren, Herrn Prof. Mayor und Herrn Prof. Wildbolz begrüßen kann. Ihre Namen sind untrennbar mit der Entwicklung unseres Faches verbunden.

Verehrte Anwesende!

Ich habe nunmehr die traurige Pflicht, der seit der letzten Tagung in Hannover verstorbenen Mitglieder zu gedenken:

Professor Bibus, Wien
Dr. Heuss, Frankfurt
Dr. Ley, München
Dr. Lieberknecht, Marburg
Dr. Löffler, Innsbruck
Dr. Lohmüller, Nürnberg
Dr. Schneider, München
Dr. Strube, Neuwied
Dr. Wladika, München.

Der Vorstand der Deutschen Gesellschaft für Urologie hat beschlossen, zwei *korrespondierende Mitglieder* zu ernennen:

1. Herrn *Professor Nico Bakker,* Rotterdam, dessen Verdienst darin liegt, die deutschholländischen wissenschaftlichen Beziehungen in jeder Form gefördert zu haben, so daß in den letzten Jahren zwischen unseren Gesellschaften ein enger Kontakt entstanden ist.

2. Herrn *Professor Willi Grégoir* aus Brüssel, der seit Jahren aktiv an den deutschen Urologen-Kongressen teilnimmt und mit dem uns eine praktische und wissenschaftliche Zusammenarbeit verbindet.

Ich darf Ihnen hiermit Ihre Urkunde überreichen und Sie zu Ihrer Aufnahme als korrespondierendes Mitglied in die Deutsche Gesellschaft für Urologie herzlich beglückwünschen.

Es ist für mich eine freudige Pflicht, meiner *Lehrer* zu gedenken und sie hier zu begrüßen.

Als Urologe der sogenannten „mittelalterlichen" Generation begrüße ich meinen alten chirurgischen Lehrer und väterlichen Freund, Herrn Professor Werner Wachsmuth, aus Würzburg, ehemaliger Direktor der Chirurgischen Universitätsklinik Würzburg.

Vier hervorstechende Eigenschaften dieses vorbildlichen Lehrers prägten meine wissenschaftliche Laufbahn und bestimmen damit heute noch meine berufliche Einstellung:

1. Wahrhaftigkeit und Ehrlichkeit in der ärztlichen Arbeit, sich selbst und dem anderen gegenüber.

2. Eine saubere, wohlüberlegte und kritische *Operationsindikation* als Resultat einer exakten, bis ins letzte ausgeschöpften Diagnostik in Kombination mit dem sogenannten „klinischen Blick".

3. Die selbstverständliche Verantwortung für den Patienten ohne Rücksicht auf Zeitplan oder Feiertag sowie private Atmosphäre. Und damit auch Eingeständnis einer operativen Fehlentscheidung oder eines operativen Mißerfolges.

4. Anerkennung und Lob selbst des jüngsten Assistenten für eine klinische und wissenschaftliche Leistung.

Es ist für mich eine ganz besondere Freude, daß ich ihm persönlich für seine langjährige Ausbildungsmitgift danken kann.

Mein eigentlicher urologischer Lehrer, dem ich den Ritterschlag für dieses Fach verdanke, ist Leonhard Lurz aus Mannheim. Ebenfalls wie Wachsmuth aus der Heidelberger Schule kommend, könnte man ihn als Ur-Ur-Enkel von Gustav Simon bezeichnen. Subtile operative Technik und die Gabe, dem Lernenden selbst kompliziert scheinende Situationen einfach und verständlich zu erklären und bis ins Detail darzustellen, lassen den Vergleich mit einem Miniaturmaler der Urologie zu.

Darüber hinaus gedenke ich in Verehrung und Dankbarkeit der Altmeister, Mentoren und Pioniere der Urologie. Stellvertretend für sie alle nenne ich meinen Vorgänger im Amt, Karl Heusch. Ich nenne ihn deshalb, weil er den Kern zu der Aachener urologischen Klinik gelegt hat, die als Hochschulklinik weiter ausgebaut wurde und die im neu entstehenden Klinikum hoffentlich in idealer Weise ihre Vollendung finden wird.

Dieser Genius loci brachte als Schüler von Otto Ringleb und Enkel von Maximilian Nitze bedeutende Erkenntnisse der transurethralen instrumentellen Technik mit, sein Anliegen war die Erkennung und Behandlung des Blasenkarzinoms, ein Problem, das heute wieder immer mehr und mehr in den Vordergrund drängt.

Warum verschwende ich soviel Zeit auf die sogenannte Heldenverehrung? Ich sage das deshalb so ausführlich, weil gerade heute in einer Zeit des bewußten Abbaus der Traditionen das Vorbild in Bildung und Ausbildung nicht mehr zu gelten scheint. Mit dem Anstrich mißverstandener Autorität hat es sachlich seine Schuldigkeit getan. Es wird als positive Ziel- oder Wertsetzung in einer Zeit ausgespart, in der Filmhelden, Fußballstars und politische Märtyrer an die Spitze einer ideellen Wertskala gerückt sind. Unter dem Deckmantel einer sogenannten positiven Kritik sämtlicher Werte wird bewußt das Leitbild des akademischen Lehrers heute in Frage gestellt. Wir alle, die wir hier sitzen, wissen, daß die Arbeit unserer Vorgänger Tradition bedeutet, und daß ohne Hilfe dieser Tradition der Ausbau der Position unseres Faches Urologie nie möglich gewesen wäre.

Die Sonderstellung dieser 25. Tagung der Deutschen Gesellschaft für Urologie liegt nicht allein in der Tatsache, daß es sich um eine Jubiläumstagung handelt, sie liegt vielmehr in dem erstmaligen Wechsel von einem zweijährigen auf ein einjähriges Intervall. So hatte der im Vorjahr in Hannover für ein Jahr gewählte Präsident zur Aufstellung des gesamten Programms nur eine kurze Zeit zur Verfügung. Ohne die Hilfe seiner Mitarbeiter wäre die kurzfristige Programmgestaltung in einem aktuellen wissenschaftlichen Rahmen und ohne Kollision mit den Regionaltagungen nicht möglich gewesen. Ihnen gebührt mein voller Dank.

Die *supravesikale Harnableitung* stellt nach wie vor ein zentrales Thema der operativen Urologie überhaupt dar. Es erfährt in Indikation, Technik und Ergebnis, Darstellungen der verschiedenen Operationsverfahren und ihrer kritischen Abwägung gegeneinander eine wichtige interdisziplinäre Stellung: An diesem Thema partizipieren die Fächer Pädiatrie, Neurologie, Chirurgie und Gynäkologie.

Es ist zu erwarten, daß die Gegenüberstellung der Spätresultate der verschiedenen Verfahren die Indikationsstellung der einen oder anderen Methode zukünftig verändern kann.

Das Thema *Grenzen der Operabilität* stellt den Hodentumor an die Spitze. Er ist heute die häufigste Krebserkrankung des jungen Mannes. Seine früher fast aussichtslose Lage konnte durch Früherkennung, radikale Operationsverfahren, kombiniert mit Hochvolttherapie und Zellgiftkombinationen, erheblich verbessert werden. Wenn trotz der vorjährigen Diskussion dieses Themas erhebliche Zweifel in der Routine- und Ausnahmetherapie geblieben sind, so sollte man sich diesem wichtigen Thema erneut stellen und sogar die Frage der *Präventivuntersuchung* anschneiden.

Wenn die *Nephrolithiasis bzw. der Nierenausgußstein*, ein- oder beidseitig, unter das Thema „Grenzen der Operabilität" fallen, dann deshalb, weil hier die Alternativ-Entscheidung des wiederholten operativen Eingriffs an der Niere mit der Entfernung des Organs konkurriert. Gefährdung der Restniere durch Trauma, Entzündung oder Tumor und der mögliche Nierenersatz durch Nierentransplantation definieren die Schwierigkeit der Grenzziehung.

Die Positionen der beiden Hauptthemen, die vorwiegend klinisch orientiert sind, werden aufgelockert durch Gruppen *freier Vorträge,* die, wenn möglich, thematisch zusammenhängen. Eine Gruppe beschäftigt sich z. B. mit der Pathophysiologie der Harnsteinerkrankung, die heute nicht mehr als ein einmaliger akuter Krankheitsvorgang angesehen wird, sondern als eine Systemerkrankung. Andere Gruppen freier Vorträge gehen auf die Nierentransplantation ein oder bringen Neues, wie z. B. der Einfluß von analgetischen Mitteln auf die Entstehung von Tumoren des Harntraktes.

Die *aktuelle Information* dient der neuesten Berichterstattung: Bericht über den internationalen Stand der Diagnostik und der Behandlung des *Prostatakarzinoms,* Stand der Diagnostik und Behandlung des *vesikoureteralen Refluxes* und Fortschritte der *urologischen Grundlagenforschung* sollen jedem an diesen Themen Interessierten einen informativen Überblick vermitteln.

Die *Berufspolitik in der Urologie* haben wir als ein Hauptthema herausgestellt. Das Thema fällt glücklich mit dem 20jährigen Jubiläum des organisch gewachsenen Berufsverbandes Deutscher Urologen zusammen. Die Ausbildung des Urologen an den Hochschulkliniken unter dem Aspekt der wechselnden Reformpolitik, im Krankenhaus und in der Praxis sowie die Chefarzt-Qualifikation sind sicher brisante Themen. Wir müssen uns mit ihnen eingehend beschäftigen, wir müssen sie aber auch sachlich diskutieren!

Zum Abschluß erlauben Sie mir ein persönliches Credo:

1. Die Bedeutung der Hochschulreform für die Urologie.
2. Die zukünftige Ausbildung des Arztes.

Erinnert man sich der vergangenen Eröffnungsansprachen, in denen mit Freude die in zweijährigen Intervallen immer wieder neugewonnenen Hochschulpositionen autonomer Art der Urologie unter Beifall vorgetragen wurden, so muß es bei der 25. Tagung dieser Gesellschaft wie ein anachronistischer Schlag wirken, wenn im Rahmen der heute modern erscheinenden Reformbestrebungen vom Ministerium für Wissenschaft und Forschung des Landes Nordrhein-Westfalen die Urologie in die Klinik für Chirurgie eingegliedert, also gleichgesetzt wurde mit den Abteilungen für Bauch-Chirurgie, Unfall-Chirurgie, Herz-Chirurgie, Gefäß-Chirurgie und Kinder-Chirurgie. In zwei Antwortschreiben an das Ministerium für Wissenschaft und Forschung vertrat ich als Präsident der Deutschen Gesellschaft für Urologie und als Sprecher der Lehrstuhlinhaber der Universitäten Nordrhein-Westfalens zusammengefaßt folgende Meinung:

Transurethrale operative Technik,
Eigener Facharzt,
Eigenständigkeit in Forschung und Lehre,
Verankerung als Prüfungsfach in der neuen Approbationsordnung,
die Tatsache von bereits 20 etablierten Lehrstühlen in der Bundesrepublik

sind eindeutige Argumente gegen derartige Reformpläne:

1. Die Urologie in ihrer Entwicklung und ihrer augenblicklichen Struktur ist nicht mehr als ein Teilgebiet der Chirurgie anzusehen. Sie unterscheidet sich z. B. in der operativen transurethralen Technik weitgehend von den operativen Techniken der übrigen chirurgischen Fächer.

2. Die Urologie ist ein eigenständiges Fach in Lehre und Forschung, welches in der neuen Approbationsordnung als Prüfungsfach ausgewiesen und mit etwa 20 Lehrstühlen an sämtlichen Universitäten der Bundesrepublik Deutschland vertreten ist.

3. Klinische Ausbildung in der Urologie und eigener Facharzt verbieten eo ipso eine Gleichstellung mit chirurgischen Unterdisziplinen wie Bauch-Chirurgie oder Unfall-Chirurgie.

4. Die moderne Urologie hat weniger Tendenzen und Bindungen an die Chirurgie, die heute so voll spezialisiert ist, als an die innere Medizin durch die Nephrologie, an die Pädiatrie durch die Kinderurologie oder an die gynäkologische Urologie.

Da bisher auf meine Schreiben keine Antwort erfolgt ist, akzeptiere ich dieses Faktum als stillschweigendes positives Einverständnis mit unseren fundierten Einwänden.

Hier setzt die Hochschulreform an einem falschen Punkt an, weil sie versucht, die Uhren zurückzudrehen: Unter dem Schlagwort „Reformierung um jeden Preis" kann unsere autonome Position des Faches Urologie in Lehre und Forschung und auch sekundär berufspolitisch zerschlagen werden.

Eine Gefahr der Hochschulreform sehe ich in dem stark umstrittenen Hochschulrahmengesetz, welches vom Bundeskabinett am 29. 8. 1973 beschlossen wurde. Ich stehe sämtlichen Reformbestrebungen, soweit sie sinnvoll sind und realitätsbezogen, positiv gegenüber, negativ jedoch einem Gesetz, welches die Qualitätsfrage und Leistungsfrage durch Quantitätsfrage und mangelnde Differenzierung in der Personalstruktur ersetzt.

Wir müssen damit rechnen, daß bei der zusätzlichen Bürokratisierung der Hochschularbeit in Fachbereichen sich die Energien der noch wenigen engagierten Hochschullehrer nutzlos verbrauchen, eine mittelmäßige Verschulung auch in der Medizin einsetzt, der Begriff der Wissenschaft und Forschung nur noch als eine Art von Scheintätigkeit vegetiert. Damit nimmt der resignierende Schlußsatz des Vorsitzenden der Westdeutschen Rektorenkonferenz, Professor Roellecke, prophetische Formen an, wenn er sagt: „Hochschulpolitik 1973 ist zu verstehen als der Versuch, den Fortschritt auf Gleichschritt zu bringen."

Jede medizinische Fakultät befaßt sich heute mit der Umstellung der alten Ausbildungsstruktur auf neue Formen, die der neuen Approbationsordnung gerecht werden. Die großen Pflichtvorlesungen haben ihren Charakter als Hauptvermittler der fachspezifischen Lehrinhalte verloren. Kurse und Seminare, die scheinpflichtig sind, bestimmen das intensivierte Basisstudium.

Es kommt, wie ich Ihnen als langjähriger Studiendekan der Aachener Fakultät aus eigener Erfahrung versichern kann, zu einem zahlenmäßigen Mißverhältnis zwischen Patient und Student, dessen Behebung schwierig sein wird.

Daß damit die Einbeziehung von Lehrkrankenhäusern zur sogenannten patientenbezogenen Ausbildung des Medizinstudenten notwendigerweise aktuell werden wird, ist selbstverständlich. Selbstverständlich ist jedoch nicht, daß damit auch gleichzeitig die Frage entsprechender qualifizierter akademischer Lehrer an diesen geplanten Lehrkrankenhäusern hinreichend gelöst ist.

Das *Lehrer-Schüler-Verhältnis* zwischen Ausbildendem an der Universität und Student kann nicht durch Diskussionsgruppen und Mitentscheidungsgremien ersetzt werden. Damit werden die Idee und die Funktion der Hochschule eo ipso illusorisch. Gerade die Bestrebung, die Universität — speziell hier das Medizinstudium — in die Schablone einer Verschulung zu pressen, berücksichtigt in diesem speziellen Fachbereich weder den Wissenschaftsbegriff und die Forschung noch die Klinik oder die patientenbezogene Ausbildung, die den zukünftigen Kollegen oder den Assistenten zu einem gut ausgebildeten, leistungsfähigen Arzt allgemein oder Facharzt speziell profilieren sollte.

Simplifizierende Denkmodelle und Schlagwortdenken haben in die Universität Eingang gefunden. Karl Steinbuch betont diese Fakten in seinem neuesten Buch „Kurskorrektur" deutlich. Die Manipulierung, wie er sagt, oder falsche Übertragung eines Denkmodells auf einen falschen Ort bewußt durchgeführt, kann katastrophale Folgen haben. So bedeutet Demokratisierung der Universität nichts anderes als eine von der Öffentlichkeit nur noch nicht durchschaute Form der Universitätszerstörung und danach der Gesellschaftsrevolution. Er schreibt wörtlich: „Die Universität ist eine geistige Institution, keine Verwaltungsinstitution, ihre Aufgabe ist die Vermehrung und Weitergabe von Ideen. Diese Funktion kann auch dann zum Erliegen kommen, wenn scheinbar noch alles in Ordnung ist, wenn überhaupt keine äußeren Störungen vorgekommen sind; beispielsweise dann, wenn die Kommunikation zwischen Lehrenden und Lernenden nicht mehr als Weitergabe und Vermehrung von Information verstanden wird, vielmehr als ständiger Klassenkampf zwischen den angeblich herrschenden Professoren und den angeblich unterdrückten Studenten, wenn die Aufforderung zur Leistung als repressive Unterdrückung denunziert wird und die Kooperation zur Denunziation ausartet. Diese Veränderung des geistigen Klimas kann eine Universität lahmlegen, ohne daß es zu statistisch erfaßbaren Störungen kommt."

Für uns akademische Lehrer ist nach wie vor als Träger bestimmter Funktionen der Universität die Pflicht immanent, den Studenten, d. h. unseren Nachwuchs, unter Selektion des Brauchbaren der Reformbestrebungen und Anpassung an die Approbationsordnung so gut wir es noch können auszubilden, den Assistenten-Nachwuchs auf das Niveau eines internationalen Leistungsstandards zu bringen, um ihn früher oder später in erstrebenswerte selbständige Positionen zu bringen. Somit hängt die Frage der Ausbildung und Erziehung zum Arzt von dem individuellen und persönlichen Charakter des Verhältnisses zwischen Lehrer und Schüler ab.

Entscheidend aber ist es für unseren Beruf, daß die vorbildliche Stellung des erfahrenen Lehrers den Schüler für seinen Beruf als Arzt prädestiniert und besessen machen kann.

Somit wäre eine primär kollegiale Struktur aller Beteiligten in den klinischen Fächern der Medizin eine contradictio in adjecto. Realiter ist der Erfahrene, der Leitende. Er ist bereits durch sein Können und durch seine Erfahrung die Autorität, ohne autoritär zu sein. Daß er als Primus inter pares die Verantwortung für seine Mitarbeiter trägt, ohne dauernd von Demokratisierung zu reden, kennzeichnet ihn als einen Demokraten.

Daß wichtige organisatorische oder auch fachliche Entscheidungen, Veränderungen in Lehre, im Unterricht, Impulse in der Forschung kollegial diskutiert werden, ist selbstverständlich. In guten Kliniken war das immer schon der Fall, sonst wären sie nicht gut gewesen. Es wird nur nicht immer darüber gesprochen. Gerade in den klinischen Fächern, insbesondere den operativen, war die viel geforderte Transparenz immer schon vorhanden; man denke nur an die Kontrolle eines Operationserfolges oder -mißerfolges.

Wenn es uns in Zukunft gelingt, frei von politischen Zielvorstellungen und ideologischen Tendenzen die positiven Elemente von notwendiger Reform und althergebrachter Tradition des persönlichen Lehrer-Schüler-Verhältnisses zu verschmelzen, dann können wir darauf hoffen, daß sich uns gangbare neue Wege für die zukünftige Erziehung und Ausbildung des ärztlichen Nachwuchses eröffnen.

Prof. Dr. med. W. Lutzeyer
Abt. f. Urologie der Medizinischen Fakultät
der Rhein.-Westf. Techn. Hochschule
D-5100 Aachen
Goethestraße 27/29

Verhandlungsbericht der Deutschen Gesellschaft für Urologie

26. Tagung
vom 24. bis 26. Oktober 1974 in München

Tagungsleitung

E. SCHMIEDT, München

Redigiert durch den zweiten Schriftführer der Deutschen Gesellschaft für Urologie

REINHARD NAGEL, Berlin

Mit 173 Abbildungen und 71 Tabellen im Text

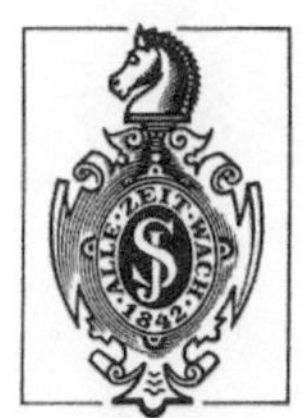

Springer-Verlag Berlin · Heidelberg · New York 1975

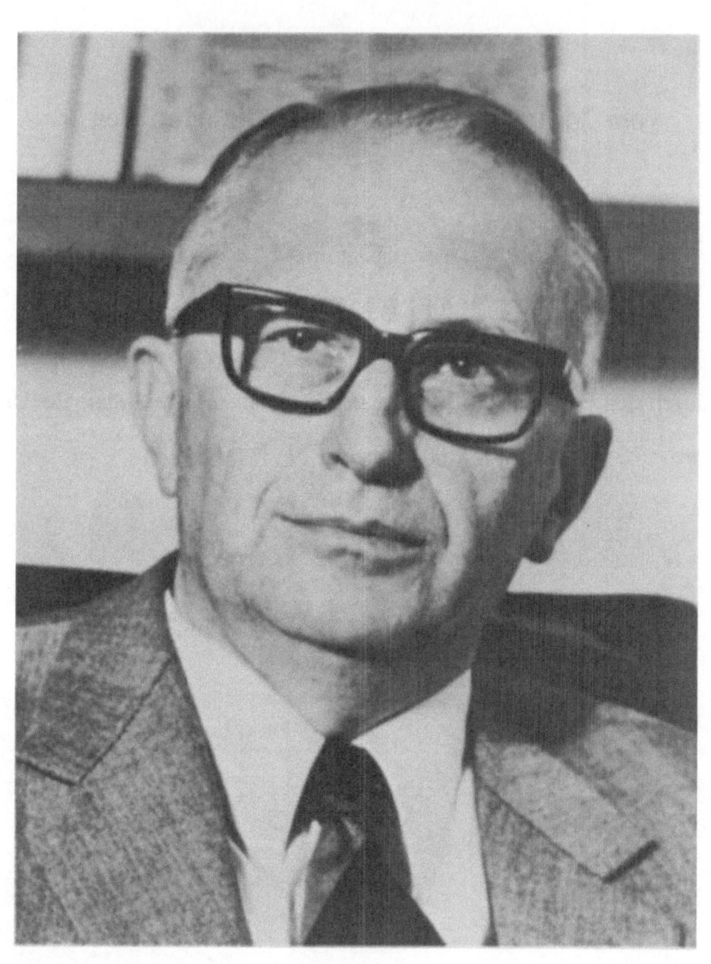

Vorsitzender: Professor Dr. Egbert Schmiedt

Geboren am 20. November 1920 in Plauen/Vogtland.
1927–1931 Grundschule in Plauen, 1931–1935 Staatsgymnasium Plauen.
1935–1939 Gymnasium Niesky O. L., März 1939 Abitur.
April bis September 1939 Arbeitsdienst.
Oktober 1939 bis Oktober 1940 Medizinstudium in Leipzig und Tübingen.
1940 bis September 1945 Wehrdienst. Neben Fronteinsatz Weiterstudium in Tübingen und München.
1942 ärztliche Vorprüfung, im März 1945 Notapprobation und Promotion in München. Anschließend Truppenarzt und Lagerarzt in amerikanischer Kriegsgefangenschaft.
September 1945 bis Oktober 1946 Arzt in der Flüchtlingsfürsorge in Tirschenreuth und Würzburg.
Dezember 1946 Staatsexamen und Vollapprobation.
Dezember 1946 bis Februar 1947 Praxisvertretung.
Danach von Februar 1947 bis November 1949 Assistenzarzt am Krankenhaus Neuburg/Donau.
1949–1951 Wissenschaftlicher Assistent am Anatomischen Institut der Universität Tübingen unter Professor Jacobi.
1951–1958 Wissenschaftlicher Assistent und später Leiter der Urologischen Abteilung der Chirurgischen Universitätsklinik Marburg/Lahn unter Professor Zenker.
1953 Austausch-Assistent, Urologische Klinik München unter Professor May.
29. Januar 1953 Facharzt für Chirurgie.
1955 Gast-Assistent an der Urologischen Klinik Homburg/Saar unter Professor C. E. Alken.
Ab 11. Februar 1956 Oberarzt und Leiter der Urologischen Abteilung der Chirurgischen Universitätsklinik München unter Professor Zenker.
1959 Habilitation und Ernennung zum Privatdozenten.
Januar 1966 Ernennung zum außerplanmäßigen Professor.
August 1966 Kommissarischer Direktor der Urologischen Universitätsklinik München.

Dezember 1967 Ernennung zum a. o. Professor für Urologie an der Universität München und Bestellung zum Direktor der urologischen Universitätsklinik München als Nachfolger von Professor May.

1968 Ernennung zum ordentlichen Professor.

Professor Schmiedt ist Herausgeber und Mitherausgeber zahlreicher Lehrbücher und Monographien, außerdem Schriftleiter der Zeitschrift »Der Urologe«, Springer-Verlag, Berlin · Heidelberg · New York u. a. Verfasser zahlreicher wissenschaftlicher Arbeiten auf dem urologischen Sektor.

Mitgliedschaften:

Mitglied der Deutschen Gesellschaft für Urologie.

Mitglied der Deutschen Gesellschaft für Chirurgie.

Mitglied der Deutschen Gesellschaft für Plastische und Wiederherstellungschirurgie.

Mitglied der Bayerischen Chirurgen-Vereinigung.

Mitglied der Bayerischen Urologen-Vereinigung.

Vorsitzender der Bayerischen Urologen-Vereinigung.

Präsident der Bayerischen Krebsgesellschaft.

1970 Korrespondierendes Mitglied der Schweizerischen Gesellschaft für Urologie.

1972 Korrespondierendes Mitglied der Chilenischen Gesellschaft für Urologie.

1973 Mitglied der Deutschen Akademie der Naturforscher Leopoldina, Halle/DDR.

1974 Präsident der Deutschen Gesellschaft für Urologie.

1974 Korrespondierendes Mitglied der Österreichischen Gesellschaft für Urologie.

1974 Ehrenmitglied der Ungarischen Gesellschaft für Urologie.

1974 Korrespondierendes Mitglied der Italienischen Gesellschaft für Urologie.

Meine sehr verehrten Damen, verehrte Gäste, liebe Kollegen!

Nachdem wir die Münchener Kammersolisten unter der Leitung unseres ophthalmologischen Kollegen Dr. Clemente mit einem Satz aus dem Quintett für Klavier und 4 Bläser in ES-Dur von Beethoven gehört haben, ist es eine große Freude für mich, Sie hier in München zum 26. Kongreß der Deutschen Gesellschaft für Urologie willkommen heißen zu können.

Die Bedeutung, die die Urologie in den letzten Dezennien gewonnen hat und weiter gewinnt, ist nicht nur an der steigenden Zahl der Kongresse und Symposien unseres Fachgebietes abzulesen, sondern auch an der zunehmenden Resonanz, die unser Fach in der Öffentlichkeit findet.

Diese Öffentlichkeit ist heute hier in besonderem Maße durch Herrn Staatssekretär Kiesl vom Bayerischen Staatsministerium des Innern repräsentiert, der uns in Vertretung des leider verhinderten Herrn Ministerpräsident Dr. Goppel die Ehre erweist, und den ich hiermit herzlich begrüße.

Des weiteren begrüße ich als Vertreter des Herrn Oberbürgermeisters der Landeshauptstadt München unseren pädiatrischen Kollegen Herrn Stadtrat Privatdozent Dr. Tympner. Mit ihrer Anwesenheit beehren uns ferner Herr Senator Ministerialdirigent Dr. Kläss sowie Herr Medizinaldirektor Dr. Weigand vom Bayerischen Staatsministerium für Arbeit und Soz'alordnung sowie Herr Generalarzt Dr. Zimmer von der Bundeswehr.

Leider sah sich das Bayerische Staatsministerium für Unterricht und Kultus nicht in der Lage, einen offiziellen Vertreter zu unserer Eröffnungssitzung zu entsenden, was ich angesichts der Tatsache, daß es sich bei der Deutschen Gesellschaft für Urologie um eine wissenschaftliche Gesellschaft handelt, außerordentlich bedaure.

Ganz besonders herzlich aber begrüße ich den Herrn Dekan der Medizinischen Fakultät der Universität München Spectabilis Professor Dr. Spann.

Aus Termingründen ist es auch dem Präsidenten der Landesärztekammer nicht möglich, an unserer Eröffnungssitzung teilzunehmen. Er läßt Ihnen aber durch mich seine besten Grüße und Wünsche übermitteln.

Auch die Herren Präsidenten der Österreichischen Gesellschaft für Urologie, Herr Professor Bergmann, Linz und der Deutschen Gesellschaft für Chirurgie, Herr Professor Carstensen, haben es sich nicht nehmen lassen, unserer Eröffnungssitzung beizuwohnen. Herzlich willkommen!

Es ist mir unmöglich, alle erschienenen Ehrengäste namentlich zu erwähnen, da allein die Nennung der Namen unseren Zeitplan völlig durcheinander bringen würde.

Ich bitte deshalb um Verständnis, wenn ich unseren Gästen global ein herzliches Willkommen zurufe und hierin auch die eingeladenen Referenten anderer Fachdisziplinen einschließe, denen ich gleichzeitig dafür danke, daß sie hierher gekommen sind, um uns mit Erfahrungen aus ihren Arbeitsgebieten bekannt zu machen.

Besonders begrüßen möchte ich jedoch die hier anwesenden *Ehrenmitglieder* unserer Gesellschaft. Es sind dies Herr Professor Alken, Homburg, Herr Professor Boeminghaus, Düsseldorf, Herr Professor Heusch, Aachen, Herr Professor Ljunggren, Göteborg, Herr Professor Mayor, Zürich, Herr Professor Übelhör, Wien und Herr Professor Wildbolz, Bern.

Grüße an die hier versammelten Urologen haben die Ehrenmitglieder Professor Derra, Düsseldorf, Professor Deuticke, Wien, Professor Giertz, Stockholm, Professor de Gironcoli, Florenz, Professor Willard E. Goodwin, Los Angeles sowie Professor Linder, Heidelberg, übermittelt, wofür herzlich gedankt sei.

Schließlich gebührt ein besonders herzliches Willkommen unseren Gästen aus dem Ausland. Es sind Kollegen aus Belgien, Frankreich, Holland, Italien, Jugoslawien, Österreich, Polen, Schweden, der Schweiz, Ungarn und den USA hierher nach München gekommen, um wissenschaftliche Probleme mit uns zu erörtern, alte Freundschaften zu erneuern und neue zu knüpfen.

Meine Damen und Herren! Wenn man Präsident einer Gesellschaft wie der Deutschen Gesellschaft für Urologie geworden ist, so ist man gewissermaßen auf dem Zenit der eigenen Laufbahn angekommen. Es ist deshalb in meinen Augen schlechthin eine Dankespflicht, all derer zu gedenken, die mitgeholfen haben diesen Zenit zu erreichen.

Die ersten Impulse, mich mit wissenschaftlichen Problemen zu beschäftigen, verdanke ich meinem Vater, der als Chirurg mit einer kleinen Klinik nicht allein dem Kranken unermüdlich diente, sondern darüberhinaus stets versuchte, seine praktischen Erfahrungen wissenschaftlich zu verarbeiten. Meine erste wirkliche Berührung mit der medizinischen Wissenschaft erfuhr ich, sofern man von einer längeren Famulatur am Pathologischen Institut der Universität München unter Geheimrat Borst absieht, am Anatomischen Institut der Universität Tübingen durch Walther Jacobj. Dieser feinsinnige, gütige, idealistisch gesinnte, begnadete Anatom, der tapfer trotz eines schweren Leidens mit ungeheurer Willenskraft unermüdlich forschte und seine Studenten Anatomie lehrte, gab mit seiner Begeisterung und seiner Unbeirrbarkeit und Exaktheit bei der Bearbeitung wissenschaftlicher Probleme den Ausschlag dafür, daß ich die Hochschullaufbahn einschlug. Leider viel zu früh seinem Leiden erlegen bleibt mir nur noch, ihm von dieser Stelle aus meinen Dank nachzurufen.

All das, was ich heute bin, verdanke ich jedoch in erster Linie meinem alten hochverehrten Chef und Lehrer, Herrn Professor Zenker, der es sich nicht hat nehmen lassen, heute mit seiner verehrten Gattin an dieser Eröffnungssitzung teilzunehmen, und die ich hiermit besonders herzlich begrüßen möchte.

Herr Professor Zenker, der mich 1951 an seine Klinik nach Marburg holte, verdanke ich nicht nur, daß ich dort das Chirurgenhandwerk in einer hervorragenden Chirurgenschule erlernen durfte, sondern ich fand in ihm auch stets einen verständnisvollen Mentor in menschlicher, fachlicher und wissenschaftlicher Hinsicht.

Wenn auch anfänglich, obwohl selbst an der Heidelberger Klinik unter Martin Kirschner lange Jahre mit der Urologie betraut, einer Verselbständigung der Urologie ablehnend gegenüberstehend konnte ich Professor Zenker bald davon überzeugen, daß die Verselbständigung unseres Faches die Voraussetzung für seine volle Entfaltung und damit ein dringendes Erfordernis sei. Von da an erfuhr die Urologie von seiner Seite her jede Unterstützung, die darin gipfelte, daß in Marburg wie später auch an der Chirurgischen Universitätsklinik München selbständige Urologische Abteilungen eingerichtet wurden, und daß dank der Zustimmung von Professor Zenker der zweite Urologische Lehrstuhl in Westdeutschland hier in München 1958 errichtet werden konnte.

Dadurch wurde die weitere Entwicklung der Urologie an unseren Hochschulen nachhaltigst stimulierend beeinflußt. Sind doch seitdem in schneller Reihenfolge an nahezu allen Universitäten der Bundesrepublik Urologische Lehrstühle errichtet worden. Hierfür gebührt Herrn Professor Zenker unser aller Dank.

Meine ersten urologischen Schritte und damit die Begeisterung für unser Fach verdanke ich meinem ersten Lehrer in Urologie, dem langjährigen Schatzmeister unserer Gesellschaft, Herrn Professor Theodor Schultheis, der, aus einer alten Urologen-Familie in Bad Wildungen stammend, nach einem chirurgischen Intermezzo jetzt nach seiner Emeritierung wieder in Wildungen in den Schoß der Urologie zurückgekehrt ist. Letzteres spiegelt sich darin wider, daß er jüngst mit anderen Herren einen Arbeitskreis für die balneologische Behandlung urologischer Erkrankungen gegründet hat. Auch ihm sei an dieser Stelle herzlich gedankt.

Daß ich schließlich nach einer vierteljährlichen Austauschassistentenzeit bei Ferdinand May in München schließlich doch noch Facharzt für Urologie geworden bin, verdanke ich meinem urologischen Geburtshelfer, Ratgeber und Freund Carl Erich Alken. Die Zeit in Homburg war das Tüpfelchen aufs „i" und deshalb für mich von entscheidender Bedeutung. Deshalb auch Dir, lieber Carl, herzlichen Dank.

Meine Damen und Herren!

Die Deutsche Gesellschaft für Urologie tagt heute zum dritten Mal in den Mauern Münchens.

Erstmals war es 1929 unter der Präsidentschaft Ludwig Kielleuthners. Zum zweiten Male kamen die deutschen Urologen unter dem Vorsitz von Ferdinand May hier im Jahre 1949 zusammen. Wie Sie wissen oder aus dem Vorwort im Tagungsführer ersehen haben, fand zudem unter der Leitung Ferdinand Mays hier 1967 der 14. Kongreß der Internationalen Gesellschaft für Urologie statt.

Die Entwicklung der Urologie in München und damit in Bayern wurde seit der Jahrhundertwende nachhaltig einmal von dem 1868 in Bamberg geborenen Dichter-Urologen Felix Schlagintweit beeinflußt, der in Bad Brückenau wie in München tätig war und dem wir nicht nur literarische Werke wie „Ein verliebtes Leben" oder „Napoleon, Eugenie und Lulu", sondern neben der Erfindung eines retrograden Zystoskops auch das wissenschaftliche Werk „Die Urologie des praktischen Arztes" verdanken.

Weiterhin wirkte in München viele Jahrzehnte der langjährige Nestor der deutschen Urologen, Professor Ludwig Kielleuthner, der 1876 in München geboren wurde und im Alter von 96 Jahren in seiner Vaterstadt 1972 verstarb. Kielleuthner erwarb sein urologisches Rüstzeug bei Hochenegg, Zuckerkandl und Israel, bei Guyon und Albarran in Paris sowie bei Freyer in London. Er war 1914 der erste, der sich im süddeutschen Raum für das Fach Urologie habilitierte und war dort auch der erste Urologe, der 1919 zum Professor der Urologie an der Medizinischen Fakultät der Universität München ernannt wurde.

32 Jahre lang hat er, Vorlesungen und Untersuchungskurse haltend und zahlreiche Publikationen schreibend, die Evolution der Urologie hierzulande vorangetrieben.

Im gleichen Jahre wie Kielleuthner wurde in Unterfranken Sanitätsrat Conrad Schneider, der Vater von Kurt Schneider, geboren. Als Assistent von Voelcker und Israel sowie des Chirurgen Grasser in Erlangen bildete er sich zum Urologen aus und war ähnlich wie Schlagintweit in Bad Brückenau und München als Urologe tätig. Neben seiner praktischen Tätigkeit hat er zahlreiche wissenschaftliche Arbeiten verfaßt und Vorträge gehalten, bis er 1944 aus diesem Leben abberufen wurde.

Einen besonderen Aufschwung erfuhr die Urologie, als Ferdinand May 1938 zum Chefarzt des neugeschaffenen, 100 Betten umfassenden Urologischen Krankenhauses der Landeshauptstadt München ernannt wurde, dessen Leitung er mit einer kurzen Unterbrechung bis zum Jahre 1966 innehatte.

Die Verdienste von Ferdinand May, der Schüler von Professor Dax und Professor Alexander von Lichtenberg war, sind uns allen noch so frisch in Erinnerung, daß es sich erübrigt, diese hier im einzelnen anzuführen. Bemerkenswert ist jedoch seine im Jahre 1958 erfolgte Berufung auf den zweiten Lehrstuhl für Urologie an einer deutschen Universität, nachdem 10 Jahre zuvor Alken der erste an der Universität des Saarlandes in Homburg übertragen worden war.

Die Entwicklung der Urologie in München wurde weiterhin mit dem 1893 bei Metz in Lothringen geborenen Voelcker-Schüler Otto Hennig, der im letzten Jahre seinen 80. Geburtstag feiern konnte, geprägt. Hennig, der sich 1941 in Halle mit einer Arbeit über die Folgen der Prostatahyperplasie habilitiert hatte, wurde 1952 ein Lehrauftrag für Urologie an der Universität München übertragen, den er bis zum Jahre 1958 wahrnahm. Unter Würdigung seiner wissenschaftlichen Leistungen wurde Otto Hennig 1972 zum Honorarprofessor ernannt.

Schließlich ist aus der Geschichte der Urologie Münchens und Bayerns nicht der im Jahre 1906 in Rosenheim geborene Kurt Schneider wegzudenken, der nach Assistentenjahren bei Borst in München, Stich in Göttingen und Wildbolz sen. in Bern 1946 die Leitung des Krankenhauses der Barmherzigen Brüder in München übernahm. Ein grausames Geschick hat ihn uns leider viel zu früh im Jahre 1973 entrissen. Ihn zeichneten nicht nur ein großes ärztliches Können und menschliche Güte aus, sondern er hat darüber hinaus zusammen mit Alken den Berufsverband der Deutschen Urologen, der gerade jetzt für uns von größter Bedeutung ist, gegründet und war dessen erster Präsident und später Ehrenpräsident.

Betrachtet man das Wirken dieser Männer, so ist es sicherlich nicht vermessen, wenn man von München als einer der Hochburgen der Urologie in Deutschland, ja in Europa spricht.

Dankbaren Herzens wollen wir die Erinnerung an sie wachhalten.

Meine Damen und Herren!

Ich habe die traurige Pflicht, Sie davon in Kenntnis zu setzen, daß, seitdem wir uns zum letzten Male 1973 in Aachen zusammengefunden haben, folgende Mitglieder unserer Gesellschaft aus dieser Welt abberufen worden sind:

Herr Professor Bürkle de la Camp, Dottingen

Herr Dr. Engehausen, Essen

Herr Dr. Grube, Hamburg

Herr Dr. Hubmann, Wolfenbüttel

Herr Dr. Schmitt, Marburg/Lahn

Herr Dr. Frauböss, Hamburg

Herr Dr. Lutz, Groß-Umstadt

und

Herr Dr. Stieber, Aschaffenburg.

Darf ich Sie bitten, sich von Ihren Plätzen zu erheben und der Verstorbenen zu gedenken. Ich danke Ihnen.

Wir werden diesen Kollegen allzeit ein ehrendes Angedenken bewahren.

Die Themen unseres diesjährigen Kongresses beschäftigen sich, sofern man von den aktuellen Informationen zur Urodynamik und zur experimentellen Urologie absieht, einmal mit der *Strikturierten Harnröhre* und zum anderen mit den *Tumoren der Niere und oberen Harnwege.*

Obwohl sich im Laufe dieses Jahres bereits fünf Tagungen im Inland wie im europäischen Ausland mit den Erkrankungen der männlichen und weiblichen Harnröhre beschäftigt haben, hat man — jedenfalls soweit ich unterrichtet bin — das heiße Eisen der iatrogenen Harnröhrenstrikturen bisher nicht angefaßt oder nur gestreift.

Bereits im Jahre 1968 in Berlin und später noch einmal in Hannover habe ich dieses Problem angesprochen, ohne daß wir seitdem einen entscheidenden Schritt vorwärts gekommen wären. Gerade dies aber erscheint mir erforderlich, wenn ein so elegantes und zudem schonendes Operationsverfahren wie die transurethrale Resektion von Prostata- und Blasengeschwülsten nicht infolge einer hohen Quote von postoperativen Harnröhrenstrikturen in Mißkredit geraten soll. Glücklicherweise zeichnen sich die ersten Erfolge von Maßnahmen zur Verhinderung von postoperativen Urethrastrikturen ab. Es bleibt jedoch noch viel zu tun übrig, und es steht zu hoffen, daß wir hier im Laufe unserer Tagung zu neuen Erkenntnissen und Fortschritten gelangen werden.

Auch unser zweites Hauptthema *Die Tumoren der Niere und oberen Harnwege* ist von brennendem Interesse. Gilt es doch durch Verbesserung der Diagnostik und der operativen wie strahlentherapeutischen Maßnahmen unsere Behandlungserfolge weiter zu steigern.

Ich bin der Überzeugung, daß wir auch hier zu fruchtbaren Ergebnissen und neuen Aspekten gelangen werden.

Meine Damen und Herren!

Vor einem Jahr hat in seiner Eröffnungsrede in Aachen Wolf Lutzeyer in prägnanter und treffender Weise unsere derzeitige Hochschulsituation im allgemeinen wie auch speziell im Hinblick auf unser Fach Urologie umrissen und die Licht- wie auch die leider recht zahlreichen Schattenseiten aufgezeigt.

Ich will dies heute deshalb — zumal sich die Situation nicht wesentlich geändert oder gar gebessert hat — nicht noch einmal wiederholen.

Gestatten Sie mir jedoch einige ergänzende Bemerkungen zur Hochschulsituation bezogen auf unser Fachgebiet speziell in Bayern.

Nimmt man als Beispiel die neue Approbationsordnung, in der endlich das Fach Urologie scheinpflichtig mit 24 Kursstunden ausgewiesen ist, so können in unserer Fakultät angesichts der zur Verfügung stehenden Anzahl akademischer Lehrer und der vorhandenen Raumnot, und dies trifft mehr oder weniger in gleichem Maße für alle urologischen Lehrstühle in der Bundesrepublik zu, bei einer Zahl von 360 Studenten pro Semester unter äußerster Anspannung der Raum- und Lehrkapazität bestenfalls sechs bis acht Kursstunden durchgeführt werden.

Hier in München will man nach dem Umzug in das Klinikum Großhadern die alte Klinik in der Thalkirchner Straße sogar auflösen und die Räumlichkeiten anderen Zwecken zuführen, obwohl diese erst in den letzten Jahren mit erheblichen Steuergeldern modernisiert und weiter ausgebaut worden sind.

Es ist nicht einzusehen, daß hier, ohne daß eine Notwendigkeit vorliegt, Unterrichtsplätze für Studenten aufgegeben werden, nachdem gerade im Urologieunterricht ein ausgesprochener Engpaß vorliegt.

Trotz eines seit Jahren gefaßten einstimmigen Fakultätsbeschlusses sind alle diesbezüglichen Anträge an das Bayerische Kultusministerium ohne stichhaltige Begründung abschlägig beschieden worden.

Wir laufen Gefahr, daß der Leistungsstandard unserer Hochschulen, der endlich wieder Anschluß an das Weltniveau erlangt hatte, erneut absinkt.

Ich appelliere deshalb an das Kultusministerium, an die Medizinischen Fakultäten unseres Landes — denn dies gilt in ähnlicher Weise für Erlangen und Würzburg — in räumlicher und personeller Hinsicht Verhältnisse zu schaffen, die eine ausreichende Unterrichtung der Studenten in Urologie gewährleisten, damit wir dem Lehr- und Forschungsauftrag, den uns der Gesetzgeber übertragen hat, gerecht werden können.

Sie mögen mir nachsehen, daß ich hier pro domo gesprochen habe, und vielleicht interessieren Sie, meine Damen und Herren, diese unsere Sorgen nicht sonderlich. In meinen Augen jedoch ist es von größter Wichtigkeit, daß sich unsere wissenschaftliche Gesellschaft auch mit derartigen Problemen auseinandersetzt und mit Hilfe ihres Einflusses versucht, Verbesserungen für unser Fachgebiet an den Hochschulen herbeizuführen. Kommt dies doch letztlich wieder unseren Kranken und damit auch Ihnen zugute.

Doch wenden wir uns wieder erfreulicheren Dingen zu. Ich habe die Freude, in Würdigung hervorragender wissenschaftlicher Verdienste insbesondere hinsichtlich der Entwicklung der Kinderurologie, die untrennbar Bestandteil unseres Faches ist und bleiben muß, auf Beschluß des Vorstandes der Deutschen Gesellschaft für Urologie, unserem langjährigen Mitglied, dem ehemaligen Präsidenten unserer Gesellschaft und Olympioniken 1936, *Herrn Professor Dr. Peter Bischoff* die Ehrenmitgliedschaft anzutragen. Die gleiche Ehrung erweisen wir *Herrn Professor Dr. Michalowski aus Krakau* in Würdigung seiner epochalen Verdienste um die Harnröhrenchirurgie.

Der Vorstand unserer Gesellschaft hat weiterhin beschlossen, meinem alten und verehrten Chef, *Herrn Professor Dr. Dr. h.c. Rudolf Zenker*, in Würdigung seiner Verdienste hinsichtlich der Errichtung des 2. Lehrstuhls für Urologie in Westdeutschland hier in München die Ehrenmitgliedschaft unserer Gesellschaft zu verleihen.

Es ist mir weiterhin eine große Ehre und Freude, den Herren Professoren *Auvert aus Paris, Modelski aus Krakau* und *Szendröi aus Budapest*, auf Beschluß des Vorstandes, die Ernennung zum korrespondierenden Mitglied unserer Gesellschaft in Würdigung ihrer wissenschaftlichen Verdienste um die Urologie bekanntzugeben und diesen die Urkunden überreichen zu können.

Meine Damen und Herren!

Die Deutsche Gesellschaft für Urologie kämpft Seite an Seite mit dem Berufsverband Deutscher Urologen und anderen ärztlichen Verbänden für die Freiheit des ärztlichen Berufsstandes und widersteht allen Bestrebungen einer Sozialisierung der Medizin, deren

Leidtragende, wie wir aus Ländern mit einem sozialisierten Gesundheitssystem wissen, letztlich unsere Kranken sind.

Wir, die wir uns Tag und Nacht unermüdlich um unsere Kranken bemühen, müssen auch die Behauptung zurückweisen, daß die Bevölkerung in der Bundesrepublik, die bekanntlich zu den vier ärztlich am besten versorgten Ländern dieser Erde gehört, unterversorgt sei, wie man uns dies immer wieder glauben machen will und wie es uns gerade derzeit von Wahlplakaten ins Auge springt.

Sicherlich gibt es da und dort einmal einen Mißstand, aber deshalb kann man dies nicht einfach verallgemeinern und den ärztlichen Berufsstand desavouieren.

Ich fordere Sie deshalb, meine sehr verehrten Kollegen, auf, unsere Arbeit zu unterstützen und, sofern Sie noch nicht Mitglied der Deutschen Gesellschaft für Urologie sind, unserer Gesellschaft beizutreten.

Darüberhinaus unterstützen Sie mit Ihrer Mitgliedschaft vor allem auch die wissenschaftlichen Belange unserer Gesellschaft, was letztlich wiederum unseren Kranken und damit auch Ihnen zugute kommt.

Somit wünsche ich Ihnen allen schöne Tage in unserem München und eine in jeder Hinsicht erfolgreiche Tagung. In diesem Sinne eröffne ich den 26. Kongreß der Deutschen Gesellschaft für Urologie 1974!

Prof. Dr. Egbert Schmiedt
Direktor der Urologischen Klinik
und Poliklinik der Universität München im
Städt. Krankenhaus Thalkirchnerstraße
D-8000 München 2
Thalkirchner Straße 48

Verhandlungsbericht der Deutschen Gesellschaft für Urologie

27. Tagung
vom 1. bis 4. Oktober 1975 in Düsseldorf

Tagungsleitung

D. ZOEDLER, Düsseldorf

Redigiert durch den ersten Schriftführer der Deutschen Gesellschaft für Urologie

REINHARD NAGEL, Berlin

Mit 218 Abbildungen und 130 Tabellen

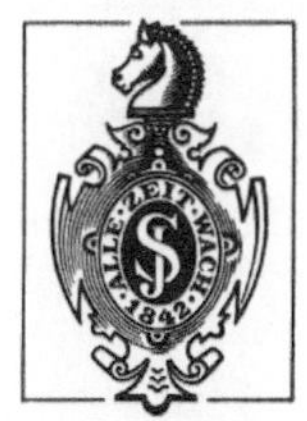

Springer-Verlag Berlin · Heidelberg · New York 1976

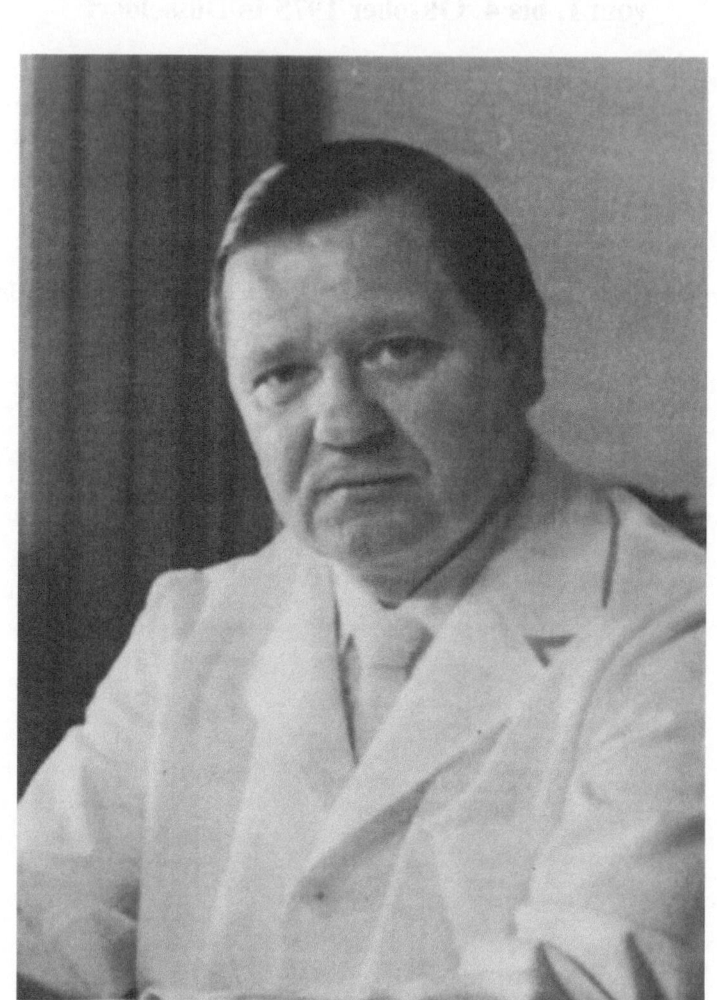

XXVII. Kongreß
der Deutschen Gesellschaft für Urologie
vom 1.–4. Oktober 1975 in Düsseldorf

Vorsitzender: Dr. Dietmar Zoedler

Geboren am 6. September 1921 in Breslau.
1939 Abitur in Breslau, anschließend Medizinstudium in Breslau.
1941–1945 Soldat.
1945/1946 Staatsexamen und Promotion in Göttingen und Berlin und nach der MP-Zeit chirurgische Ausbildung im Krankenhaus »Im Friedrichshain«, Berlin. Zunächst im gleichen Krankenhaus unter Dr. Paetzel erste urologische Assistentenzeit, dann Wechsel in das Krankenhaus Berlin-Neukölln und Aufbau einer 90-Betten-Abteilung unter Dr. Paetzel.
1950 nach kurzer Assistentenzeit bei Prof. Wehner, Stuttgart, Facharztanerkennung als Urologe und Rückkehr als Oberarzt an die Urologische Abteilung des Städt. Krankenhauses in Berlin-Neukölln.
1958 Oberarzt und gewählter Nachfolger von Professor Boeminghaus an die Klinik Golzheim, Düsseldorf. Nach dem Ausscheiden von Prof. Boeminghaus Chefarzt der Urologischen Abteilung der Klinik Golzheim, Düsseldorf. In den Jahren der Oberarzt- und Chefarzt-Tätigkeit über 100 klinisch-wissenschaftliche Arbeiten und Vorträge für in- und ausländische Urologische Zeitschriften und Urologische Tagungen.
1970 und 1971 erster Vorsitzender der Nordrhein-Westfälischen Gesellschaft für Urologie mit Kongressen in Düsseldorf (1970) und Bonn (1971).
1970–1974 1. Schriftführer der Deutschen Gesellschaft für Urologie.
1975 Präsident der Deutschen Gesellschaft für Urologie in Düsseldorf. Hauptthema: »Gynäkologische Urologie«. Verfasser zahlreicher wissenschaftlicher Arbeiten aus allen Bereichen der Urologie.

Begrüßungsansprache des Präsidenten

Herzlich willkommen zum XXVII. Kongreß der Deutschen Gesellschaft für Urologie in Düsseldorf!

Meine sehr verehrten Damen, verehrte Gäste, verehrte Kollegen!

Zur Eröffnung des Deutschen Urologenkongresses begrüße ich Sie alle und freue mich über die zahlreichen Gäste aus fast allen europäischen Ländern: Belgien, Bulgarien, Dänemark, England, Frankreich, Griechenland, Italien, Jugoslawien, den Niederlanden, Norwegen, Österreich, Polen, Rumänien, Schweden, Schweiz, Ungarn und aus Übersee.

Sie sehen, meine Damen und Herren, Wissenschaft kennt keine Grenzen, bis auf eine, die innerdeutsche Grenze, die von unseren amtierenden Kollegen aus dem anderen Teil Deutschlands auch diesmal nicht überwunden werden kann.

Wir grüßen sie in landsmannschaftlicher und kollegialer Verbundenheit.

Ich begrüße, als Vertreter des Ministers für Wissenschaft und Forschung, Herrn Ministerialdirigenten von Medem und die Herren des Ministeriums für Arbeit, Gesundheit und Soziales, ferner die Vertreter der Landesregierung. Die Universität Düsseldorf ist durch den Dekan der Medizinischen Fakultät, Herrn Prof. Dr. von Harnack, vertreten.

Ich begrüße den Oberbürgermeister der Stadt Düsseldorf, Herrn Klaus Bungert, und die Vertreter der Städtischen Gesundheitsbehörde.

Besonders herzlich heiße ich unsere Ehrengäste willkommen, die Präsidenten befreundeter wissenschaftlicher Gesellschaften und hier besonders den Präsidenten und stellvertretenden Präsidenten der Deutschen Gesellschaft für Chirurgie, Herrn Prof. Dr. Kremer und Herrn Prof. Dr. Carstensen, die Vertreter der Deutschen Krankenhausgesellschaft, des Chefärzteverbandes, vor allem aber die Ehrenmitglieder unserer Gesellschaft.

Meine Damen und Herren, einige Worte der Begrüßung wird Herr Oberbürgermeister Bungert an uns richten.

Mein besonderer Gruß gilt den zahlreichen gynäkologischen Kollegen, mit denen uns die Thematik dieses Kongresses verbindet.

Ich freue mich besonders, daß der Präsident der Deutschen Gesellschaft für Gynäkologie und Geburtshilfe, Herr Prof. Thomsen, anwesend ist und zu unserer gemeinsamen Thematik die Grüße und Wünsche der Deutschen Gesellschaft für Gynäkologie und Geburtshilfe überbringt.

Meine Damen und Herren, Herr Bundespräsident Walter Scheel, den eine recht innige Beziehung zur Urologie mit uns verbindet, wünscht dem Kongreß einen erfolgreichen Verlauf.

Meine Damen und Herren, ich habe die Freude, einige Ehrungen vornehmen zu können und bitte die genannten Herren auf das Podium.

Der Vorstand der Deutschen Gesellschaft für Urologie hat beschlossen, Herrn Prof. Dr. Werner Staehler in Anerkennung seiner hervorragenden Verdienste für die Urologie die *Ehrenmitgliedschaft* anzutragen.

Zu *korrespondierenden Mitgliedern* der Deutschen Gesellschaft für Urologie werden in Würdigung ihrer wissenschaftlichen Verdienste und der Förderung fachlicher und kollegialer Beziehungen unserer Länder die Herren Boer, Niederlande, und Fritjofsson, Schweden, ernannt.

Ich darf Ihnen die Urkunden überreichen und Sie zu dieser Ehrung beglückwünschen.

Meine Damen und Herren, seit der letzten Tagung in München sind folgende Mitglieder von uns gegangen.

Ich darf Sie bitten, sich zum ehrenden Angedenken von ihren Plätzen zu erheben.
Prof. Dr. Eggers, Wolfenbüttel
Dr. Rossbach, Friedrichshafen
Prof. Dr. Simons, Rheydt,
Dr. Schlicht, Mannheim
Ich danke Ihnen.

Meine Damen und Herren, zum erstenmal in der Geschichte der Deutschen Urologie steht als Präsident der Deutschen Gesellschaft ein Nicht-Habilitierter vor Ihnen.

Ich empfinde diesen Moment daher in besonderem Maße als den Höhepunkt eines urologischen Berufslebens und gedenke dankbar meiner urologischen Lehrer, denen ich es verdanke und die die Schuld daran haben, daß ich hier heute vor Ihnen stehe:

Walter Paetzel, Chefarzt der Urologischen Abteilung im Krankenhaus Berlin-Neukölln, der mich in die Urologie einführte und mir den Sinn für das Praktikable vermittelte und

Hans Boeminghaus, der mich hier quasi zur Podiumsreife führte.

Ihnen allseits, verehrter Herr Prof. Boeminghaus, dem Nestor, dem ehemaligen Boss und Papst der Deutschen Urologie von ganzem Herzen Dank!

Meine Damen und Herren, gestatten Sie mir aus aktuellem Anlaß einige persönliche Worte zur Lage und einen persönlichen Appell an die jüngeren Kollegen:

Auch wenn alle drei im Bundestag vertretenen Parteien eine Sozialisierung oder Vergesellschaftung des Gesundheitswesens und damit unseres Berufsstandes weit von sich weisen, so ist doch die staatliche Einflußnahme in die innere Struktur des Krankenhauses längst vollzogen und staatlicher Dirigismus in die ärztliche Selbstverwaltung hinein wird als notwendig erachtet.

Die unvorstellbaren Kosten des Systems überzogener sozialer Sicherungen und Leistungen führten zu Denkanstößen staatlicher, politischer und gesellschaftlicher Institutionen. Bis auf eine Ausnahme steht in fast allen diesen Denkmodellen nicht etwa ein Mehr an Eigenverantwortlichkeit und Selbstbestimmung, ein Mehr an Mündigkeit des Bürgers im Mittelpunkt der Überlegung, sondern das Heil wird in mehr Dirigismus, in dem Ruf nach mehr Staat gesucht.

Wohin der Ruf nach immer mehr Staat letzendlich führen muß, steht außer Frage.

Die Sozialisierung des Ärztestandes würde sicher die Lebenserwartung der Ärzte erhöhen, für die Patienten fürchte ich das Gegenteil.

Jeder von uns sieht in dem scheibchenweisen Verlust ärztlicher Selbstbestimmung das Ende dieser Selbstbestimmung näherkommen und viele stellen resignierend fest, daß diese Entwicklung doch nicht aufzuhalten sei. Das ist falsch, denn gerade die Kostenfrage, die den Machern auf den Nägeln brennt, bietet die Möglichkeit des Eingreifens, wie es vor ein paar Tagen erst durch den Verband der niedergelassenen Ärzte praktiziert wurde.

Meine Herren, an uns liegt es, Fehlentwicklungen aufzuzeigen und Korrekturen vorzuschlagen, nicht in Konservativismus zu verharren, sondern eines der anerkannt effektivsten Systeme präventiver und kurativer ärztlicher Versorgung fortzuentwickeln, lebendig und flexibel zu erhalten und vor allem seine Funktionstüchtigkeit unter Beweis zu stellen. Das heißt auch, falschen oder böswilligen Interpretationen entgegenzuwirken.

Überlassen Sie das nicht nur den Funktionären!

Funktionäre bedürfen der täglichen Motivation!

Wenn Sie, meine jungen Kollegen, Ihre Unabhängigkeit erhalten wollen, dann werden Sie das nur erreichen, wenn Sie über Ihre Praxis- oder Kliniktätigkeit hinaus aktiv mitarbeiten in Ihrem Verband, Ihrer Gesellschaft, Ihrer Partei, wenn Sie die Arbeit der Ärztekammern unterstützen und wenn sie die ärztlichen Verbände untereinander nicht in Kompetenzstreitereien erschöpfen.

An der Basis werden die Weichen gestellt, gleich in welcher Partei oder in welchem Verband. Sie könnten die Richtung mitbestimmen, wenn Sie sich nur etwas engagierten.

Zurück zur Urologie: Meine Damen und Herren, selbst die Urologie leistet ihren Beitrag zum Jahr der Frau: Gynäkologische Urologie.

Ein Begriff, der mit dem Namen Walter Stöckel untrennbar verbunden ist, der 1909 beim Urologenkongreß in Berlin, als erstmals die gynäkologische Urologie auf dem Programm stand, das Hauptreferat über dieses Thema hielt. Einige Jahre zuvor war er auf Betreiben seines Lehrers und späteren Schwiegervaters, Geheimrat Fritsch, zu dem Urologen Prof. Viertel nach Breslau gegangen, um sich in die Geheimnisse der endoskopischen Urologie einführen zu lassen.

50 Jahre später stand die gynäkologische Urologie wieder als ein Hauptthema in einem urologischen Kongreßprogramm: 1959 in Berlin, und zwar für einen ganzen Nachmittag. Diesmal reichen die 2½ Kongreßtage kaum aus, und selbst die Eröffnung mußte zugunsten des wissenschaftlichen Programms gekürzt werden.

Wenn hier Gynäkologen und Urologen gemeinsam die Probleme gynäkologischer Urologie diskutieren, so steht der Erfahrungsaustausch im Mittelpunkt und damit ist ein Ziel dieses Kongresses die Intensivierung einer harmonischen und kollegialen Kooperation zwischen Gynäkologen und Urologen.

Mir bleibt nur zu hoffen, daß Ihre Erwartungen an Information, an interdisziplinärer Harmonisierung und an Vertiefung persönlicher, kollegialer und freundschaftlicher Kontakte in Erfüllung gehen.

Dr. D. Zoedler
Chefarzt der Urologischen Abteilung
der Klinik Golzheim
Friedrich-Lau-Straße 11
D-4000 Düsseldorf

Verhandlungsbericht der Deutschen Gesellschaft für Urologie

28. Tagung
vom 27. September bis 1. Oktober 1976 in Innsbruck

Mit 218 Abbildungen und 196 Tabellen

Tagungsleitung
H. Marberger, Innsbruck

Redigiert durch den zweiten Schriftführer der
Deutschen Gesellschaft für Urologie
K. F. Albrecht, Wuppertal

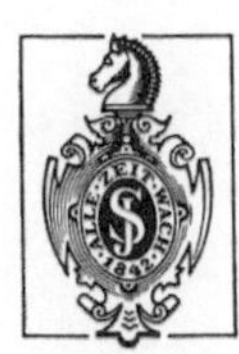

Springer-Verlag · Berlin · Heidelberg · New York 1977

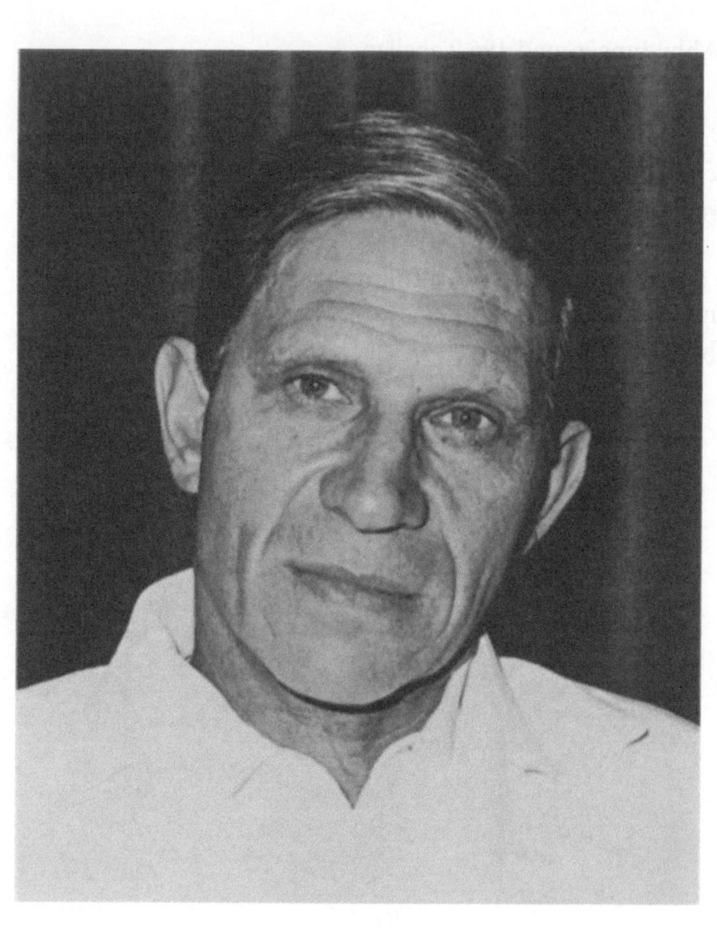

Vorsitzender: Professor Dr. Hans Marberger

Geboren am 7. April 1917 in Umhausen, Ötztal.
Nach Besuch der Volks- und Mittelschule 1936 Inskription
an der Medizinischen Fakultät der Leopold-Franzens-Universität Innsbruck. Promotion zum Dr. univ. med. am 4.
April 1941.
Erste klinische Tätigkeit als Hilfsarzt an der Chirurgischen
Univ.-Klinik Innsbruck unter Prof. B. Breitner; ab 1. 1. 1942
Assistent am Anatomischen Institut der Universität Innsbruck bei Prof. F. Sieglbauer, zwischenzeitlich Wehrdienst
als Abteilungsarzt bei verschiedenen Truppenkörpern und
Reservelazaretten.
Seit Sommer 1945 wiederum an der Chirurgischen Univ.-
Klinik Innsbruck, zunächst als Hilfsarzt, später als Assistent
und Oberarzt tätig; im Rahmen der urologischen Ausbildung 1951/52 achtmonatiger Studienaufenthalt am Karolinska Sjukhuset, Stockholm sowie in den Jahren 1953 bis
1955 bei Prof. R. Flocks am Department of Urology der
Medical School der State University of Iowa.
1958 Venia legendi und Ernennung zum Univ.-Dozenten
für Urologie mit einer Arbeit zum Thema »Praktische Harnröhrenchirurgie«.
1964 Ernennung zum Professor für Urologie und zum Vorstand, zunächst der neu errichteten Lehrkanzel, seit 1971
der Universitätsklinik für Urologie an der Universität Innsbruck.
Vorwiegende Arbeitsgebiete:
Physiologie und Pathophysiologie der Reproduktionsorgane, die Chirurgie der Harnröhre, die transurethrale Chirurgie
der Prostata und der Blase sowie die Urodynamik; dazu
über 200 Publikationen, davon auch mehrere Handbuchbeiträge.
Mitglied zahlreicher nationaler und internationaler Gesellschaften.
1976 Präsident der Deutschen Gesellschaft für Urologie.

Verehrte Festgäste, liebe Kollegen, meine Damen und Herren!

Im Oktober 1907, vor fast 70 Jahren, trafen sich die urologischen Fachkollegen deutscher Zunge zum ersten Kongreß der Deutschen Gesellschaft für Urologie in Wien, damals noch Metropole der Donaumonarchie. Seither hat sich in der Welt vieles geändert. Kriege, politische Umwälzungen trennten alte Bande und schufen neue Lebensräume. Nur zweimal seit dem letzten Kriege fand der Kongreß der Deutschen Gesellschaft für Urologie im Gründungsland Österreich, in Wien 1957 und 1963, statt. Um so mehr freuten wir uns, als man für dieses Jahr Innsbruck als Kongreßstadt gewählt hat. Mit uns Innsbruckern freuten sich – wie viele Briefe und Telegramme erkennen lassen – viele Landsleute aus dem nahen und fernen Heimatland Österreich.

Es ist mir eine große Ehre, unseren Landeshauptmann, Ökonomie-Rat Eduard Wallnöfer, die Landesräte Dr. Bassetti und Dr. huber, Landeshauptmannstellvertreter Dr. Salcher, den Bürgermeister der Stadt Innsbruck, Landtagspräsident Dr. Dr. Alois Lugger, Seine Gnaden, den Abt des Stiftes Wilten, Prälat Stöger, begrüßen zu dürfen.

Mein herzlicher Gruß gilt dem Dekan der Medizinischen Fakultät, Spectabilis Prof. Deetjen, den Herren des Consularcorps der Deutschen Bundesrepublik, voran Generalkonsul Dr. Vacano, und den Kollegen des Lehrkörpers der Univ. Innsbruck.

Ich freue mich, daß Persönlichkeiten aus dem öffentlichen Leben unter uns weilen und begrüße den Präsidenten der Tiroler Ärztekammer, Med.-Rat Dr. Ludwig Winkler, den Präsidenten der Tiroler Handelskammer, Komm.-Rat Heinrich Menardi, den Polizeidirektor Dr. Greiderer, die Abgeordneten zum Nationalrat und zum Landtag, die Mitglieder des Landtags, der Landesregierung und die Vertreter der Behörden.

Die anwesenden Damen seien besonders herzlich begrüßt. Ich möchte Ihnen danken, daß Sie so zahlreich nach Innsbruck gekommen sind. Sie allein sind imstande, diesen Kongreß von einer Arbeitstagung, einem Männerstreit, in ein harmonisches Treffen umzuwandeln.

Schließlich möchte ich Sie, verehrte Kollegen und Freunde, als Hauptakteure an diesem Kongreß begrüßen. Als erstes die Ehrenmitglieder der Deutschen Gesellschaft für Urologie, die unter uns weilen – Prof. Boeminghaus, Prof. Mayor, Prof. Wildbolz, Prof. Übelhör –, dann die ausländischen Kollegen, die trotz der Dichte des Kongreßkalenders, trotz Reisemühen und Sprachschwierigkeiten zu uns kamen.

Wir begrüßen Teilnehmer aus 18 Nationen, aus drei Kontinenten.

Ihnen allen sei ein herzliches Grüß Gott und Willkommen in Tirol geboten.

Innsbruck ist eine Wegkreuzung in der Mitte Europas, auf der sich jährlich Abertausende aus aller Herren Länder begegnen. Möge der Genius loci auch bei diesem Kongreß helfen, Freundschaft und gegenseitige Schätzung über unsere Grenzen zu tragen.

Innsbruck kann nicht auf eine glänzende medizinische Tradition wie etwa München, Berlin oder Wien hinweisen. Wir besitzen keine Staatsoper, keine Pinakothek. Innsbruck ist jedoch ein schöner und origineller Fleck Erde, von dem wir Ihnen auch etwas zeigen möchten. Deswegen das gedrängte Programm, die entlegenen Quartiere und anstrengenden Busreisen. Ein gelungener Ausflug, meine Damen und Herren, ein Nachmittag in der Herbstsonne am Mittelgebirge wird Sie, so hoffen wir, für manches Ungemach entschädigen.

Es ist die traurige Pflicht des Präsidenten, jener Mitglieder zu gedenken, die seit dem letzten Kongreß von uns gegangen sind.

Es sind dies: Prof. Dr. Peter Bischoff, Dr. Claus Merk, Prof. Dr. Ludwig Pittl, Dr. Helmut Farwick, Prof. Dr. W. Modelski. Mit Bischoff, Pittl und Modelski hat mich eine herzliche Freundschaft verbunden. Ihr Tod hat mich tief getroffen.

Darf ich Sie bitten, sich zum Gedenken der Verstorbenen von Ihren Sitzen zu erheben. Ich danke schön!

Der Tod hält seine Ernte, anderes reift zu höchster Vollendung.

Der Vorstand hat beschlossen, drei Kollegen, die sich besondere Verdienste um die Urologie erworben haben und die seit Jahren eng mit der Deutschen Gesellschaft verbunden sind, die Ehrenmitgliedschaft zu verleihen.

Diese Auszeichnung wurde an Prof. Dr. G. Ravasini, Padua, Prof. Dr. G. Jönsson, Lund, Prof. Dr. D. Culp, Iowa-City, verliehen. Zu korrespondierenden Mitgliedern wurden Prof. Dr. Gammelgaard, Kopenhagen, und Prof. Dr. Madsen, Madison/Wisconsin, gewählt.

Es ist mir eine besondere Genugtuung und Freude, als Vorsitzender diese Ehrung verkünden zu können. Damit möchte ich meinen und den Dank vieler Kollegen für unschätzbare Hilfe, die uns in den Lehr- und Wanderjahren freundschaftlich gewährt wurde, abstatten.

Dieser Kongreß stellt einen Höhepunkt in meinem beruflichen Lebensweg dar. Es ist nur billig, zurückzuschauen und denen zu danken, die diesen Weg zum Guten lenkten. Vielen wäre ich Dank schuldig. Einige meiner akademischen Lehrer und Chefs möchte ich, einem schönen Brauch entsprechend, namentlich anführen.

Als jungen Mediziner schlug mich Prof. Sieglbauer, der Innsbrucker Anatom, in seinen Bann. Er weckte mein Interesse für die Naturwissenschaften.

Meine medizinische Karriere begann wie bei vielen österreichischen Klinikern als Demonstrator und ging vom anatomischen Institut geradlinig zur Chirurgie, die damals durch Breitner und seine Schule in Innsbruck repräsentiert wurde.

Burkhard Breitner und seiner Klinik verdanke ich nicht nur meine chirurgische Ausbildung, sondern auch meine Auffassung vom Arzttum, von den Aufgaben und Freuden des Arztes. In der Not der Nachkriegszeit wurde mir die Breitnersche Klinik zur Heimat.

An der Klinik Breitner wurde vor dem Kriege Urologie im Rahmen des Notwendigen betrieben. Erst in den Kriegsjahren ging Biedermann daran, die sogenannte „Sepsis" Schritt für Schritt in eine urologische Station umzuwandeln, transurethrale Operationsmethoden einzuführen und für das notwendige Gerät zu sorgen. Bei Biedermann tat ich meine ersten urologischen Schritte und gewann Freude am Fach.

Breitners weltoffener Geist erkannte, was uns Jungen am eigenen Hause in der Notzeit fehlte. Er sandte uns in die Welt, um Neues zu sehen und das Gelernte wieder nach Hause zu bringen.

Die Lehr- und Wanderjahre führten mich zu mehrjährigen Aufenthalten nach Schweden und in die USA. Die fachlichen Eindrücke am Karolinska-Krankenhaus in Stockholm waren für meinen weiteren Ausbildungsgang richtungsweisend. Bei Hellström, Giertz und Roeden sah ich zum erstenmal Urologie in glänzendem Zusammenspiel von Theorie und Praxis. Bei Sandberg lernte ich urologische Röntgendiagnostik in heute noch kaum erreichter Vollkommenheit kennen.

Entscheidend für mein berufliches Ziel war die Ausbildung an der Urologischen Abteilung der State University of Iowa. Meinem damaligen Chef, Prof. Flocks, mit dem mich bis zu seinem Tode eine herzliche Freundschaft verband, und seinem Stellvertreter, Dr. David Culp, verdanke ich nicht nur intensive fachliche Schulung, sondern auch Einführung in die medizinische Forschung.

Die Auslandsjahre vermittelten mir nicht nur ein dem Weltstandard entsprechendes Fachwissen. Sie brachten mir freundschaftliche Kontakte mit Kollegen in vielen Ländern, die bis heute anhielten und wesentlich zur Entwicklung unserer Abteilung beigetragen haben.

XIV

Mein zweiter chirurgischer Chef in Innsbruck, Prof. Huber, war ebenfalls ein Förderer der Urologie und erreichte, daß in Innsbruck eine urologische Lehrkanzel errichtet wurde.

In den Jahren seither, vor allem seit der Übersiedlung ins neue Haus, entwickelte sich unter der Mithilfe hervorragender Mitarbeiter unsere ursprünglich recht ärmliche Station zu einer ausgewachsenen Klinik, wie ich sie mir in der Anfangszeit kaum erträumt hätte.

Nach dem Blick zurück noch ein Blick in die Zukunft: Meine Sturm- und Drangzeit ist vorbei. Ich wünschte mir jedoch sehnlich und werde weiterhin dafür alles tun, was in meinen Kräften steht, daß nicht nur unsere Klinik, sondern das urologische Fach weiterblühe und sich auch in unserem Heimatland Österreich optimal entwickle. Doch dafür stehen nicht alle Vorzeichen günstig.

Nur an zwei von drei Fakultäten Österreichs ist die Urologie als Lehrkanzel etabliert. Urologie ist nach wie vor bei uns kein Lehr- und Prüfungsfach. Die Bevölkerung Österreichs ist nur in den größten Städten ausreichend versorgt; auf dem Land fehlen urologische Abteilungen und Fachärzte. Die praktisch tätigen Urologen haben nicht das Recht, Röntgenuntersuchungen durchzuführen, obwohl urologische Diagnostik ohne Röntgenuntersuchungen nicht möglich ist.

Im Rahmen der Turnusausbildung zum praktischen Arzt ist die Ausbildung an einer urologischen Station nicht vorgesehen. Die Handhabung des Katheters, die Rektaluntersuchung muß der junge Arzt aus dem Buch erlernen.

In vielem, meine Damen und Herren, sind wir in Österreich Deutschland und anderen Ländern gegenüber ins Hintertreffen geraten. Es ist an der Zeit, die Öffentlichkeit und vor allem Sie, die Mitglieder der Deutschen Gesellschaft für Urologie, darauf aufmerksam zu machen.

Sie, meine Damen und Herren, sind eine starke Gemeinschaft, deren Meinung sich weder die Öffentlichkeit noch die für die Gesundheitspolitik maßgebenden Stellen entziehen können. In erster Linie sollte jedoch unsere gemeinsame Anschauung die jungen Kollegen stimulieren, sich um jene Dinge entsprechend zu kümmern, die für das Gedeihen ihres Standes und das Wohlergehen ihrer Patienten notwendig sind.

Prof. Dr. H. Marberger
Urologische Universitätsklinik
Anichstraße 35
A-6020 Innsbruck

Verhandlungsbericht der Deutschen Gesellschaft für Urologie

29. Tagung
vom 21. September bis 24. September 1977 in Stuttgart

Mit 252 Abbildungen und 140 Tabellen

Tagungsleitung
F. Arnholdt, Stuttgart

Redigiert durch den zweiten Schriftführer der
Deutschen Gesellschaft für Urologie
K.F. Albrecht, Wuppertal

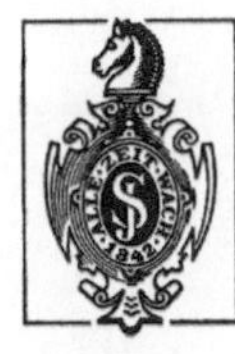

Springer-Verlag Berlin Heidelberg New York 1978

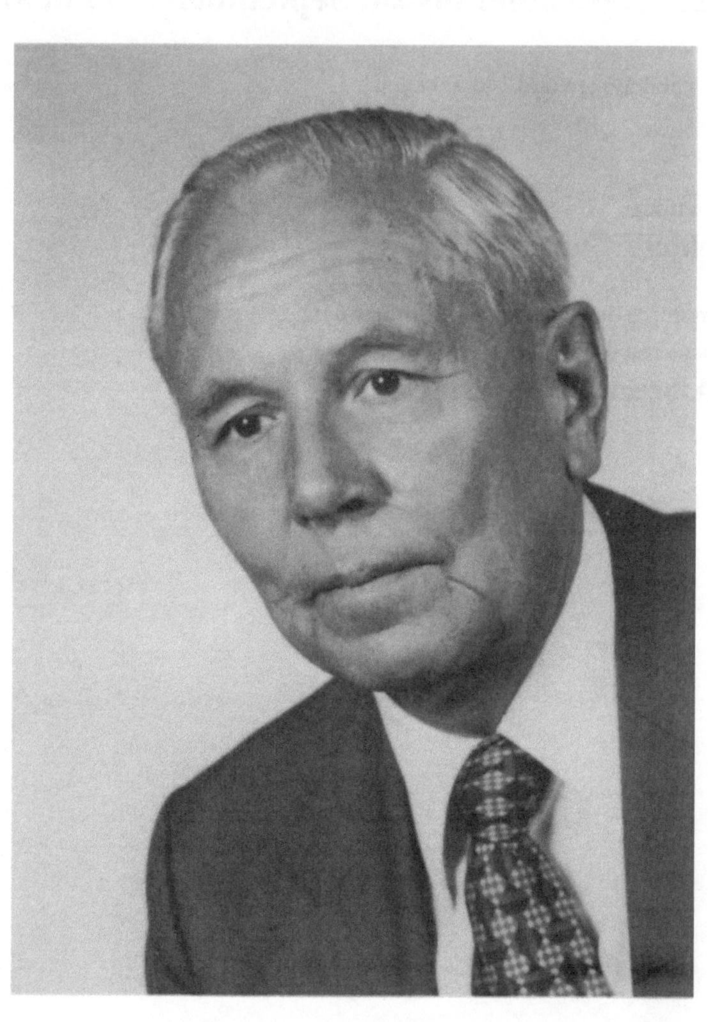

XXIX. Kongreß
der Deutschen Gesellschaft für Urologie
21.–24. September 1977 in Stuttgart

Vorsitzender: Professor Dr. Fritz Arnholdt

Geboren am 21. September 1912 in Würzburg.
1931 Reifeprüfung am Realgymnasium in Würzburg, anschließend Medizinstudium in Erlangen, Kiel und Würzburg.
1936 Medizinisches Staatsexamen und 1937 Promotion an der Universität Würzburg.
1937 Med.-Praktikant an der Chirurgischen Universitätsklinik in Würzburg und an der Medizinischen und Neurologischen Abteilung des Allgemeinen Krankenhauses St. Georg in Hamburg.
1938 Assistenzarzt an der Urologischen Abteilung der Diakonissenanstalt in München bei Ferdinand May.
1938 bis 1945 mit Unterbrechungen Assistenzarzt am Allgemeinen Krankenhaus St. Georg in Hamburg und zuletzt im Hamburger Ausweichkrankenhaus in Bevensen/Lüneburger Heide und zwar auf Interner Abteilung (Prof. Hegler), im Pathologischen Institut (Prof. Heine) und Chirurgischer Abteilung (Prof. Reinicke).
1946 bis 1948 Assistenzarzt im Chirurgisch-gynäkologischen Krankenhaus in Marne/Holstein (Dr. Vonderlage).
1947 Facharztanerkennung für Chirurgie.
1948 bis 1960 Assistenzarzt und ab 1951 Oberarzt am Urologischen Krankenhaus der Stadt München (Prof. Ferdinand May).
1950 Facharztanerkennung für Urologie.
1960 Habilitation für das Fach Urologie an der Universität München.
1960 bis zur Pensionierung am 1. 1. 1978 Ärztlicher Direktor der Urologischen Klinik des Katharinenhospitals in Stuttgart.
1971 Ernennung zum apl. Prof. für Urologie an der Universität München.
1962 und 1963 Vorsitzender der Südwestdeutschen Gesellschaft für Urologie mit Tagungen in Stuttgart und Baden-Baden.
1977 Präsident der Deutschen Gesellschaft für Urologie mit Kongreß in Stuttgart.

Wissenschaftliche Arbeiten: aus allen Gebieten der Urologie. Buchbeiträge u. a. über Anomalien und Fehlbildungen im Urogenitaltrakt und über Mißbildungen der Niere.

Begrüßungansprache des Präsidenten

Meine sehr verehrten Damen und Herren!

Zur Eröffnung der XXIX. Tagung der Deutschen Gesellschaft für Urologie heiße ich Sie hier in Stuttgart recht herzlich willkommen. Es ist für mich eine besondere Freude und Ehre, daß ich Herrn Ministerpräsident Filbinger hier begrüßen kann. Sie zeigen uns durch Ihr Kommen, daß die Arbeit der Urologen auch in der Öffentlichkeit Anerkennung gefunden hat. Wir Urologen sind im übrigen den Länderregierungen und Stadtverwaltungen sehr dankbar, denn nur durch ihre Hilfe war es möglich, daß die Urologie sich in den letzten 20 Jahren an den Universitäten und in den kommunalen Krankenhäusern fest etablieren konnte.

Ich begrüße ferner den Gesundheitsreferenten der Stadt Stuttgart, Herr Bürgermeister Dr. Thieringer, den Vertreter des Dekans der Medizinischen Fakultät in Tübingen, Herrn Professor Bichler, und den Vertreter der Ärztekammer Nord-Württemberg, Herrn Dr. Krais.

Ich hätte gewünscht, daß auch wieder einmal eine Urologen-Delegation aus der DDR zum Kongreß kommt; aber wie schon seit Jahren, war dies auch in diesem Jahr nicht möglich. Wir freuen uns aber wieder über den Besuch eines DDR-Rentners, den ich hiermit herzlich begrüßen möchte.

Nicht zuletzt heiße ich Urologen aus 15 Ländern, und zwar aus Belgien, Bulgarien, Dänemark, Frankreich, Griechenland, Holland, Italien, Jugoslawien, Luxemburg, Österreich, Polen, Schweden, der Schweiz, Südafrika und den USA hier herzlich willkommen. Einige dieser Kollegen sind korrespondierende oder Ehren-Mitglieder unserer Gesellschaft und wir freuen uns immer wieder ganz besonders über ihr Kommen. Es ist uns ein Anliegen, wissenschaftlichen und freundschaftlichen Konnex mit den ausländischen Kollegen zu halten, denn auf dieser Basis kann auch die Urologie am besten gedeihen. Diesem Zweck dient auch die Ernennung zu korrespondierenden Mitgliedern unserer Gesellschaft, die wir in diesem Jahr Herrn Professor Zielinski aus Katowitz in Polen und Herrn Professor Donker aus Leiden in Holland angetragen haben. Herr Professor Donker dankte sehr für die Ernennung, er konnte diesmal aber leider nicht kommen, so daß ich die Urkunde heute nur Herrn Professor Zielinski persönlich überreichen kann. Darf ich Sie bitten, die Urkunde entgegen zu nehmen.

Zu Ehren von Max Nitze, dem Erfinder des Zystoskops, stiftete die Deutsche Gesellschaft für Urologie den Nitze-Preis. Ich freue mich, daß ich gerade am 100. Geburtstag des Zystoskops diesen Preis verteilen kann, und zwar je zur Hälfte an die Münchener Arbeitsgruppe Hofstetter, Staehler, Keiditsch, Schmiedt, Siepe und Rother für ihre Arbeit über die Laser-Bestrahlung von Blasentumoren und die Mainzer Arbeitsgruppe Jacobi und Wilson für ihre biochemisch-histologischen Untersuchungen zur Ätiologie des Prostata-Adenoms. Darf ich Sie bitten, die Urkunden entgegen zu nehmen.

Lassen Sie uns jetzt in ehrender Erinnerung der Kollegen gedenken, die seit der letzten Tagung gestorben sind. Es sind dies:

Professor Dr. Heiner Hammel, Neustadt/Weinstraße

Professor Dr. Leonhard Lurz, Mannheim

Dr. Georg Eckhardt, Bad Wildungen

und eben erreichte uns noch die Nachricht, daß vor einigen Tagen unser Ehrenmitglied und früherer Präsident

Professor Dr. Richard Übelhör in Wien

gestorben ist. Wir verlieren mit ihm nicht nur einen sehr beliebten Kollegen, der zu allen unseren Tagungen kam, sondern auch einen wissenschaftlich besonders profilierten Urologen.

Sie haben sich von Ihren Plätzen erhoben, ich danke Ihnen.

Ich folge einer alten Tradition, wenn ich als Präsident der Gesellschaft meiner Lehrer gedenke. Ich gehöre noch zu der Generation, in dr man eine breite Ausbildung anstrebte. So war ich in Kliniken in Würzburg, Hamburg/Krankenhaus St. Georg, Marne in Schleswig-Holstein und in München tätig. Unter meinen Lehrern waren – und das möchte ich gerade hier in Stuttgart sagen – drei Schwaben, der Chirurg Professor Kappis, der Internist Professor Hegler und der Pathologe Professor Heine. Ich arbeitete dann noch bei dem Röntgenologen Professor Dyes, beim Neurologen Professor Hans-Robert Müller und dem Internisten Professor Hamel. Die chirurgische Facharztausbildung erhielt ich bei Professor Reinicke in Hamburg und bei Chefarzt Dr. Vonderlage in Marne in Schleswig-Holstein. Nach dieser langen, durch den Krieg verlängerten Vorbereitungszeit hatte ich das große Glück, zu einem der richtungsweisenden Urologen zu kommen, zu Professor May nach München. Er hatte eine, in wissenschaftlicher und praktischer Hinsicht vorbildliche urologische Klinik geschaffen, die ein Anziehungspunkt für Urologen und Patienten aus vielen Ländern war. Ihm verdanke ich meinen urologischen Werdegang. Leider ist Professor May erkrankt und konnte nicht kommen. Er schickte uns telegraphisch seine Grüße und guten Wünsche.

Sie kommen hier nach Stuttgart in die Stadt, in der vor 71 Jahren die Deutsche Gesellschaft für Urologie gegründet wurde. Es war dies keine spontane, sondern eine immer dringlicher gewordene und dann auch lange vorbereitete Gründung, denn mit der Entdeckung des Blasenspiegels durch Nitze 1877, also jetzt vor 100 Jahren, war eine neue Ära für die Urologie geschaffen, und es war – wie es damals hieß – ein Bedürfnis vorhanden, die verschiedenen Disziplinen, die an der kraftvollen Entwicklung der deutschen Urologie beteiligt sind, zu gemeinsamer Arbeit zu einigen.

Zu dieser Zeit bestand schon in Frankreich und in den USA eine urologische Gesellschaft, und auch bei uns in Deutschland war zwar schon 10 Jahre zuvor – 1896 – eine Gründung geplant worden, erfolgt ist sie dann aber erst anläßlich der 78. Tagung der Gesellschaft deutscher Naturforscher und Ärzte am 16. September 1906 in Stuttgart. 38 Ärzte aus Deutschland, Österreich und der Schweiz bildeten die Gründungsversammlung für die Gesellschaft deutschsprachiger Urologen und beschlossen, alle zwei Jahre einen Kongreß – in der Regel in Berlin oder Wien – abzuhalten. Der erste Kongreß fand dann im Oktober 1907, also vor 70 Jahren, in Wien statt. Später wich man von dieser Regel ab und ging auch in andere Städte. Jetzt findet der Kongreß zum ersten Mal in der Gründungsstadt Stuttgart statt.

In den 71 Jahren seit der Gründung der Gesellschaft hat die Urologie einen ungeheuren Aufschwung genommen, zu dem die Kongresse mit ihrem Erfahrungsaustausch wesentlich beitrugen. Neue wissenschaftliche Erkenntnisse und operative und instrumentelle Techniken ließen ein eigenes urologisches Fachgebiet entstehen, das in Klinik und Praxis vertreten ist und beste fachgemäße Behandlung gewährleistet. An den Zielen der Gesellschaft, nämlich dem Fortschritt in der Urologie zu dienen, hat sich seit der Gründung nichts geändert. Man hat sich sogar noch mehr und ausschließlich dem wissenschaftlichen Zweck zugewandt und schon 1953 den Berufsverband abgetrennt, der für die berufsständigen und wirtschaftlichen Fragen zuständig ist. Die wissenschaftliche Gesellschaft muß sich aber auch mit Problemen befassen, die das Fach Urologie selbst betreffen, es günstig oder ungünstig beeinflussen könnten. Ich nenne Ihnen nur die Sicherung der Qualität der Leistungen, die auch auf dem letzten Chirurgen-Kongreß angesprochen wurde. Wir Urologen haben uns mit dieser Frage schon früher beschäftigt, es ist im wesentlichen eine Frage der Fortbildung und ihrer Kontrolle. Wir haben unser Fortbildungsprogramm gut ausgebaut. Neben dem deutschen Urologen-Kongreß finden jährlich noch vier regionale, der Fortbildung dienende Tagungen statt, außerdem Seminare und Symposien. Wir haben auch mehrere urologische Zeitschriften. Mit gutem Recht können wir von unserer deutschen Urologie sagen, daß sie dem internationalen Niveau entspricht. Wir sollten aber eigene Pläne entwickeln, daß dieses Niveau in allen Kliniken und Praxen erreicht und garantiert wird, ohne daß jedoch die Initiative des Einzelnen eingeschränkt oder gar blockiert wird.

Meine Damen und Herren! Vor uns liegt ein großes, dicht gedrängtes wissenschaftliches Programm. Wir werden uns vor allem mit dem Blasenkarzinom und der einseitig kleinen Niere beschäftigen. Ich wünsche Ihnen allen, daß sie viele Anregungen mit nach Hause nehmen können und daß Sie diesen Stuttgarter Kongreß in guter Erinnerung behalten.

Prof. Dr. F. Arnholdt
Urologische Klinik
Katharinenhospital
Kriegsbergstr. 60
D - 7000 Stuttgart 1

Verhandlungsbericht der Deutschen Gesellschaft für Urologie

30. Tagung, 20. bis 23. September 1978 in Essen

Tagungsleitung

P. Mellin, Essen

Redigiert durch den ersten Schriftführer der Deutschen Gesellschaft für Urologie

K. F. Albrecht, Wuppertal

Mit 269 Abbildungen und 183 Tabellen

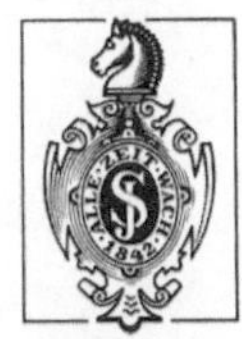

Springer-Verlag
Berlin Heidelberg New York 1979

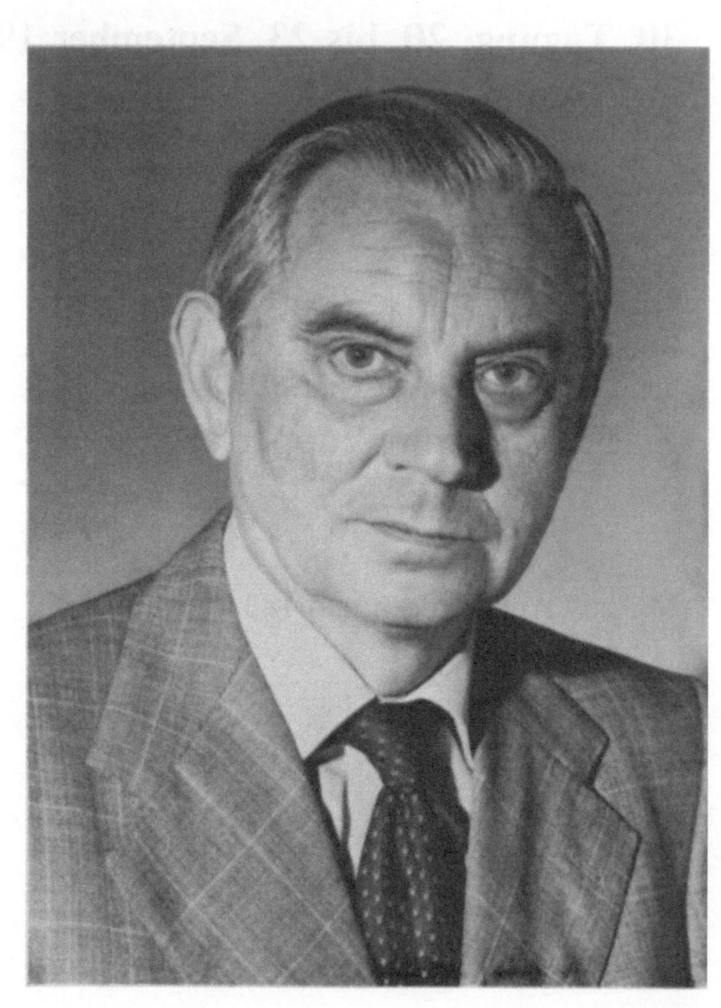

XXX. Kongreß
der Deutschen Gesellschaft für Urologie
20.–23. September 1978 in Essen

Vorsitzender: Professor Dr. Paul Mellin

Geboren am 26. Februar 1920 in Berlin.
1937 Reifeprüfung am Humanistischen Gymnasium Berlin-Steglitz, anschließend Wehrdienst. Studium der Medizin ab Sommersemester 1939 an den Universitäten Greifswald, Göttingen und Berlin.
1944 Staatsexamen an der Universität Berlin.
1944 Promotion an der Universität Göttingen.
1944–1945 Truppenarzt und Kriegsgefangenschaft.
1945–1950 Assistenzarzt der Chirurg. Klinik St.-Josefs-Krankenhaus Potsdam (Dr. H. Schrank).
1950/51 Assistenzarzt der Neurochirurgischen Universitätsklinik der FU Berlin (Prof. Dr. A. Stender).
1951/56 Wissensch. Assistent, Chirurg. Univ.-Klinik der FU Berlin (Dr. R. Hellenschmied).
1956 Facharzt für Chirurgie und Urologie.
1957/62 1. Oberarzt der Chirurg. Klinik des Katharinen-Hospitals Stuttgart (Prof. Dr. Fr. Gross).
1962 Oberarzt der Chirurg. Klinik, Städt. Krankenanstalten Essen (Prof. Dr. K. Kremer), ab 1963 Chirurg. Universitätsklinik Essen und Leiter der Urologischen Abteilung.
1964 Habilitation für das Fach Chirurgie und Urologie.
1967 Berufung auf den ordentlichen Lehrstuhl für Urologie am Klinikum Essen und Direktor der Urologischen Universitätsklinik.
1967–1972 Schriftführer der Arbeitsgemeinschaft der Urologischen Lehrstuhlinhaber in der Bundesrepublik Deutschland.
1971/72 Dekan der Fakultät für Prakt. Medizin, Klinikum Essen der Ruhruniversität Bochum.
1971/73 Vorsitzender der Nordrhein-Westfälischen Gesellschaft für Urologie.
1975 Korrespondierendes Mitglied der Berliner Urologischen Gesellschaft.
1977/78 Präsident der Deutschen Gesellschaft für Urologie.

316   Spezielle Arbeitsgebiete:
Urologie des Kindesalters. Mißbildungen der Urogenital-
organe. Plastische Urologie. Probleme der Solitärniere.
Urogenitale Tumoren, insbes. Hodengeschwülste.

Begrüßungsansprache des Präsidenten

Sehr verehrte Festgäste, meine Damen und Herren!

Ich eröffne den XXX. Kongreß der Deutschen Gesellschaft für Urologie und heiße Sie alle, die Sie von nah und fern zu dieser Tagung nach Essen gekommen sind, aufs herzlichste willkommen!

Unser Gruß gilt zunächst unseren Gästen aus dem In- und Ausland, den Vertretern der Behörden, des öffentlichen Lebens und der Wissenschaft. Wir freuen uns, Herrn Bürgermeister Kuhs als Vertreter der Stadt Essen unter uns zu sehen, einer Stadt, die für die Belange der Urologie stets ein offenes Ohr hatte. Wir begrüßen den Präsidenten der Ärztekammer Nordrhein, Herrn Kollegen Dr. Koch, Herrn Dr. Norpoth als Repräsentanten der Essener Ärzteschaft und Herrn Generalarzt Dr. Felkl als Vertreter des Sanitätsinspekteurs der Bundeswehr. Dem Rektor der Universität Essen, Magnifizenz Prof. Dr. Kröll und dem Dekan des Fachbereichs Praktische Medizin, Spektabilität Prof. Dr. Reidemeister, danken wir herzlich für ihre Anwesenheit. Es freut uns sehr, daß der Präsident der Deutschen Gesellschaft für Chirurgie, Herr Prof. Dr. Ungeheuer, unserer Einladung gefolgt ist. Grußadressen und gute Wünsche sind uns von vielen Seiten zugegangen. Frau Antje Huber, Bundesminister für Jugend, Familie und Gesundheit, übermittelte die Grüße der Bundesregierung, Herr Ministerpräsident Rau wünscht der Tagung vollen Erfolg.

Unser herzlicher Gruß gilt ferner unseren Kollegen aus dem Ausland, die in besonders großer Zahl aus 16 Staaten Europas, Asiens, Amerikas und Afrikas zu uns gekommen sind. Unter ihnen sind viele alte Freunde, die wir gerne wiedersehen. Einen von ihnen möchte ich besonders erwähnen. Einar Ljunggren, Professor in Göteborg, hat vor 50 Jahren zum ersten Mal an einem deutschen Urologenkongreß teilgenommen. Er hat seitdem auf keiner unserer Tagungen gefehlt und diese durch seine Beiträge bereichert. Wir *danken ihm für seine Treue, die er der deutschen Urologie* ein halbes Jahrhundert lang in guten und auch in schlechten Zeiten gehalten hat.

Mit großem Bedauern müssen wir registrieren, daß auch in diesem Jahr den Urologen aus dem anderen Teil unseres Vaterlandes, vielen Kollegen und Freunden, die gerne gekommen wären, die Teilnahme an diesem Kongreß unmöglich gemacht wurde.

Unseren Ehrenmitgliedern und korrespondierenden Mitgliedern rufen wir ein herzliches Willkommen zu.

Meine Damen und Herren! Im vergangenen Jahr hat der Tod große Lücken in unsere Reihen gerissen: Es verstarben die Herren Dr. Fritz Stagge, Osnabrück; Dr. Karl-Heinz Schmidt, Diepholz; Prof. Dr. René Defoort, Gent; Dr. Georg Lutz, Groß-Umstadt; Dr. Claus Winkelmann, Baden-Baden; Prof. Dr. Emil Michałowski, Krakau; Dr. Karl-Oskar Meyer, Göttingen; Dr. Karl Kraft, Bad Wildungen; Dr. Bruno Rudzewski, Heilbronn; Dr. Otto Fricke, Gütersloh, und Prof. Dr. Ferdinand May, München.

Wir gedenken der Toten, die sich durch ihre Leistungen und ihren Einsatz für unsere Gesellschaft hohe Verdienste erworben haben, in Dankbarkeit.

Sie haben sich zu Ehren der Verstorbenen von Ihren Sitzen erhoben; ich danke Ihnen.

Wie in den vergangenen Jahren hat der Vorstand auch diesmal beschlossen, hervorragende Urologen, die der deutschen Urologie verbunden sind, zu Ehrenmitgliedern oder Korrespondierenden Mitgliedern zu ernennen. Er ist dabei von dem Wunsch ausgegangen, die internationalen wissenschaftlichen Beziehungen zu vertiefen und traditionelle freundschaftliche Bande zu stärken.

Zu Ehrenmitgliedern wurden gewählt: Prof. Åke Fritjofsson aus Uppsala und Prof. Paul Madsen aus Madison, Wisconsin; zu Korrespondierenden Mitgliedern: Mr. Herbert Eckstein aus London und Prof. Fumihiko Ikoma aus Nishinomijya.

Prof. Fritjofsson hat sich besonders mit seinen Arbeiten über die Urotuberkulose international einen Namen gemacht. Der deutschen Urologie ist er seit langem verbunden. Unsere Gesellschaft ernannte ihn 1975 zum Korrespondierenden Mitglied und trägt ihm heute die Ehrenmitgliedschaft an.

Prof. Madsen hat durch die Alexander-von-Humboldt-Stiftung Berührung mit der deutschen Medizin bekommen. Seit seiner Tätigkeit an der Urologischen Univ. Klinik in Homburg/Saar gehört er zu unseren aktivsten ausländischen Mitgliedern. Zahlreiche junge deutsche Urologen haben bei ihm in Madison forschen können. Die Ehrenmitgliedschaft, die wir Prof. Madsen heute antragen, ist zugleich der Dank unserer Gesellschaft für seine treue Freundschaft.

Prof. Eckstein ist ein sehr gern gesehener Teilnehmer unserer Tagungen, die er durch seine Beiträge aus dem Gebiet der Kinderurologie zu bereichern weiß. Wir schätzen sein auf großer Erfahrung basierendes Urteil, seine wohlabgewogene Rede und seine vornehme Art der Diskussion. Mr. Herbert Eckstein als Korrespondierendes Mitglied in unseren Reihen zu wissen, betrachten wir als großen Gewinn.

Prof. Ikoma hat sich seit seiner Tätigkeit an der Urologischen Univ. Klinik Homburg 1960/62 um die Vertiefung der Beziehungen zwischen der japanischen und der deutschen Urologie besonders bemüht. Er schickt seine Mitarbeiter zur Weiterbildung an deutsche Kliniken. Die Ernennung von Herrn Prof. Ikoma zum Korrespondierenden Mitglied unserer Gesellschaft soll dazu beitragen, die traditionell festen Bande zur japanischen Urologie noch zu verstärken. Wir freuen uns, Prof. Ikoma zu den Unseren zählen zu dürfen.

Wer wie ich jetzt die Ehre hat, an dieser Stelle zu stehen, darf Sie bitten, mit ihm einen kurzen Rückblick auf seinen beruflichen Lebensweg zu tun. Auf ihm sind mir viele begegnet, denen ich Dank schulde; ich kann sie nicht alle aufzählen.

Schon im Elternhaus erwuchs die Neigung zur Medizin. Ärztliches Vorbild blieb der früh verstorbene Vater. Als Student begeisterten mich Lehrer, wie die Chirurgen Rudolf Stich und Ferdinand Sauerbruch, die Pathologen Robert Rößle und Georg Gruber oder der Gynäkologe Heinrich Martius.

Den jungen Arzt drängte es in die Chirurgie. Ihre Grundlagen vermittelte mir Hans Schrank in Potsdam. Bei Fritz Gross in Stuttgart lernte ich die Feinheiten einer Chirurgie Payerscher Prägung.

Ich freue mich, daß ich diesem Lehrer, der hier unter uns ist, an dieser Stelle danken kann.

Die Liebe zur Urologie pflanzte mir Rudolf Hellenschmied in Berlin ein, und er wies mir die Richtung, in der ich weitergegangen bin. Vielleicht war der lockere Zügel, an dem er seine Mitarbeiter in die Urologie der Voelckerschen Schule führte, eines der Geheimnisse, mit der er mich zur Selbständigkeit erzog. Daß ich ihm, den ich vor mir sitzen sehe, hier von Herzen danken kann, freut mich ganz besonders.

Schließlich denke ich an einen Freund der Urologie, der unserem Fach den Weg ebnete und damit auch meinen Lebensweg beeinflußte. Der damalige Essener und jetzige Düsseldorfer Chirurg Karl Kremer verhalf dem Essener Klinikum zu einer eigenen Urologie und bereits 1967 zu einem ordentlichen Lehrstuhl, so wie es sein Lehrer, unser Ehrenmitglied Ernst Derra, zuvor in Düsseldorf praktiziert hatte. Ich freue mich, daß ich meinen alten Freund Karl Kremer als Ehrengast begrüßen kann.

Erlauben Sie, daß ich die Gelegenheit dieser Kongreßeröffnung benutze, ein paar Worte zu Problemen unseres Fachgebietes zu sagen und einige Gedanken zu äußern, die in diesem Kreis auszusprechen vielleicht nützlich sein könnten.

Sie wissen, die Anerkennung als Lehr- und Prüfungsfach durch die Approbationsordnung brachte der Urologie endgültig ihre Selbständigkeit. Ein solcher Schritt hat Konsequenzen, und es lohnt sich, darüber nachzudenken. Wie jede Eigenständigkeit, so bringt auch diese zusammen mit der Freiheit Verpflichtungen mit sich, die wir erkennen und nach denen wir handeln müssen. Sowohl die wissenschaftliche Urologie als auch die qualitative und quantitative Versorgung der Bevölkerung zogen aus der Emanzipation Vorteile. Sie äußern sich einerseits z. B. in der Zunahme von Publikationen in in- und ausländischen Zeitschriften und andererseits augenfällig etwa in der Gründung einer großen Zahl urologischer Fachabteilungen sowie in der Niederlassung vieler urologischer Fachärzte. Wir betrachten es selbstverständlich als sehr begrüßenswert, daß die Allgemeinheit aus diesem reichlichen Angebot hochqualifizierter fachurologischer Versorgung ihren Nutzen zieht. Aber sehen wir die Dinge recht, so nähern wir uns sehr bald einem Sättigungsgrad an Krankenhausbetten und Fachpraxen. In einem operativen Fach wie der Urologie sind der Vermehrung der Kapazitäten Grenzen gesetzt, allein schon der qualifizierten Ausbildung wegen und der davon abhängigen optimalen Patientenversorgung. Und wer wollte behaupten, daß es gesundheitspolitisch gerechtfertigt und wirtschaftlich tragbar wäre, die Dinge treiben zu lassen? Es ist an der Zeit, das Angebot an Ausbildungsplätzen mit dem Bedarf an urologischen Facharzten in der Bundesrepublik in Einklang zu bringen. Dem legitimen Anspruch des Patienten auf unsere Leistung dürfen wir, auch im Interesse unseres Nachwuchses, unser Recht auf Fairneß der Gesellschaft uns gegenüber entgegenstellen. Gelten nicht Einzelfiguren und Randerscheinungen in unserem Beruf nur als Alibi, einen ganzen Stand zu diffamieren und sein Ansehen herabzusetzen? Von der Restriktion der Vergütung ärztlicher Leistungen, die von bestimmten Seiten mit Nachdruck betrieben wird, soll hier gar nicht die Rede sein. Bei allem Verständnis für die wirtschaftlichen Grenzen im Gesundheitswesen müssen solche ressentiment- und neidbestimmten Tendenzen angesichts überzogener Forderungen anderer verstimmen.

An den Universitäten erhielt die Urologie ihre Lehrstühle und Abteilungen, um – wie es heute in dieser Reihenfolge häufig heißt – der Lehre, Forschung und Krankenversorgung nachzukommen. Diese Verpflichtungen zu erfüllen, stößt auf viele Schwierigkeiten. In der Lehre sind sie am größten. Die Zahl der Studenten hat sich innerhalb einiger Jahre mehr als verdoppelt und übersteigt bei weitem den voraussichtlichen Bedarf an Ärzten. Der grundsätzlich sehr erstrebenswerte praxisnahe Unterricht am Krankenbett kann den Patienten nicht mehr zugemutet werden. Der Massenbetrieb senkt zwangsläufig die Qualität. Den Hochschullehrern und Studenten bleibt es überlassen, mit den Unterrichtsproblemen fertig zu werden, und sie fragen sich, wo dies hinführen soll. Die Misere spielt sich vor der Kulisse einer Hochschulgesetzgebung ab, die es darauf anlegt, die Rechte der Hochschullehrer weiter zu beschneiden. Das Ergebnis einer kürzlich vom Allensbacher Institut für Demoskopie bei 5000 Hochschullehrern, Assistenten und Doktoranden im Auftrage des Stifterverbandes für die Deutsche Wissenschaft durchgeführten Repräsentativumfrage gibt die Stimmung wieder: Jene Begeisterung, mit der an den Hochschulen früher geforscht und gelehrt wurde, hat bei allen drei Gruppen in fast identischem Umfange erheblich nachgelassen, am meisten bei den Medizinern. Ein schlechtes Zeugnis für die politischen Instanzen!

Der Fachweiterbildung unserer Assistenten müssen wir uns verstärkt und mit großem Eifer annehmen. Wenn wir alle Möglichkeiten nutzen, unseren Nachwuchs bestmöglich auszubilden, erhöht sich zugleich auch die Qualität, von der *alle profitieren, nicht nur die Ärzte. Es gibt kein sichereres Kapital, als die Kenntnisse und Fähigkeiten, die man in der Assistentenzeit erwirbt.*

Die überaus schnelle Entwicklung der Wissenschaft macht es notwendig, das Fachwissen dem neuesten Stand immer wieder anzupassen. Die Urologie hat sich deshalb der Fortbildung in großem Umfange angenommen. Der Berufsverband, örtliche kollegiale Zusammenschlüsse, die großen Fachabteilungen und die Universitätskliniken sowie die regionalen Gesellschaften führten zahllose Veranstaltungen durch. Der Industrie ist es zu danken, daß sie diese Bestrebungen unterstützt. Auf freiwilliger Basis haben unsere Kollegen mit Interesse und in unerwartet großer Zahl teilgenommen und damit gezeigt, daß es eines Zwanges nicht bedarf. In der freiwilligen Fortbildung sehen wir den besten Weg, die neuesten Erkenntnisse unseres Fachs zu vermitteln. Dem Kranken wird damit die Gewähr geboten, daß sein Urologe ihn nach dem letzten Wissensstand behandeln wird. In unseren Bemühungen, die fachärztliche Fortbildung zu fördern, werden wir fortfahren. Die Veranstaltungen dieses Kongresses, insbesondere das bereits gestern unter großer Beteiligung absolvierte und äußerst positiv aufgenommene Fortbildungs-Seminar »Transurethrale Resektion« bitte ich, in diesem Licht zu sehen.

Die Selbständigkeit der Urologie verpflichtet uns auch zur wissenschaftlichen Weiterentwicklung unseres Fachs. Große Anstrengungen sind notwendig, um international den Anschluß zu halten. Den Hochschulkliniken ist in der Grundlagenforschung und in der klinischen Forschung auf diesem Gebiet eine Aufgabe zugewiesen, der sie nur bei ausreichender Ausstattung voll gerecht werden können. Die an vielen Orten erkennbaren Bemühungen, solche Voraussetzungen zu schaffen oder zu verbessern, werden dankbar registriert. Es fehlt andererseits noch vieles, um Forschung auf breiter Grundlage zu ermöglichen. Sie kommt schließlich dem Kranken zugute, denn Forschung und praktische Urologie stehen in ständiger Wechselbeziehung. Die Probleme des Kranken stellen die Aufgaben, und der wissenschaftliche Fortschritt von heute ist die Nutzanwendung von morgen.

Die Urologie hat sich an den deutschen Hochschulen aus historischen, personellen, räumlichen und organisatorischen Gründen und abhängig von der Aufgeschlossenheit von Entscheidungsgremien und Ministerien sehr unterschiedlich entwickelt. Es gibt einerseits völlig autonome Kliniken, andererseits Kliniken bzw. Abteilungen innerhalb chirurgischer Großverbände oder Zentren und hier wiederum unterschiedliche innere und äußere Bindungen. Die Zahl der Krankenbetten und des ärztlichen und nicht ärztlichen Personals, apparative Ausstattung und Forschungsmöglichkeiten weisen erhebliche Unterschiede auf. Wo gravierende Mängel bestehen, die die Funktionsfähigkeit einschränken, sollten sie möglichst bald beseitigt werden. Indes erscheint es nicht als Nachteil, daß sich die Typen der Kliniken unterscheiden. Können sie sich so nicht den örtlichen Verhältnissen am besten anpassen und Chancen nutzen, die sich ihnen sonst nicht bieten würden? Nur dürfen grundsätzlich die Entscheidungsbefugnis des Klinikleiters und die Unabhängigkeit der Urologie nicht in Frage stehen.

Unser Kongreß, den wir heute beginnen, reflektiert nur einen Teil urologischer Tätigkeit. Man soll unsere wissenschaftliche Leistung beurteilen. Unser Bild in der Öffentlichkeit wird jedoch weit mehr von unseren Handlungen im Alltag des Berufs geprägt. Die Qualität unserer Arbeit in Praxis und Klinik, die menschliche Haltung und Zuwendung, mit der wir dem Hilfesuchenden gegenübertreten, bestimmen das Klima zwischen dem Kranken und seinem Arzt. Wenn wir ärztlich handeln, werden wir auch in einer mißgünstigen Welt das Vertrauen unserer Patienten behalten.

Prof. Dr. P. Mellin
Urologische Universitätsklinik
Hufelandstraße 55
D-4300 Essen 1